Praktische
Heilmittellehre
für die
Krankheiten des kindlichen Alters.

Von

Dr. Ludwig Fränkel,
prakt. Arzte in Berlin.

Berlin, 1837:
Verlag von Veit & Comp.

Man macht es gewöhnlich und mit Recht den Eltern zum Vorwurf, wenn sie Kinder in der Diät eben so behandeln, wie sich, und ihnen eben das bieten und sie das genieſsen lassen, was ihnen selbst schmeckt und zusagt. Und dennoch glaube ich, daſs wir in der Medizin sehr oft in den nämlichen Fehler verfallen und Kinderkrankheiten nach dem nämlichen Maaſsstabe beurtheilen, nach denselben Gesetzen und Methoden behandeln, wie die Erwachsener, ohne zu bedenken, daſs ihr Körper noch nicht ausgebildet, ihre Organisation von ganz verschiedener Konsistenz und Verbindung, und ihre Krankheiten sowohl, als die Wirkung der Mittel, ganz eigen modifizirt sind.

Hufeland.

Sr. Hochwohlgeboren

dem

Königl. Preufs. Geheimen Medizinal-Rathe

Herrn Dr. Barez,

Direktor des klinischen Instituts der Charité für Krankheiten der Kinder, Ritter etc. etc.

Ehrerbietigst und hochachtungsvoll

gewidmet

vom

Verfasser.

Vorrede.

Einstimmig ist von den Aerzten die Nothwendigkeit anerkannt worden, die Krankheiten des kindlichen Organismus von denen der Erwachsenen zu trennen und sie besonders abzuhandeln, weil einerseits manche Störungen sich nur bei Kindern antreffen, andererseits aber auch Krankheiten, die beiden Lebensaltern gemein sind, durch die Organisation und sonstigen Verhältnisse des Kindes eine wesentliche Modification erleiden. Ist nun bezüglich der Pathologie diese Unterscheidung schon wichtig, so wird sie es noch bei weitem mehr in Hinsicht auf Therapie, da hier das ganz eigenthümliche Verhältnifs des Kindes zur Aufsenwelt, und folglich auch zu den als Heilmittel benutzten Agentien vorzüglich in Betracht kömmt. Die zarte Organisation des Kindes, seine grofse Reizbarkeit und Rezeptivität, die mannigfachen Entwikkelungen der Organe, die in diesem Alter vor sich gehen und die damit verknüpfte erhöhte Lebensthätigkeit in einzelnen Gebilden, machen es daher dem Arzte zur unerläfslichen Pflicht, auf das genaueste die Wirkung eines jeden in der Kinderpraxis gebräuchlichen Heilmittels zu würdigen, und so sorgfältig als möglich Gabe und Darreichungsform desselben eben jener kindlichen Beschaffenheit anzupassen.

Wenn nun auch in den verschiedenen Handbüchern über Kinderkrankheiten, bei den einzelnen Krankheitsformen die passenden Heilmittel angegeben sind, auch in den Schriften über Materia medica der Kinder hin und wieder gedacht ist, wenn auch mehrere geschätzte Aerzte ihre Erfahrungen über einzelne Heilmittel dem ärztlichen Publikum mitgetheilt, so fehlt es doch, trotz aller Anregung für diesen Gegenstand Seitens mehrerer geachteter Aerzte (ich erinnere nur an Hufeland, Mückisch in Wien, Metzler, s. dessen Vorrede zu den Analecten etc.), noch immer an einem Buche, das in gedrängter Kürze die gebräuchlichsten Mittel blofs in Beziehung auf den kindlichen Organismus betrachtet, ihre Wirkung und ihren Werth nach den bis jetzt darüber bekannten Beobachtungen und Erfahrungen feststellt, ihre Gebrauchsart und Gabe angiebt und so den jüngern Arzt in den Stand setzt, sich bei vorkommenden Fällen rasch über ein Mittel Auskunft zu verschaffen, das er bisher vielleicht nur in seinem Verhältnifs zum erwachsenen Menschen gekannt hat. Dafs ein solches Buch fehle, wird man mir ohne Zweifel zugestehen; dafs es nöthig sei, wird der Arzt gewifs nicht in Abrede stellen, der, wenn auch heute in Behandlung von Kinderkrankheiten geübt und keiner weiteren Belehrung über die denselben entgegenzustellenden Mittel bedürftig, seiner jüngeren Collegen gedenkt und sich des Anfangs der eigenen praktischen Laufbahn erinnert. Unstreitig ist die Diagnose und richtige Würdigung des pathologischen Zustandes immer das Hauptsächlichste, Entscheidende, und ihr gebührt überall die erste Rücksicht; allein es darf dieser Eifer auch nicht pedantisch übertrieben und Alles Andere als unwichtig und nutzlos in den Hintergrund gedrängt werden. So lange der praktische Arzt (und dafs dies bei dem jetzigen Stande der Wissenschaft geschieht und vielleicht noch lange geschehen wird, wird man wohl ohne Zweifel zugestehen,) noch Zustände behandeln mufs, deren innere Bedingungen er nicht zu erfassen und zu erkennen vermag, so lange wird ihm auch die Kenntnifs der anzuwendenden Mittel nach allen ihren Richtungen hin zur strengsten Pflicht, damit er so in der Dunkelheit wenigstens nicht mit gefährlichen Waffen kämpfe. Dafs sich diese Rücksicht bei Kindern viel dringender geltend macht, liegt wohl am Tage. Wer am Krankenbette der Kinder, wo so oft ungesäumtes Handeln nothwendig wird, wo aber eben so oft und häufiger ruhiges Temporisiren an seinem Platze ist, das nicht etwa im Nichtsthun, in dem *dolce far niente*, sondern in der klug berechneten Zusammenstellung passender, nicht stark eingreifender, der kindlichen Individualität angemessener Mittel besteht, wer da nicht mit Wirkung, Form, Mischung und Gabe des Mittels genau vertraut ist, der wird nicht besonders glücklich in seinen Erfolgen sein und um so leichter in bedeutende Misgriffe verfallen, als der minder geübte Arzt nur zu sehr geneigt ist, stark wirkende, eingreifende Mittel zu verordnen, weil diese ihm gewöhnlich geläufiger sind. Man verzeihe mir, wenn ich vielleicht zu allgemein hier mich ausgedrückt; ich wenigstens habe im Beginn meiner Praxis jene Schwierigkeiten lebhaft gefühlt und mich deshalb nach Kräften bemüht, mir eine recht genaue Kenntnifs über die Wirkung und Verordnung der bei Kindern gebräuchlichen Heilmittel, wie sie die Erfahrung bewährter Aerzte festgestellt, anzueignen, damit nicht so zur Schwierigkeit im Erkennen noch die Schwierigkeit der Behandlung sich hinzugeselle. So entstand, zu meiner eigenen Belehrung zunächst, diese kleine Schrift; wenn ich sie dem ärztlichen Publikum zu übergeben mir jetzt erlaube, so geschieht dies in keiner anderen Absicht, als Einzelnen, die vielleicht ein gleiches Bedürfnifs fühlen möchten, Das als ein Fertiges zu geben, was ich mit einiger Mühe gesammelt und hin und wieder mit aus der Erfahrung abstrahirten Bemerkungen begleitet habe. Es soll dies Buch eine kleine Materia medica sein, welche die Heilmittel lediglich in ihrer Beziehung zur Kinderwelt (bis zum 7-8ten Jahre etwa) betrachtet, und nur das an ihnen hervorhebt und behandelt, was sich speziell auf jene bezieht. Dafs hier von allen neuen und allgemeinen Erörterungen über Pharmacodynamik und chemisches Verhalten der einzelnen Mittel abstrahirt wird, versteht sich von selbst; es mufs dies bei denjenigen, die sich mit dem Heilapparate für die Kinderkrankheiten, als einem einzelnen Zweige der gesammten Materia medica, beschäftigen, als bekannt vorausgesetzt werden.

Was nun die nähere Einrichtung des Buches betrifft, so schien mir folgende die zweckmäfsigste. Ich habe die Mittel, welche bisher von den Aerzten bei Kinderkrankheiten in Anwendung gezogen worden, aber nur diese, der Reihe nach alphabetisch (mit Bezugnahme auf die *Ph. Boruss.*) abgehandelt, habe bei jedem einzelnen zuerst kurz angemerkt, in welchem dynamischen Verhältnisse es zum kindlichen Organismus stehe, in welchen Krankheiten und von wem es bis jetzt gebraucht worden, wo es sich nützlich, oder schädlich oder unwirksam erwiesen, bin dann zur Bestimmung der Gabe und der Darreichungsform übergegangen und habe endlich eine Auswahl der bewährtesten Formeln, in welche das betreffende Mittel als Bestandtheil eingeht, folgen lassen. Bei der Bestimmung der Dosen habe ich mich bemüht, so genau als möglich die Gaben den verschiedenen Stadien des kindlichen Alters anzupassen, und habe daher die Dosis für den Neugebornen, den Säugling, für das Kind bis zu 2 und von da bis zu 5-7 Jahren angegeben; weiter hinauf läfst sich das Verhältnifs leicht selbst finden, (etwa die Hälfte der bei Erwachsenen üblichen Gabe) da man hier nicht mehr so ängstlich in dieser Beziehung zu sein braucht. Auch habe ich es für zweckmäfsig erachtet, aufser den einzelnen in den Offizinen vorräthigen Mitteln, auch noch andere für die Kinderwelt höchst wichtige Agentien, wie z. B. Blutentziehung (Aderlafs und Blutegel) Bäder, die Kälte, Klystire und Brechmittel, auf mehr allgemeine Weise abzuhandeln und ihnen alles zu subsumiren, was entweder als Bestandtheil in sie eingeht oder sich auf ihre Anwendungsart bezieht. Dafs ich Mittel ausgelassen, dafs ich zu wenige genannt, wird man mir nicht leicht zum Vorwurf machen; weit mehr zu fürchten und gerechter erscheint vielleicht der Tadel, dafs ich zu viele aufgeführt, Mittel, die sich theils als unwirksam, theils selbst als schädlich erwiesen haben und über die die Erfahrung längst entschieden hat. Allein hier bitte ich folgendes berücksichtigen zu wollen. Ich weifs es sehr wohl, dafs man mit weit wenigeren Mitteln, als in diesem Buche genannt sind, ein sehr glücklicher Arzt sein kann und dafs es gar keines so zahlreichen und mannigfaltigen Heilapparates bedarf, um in Kinderkrankheiten günstige Erfolge zu erzielen. Da ich jedoch eine erschöpfende Darstellung aller der Mittel beabsichtigte, welche von einzelnen Aerzten bisher bei Krankheiten des kindlichen Alters angewendet und als wirksam gerühmt worden sind, so mufste ich sie auch alle nennen und es dem Urtheile des geneigten Lesers überlassen, in wie weit er jenen Empfehlungen Glauben schenken will; meine Aufgabe dabei konnte nur die sein, durch genaue Vergleichung der pro et contra sprechenden Stimmen und durch stete Berücksichtigung der dynamischen Eigenthümlichkeit des Mittels, in wiefern diese der kindlichen Individualität entspreche, das Urtheil über den Werth und die Brauchbarkeit desselben zu erleichtern. Noch bedarf der Umstand, dafs ich Rezepte in dies Buch aufgenommen, vor dem Richterstuhle der hier ft unerbittlich strengen Kritik einer Rechtfertigung. fs es hier nicht auf gedankenloses Abschreiben gesser Heilformeln in dieser und jener Krankheit abgesehen sein kann, geht wohl aus der ganzen Einrichtung des Buches hervor. Nicht wie Wenzel, der eine Sammlung von Rezepten für jede einzelne Krankheitsform der Kinder gegeben, oder wie Sundelin, der Beispiele von ausleerenden, stärkenden, schwächenden und dergleichen Mischungen bei Kinderkrankheiten aufgestellt (Einrichtungen, die meiner Meinung nach mehr dem Wunsche eines Laien, Krankheiten nach einem

Buche zu behandeln, als dem Bedürfnisse des rationellen Arztes entsprechen), nicht auf diese Weise wollte ich diesen Theil der Arzneimittellehre behandeln; meine Absicht ging vielmehr dahin, die Heilmittel einzeln und nur in Beziehung zum kindlichen Organismus genau zu würdigen und ihren Werth nach den darüber bestehenden Erfahrungen für diese oder jene Krankheitsform festzustellen. Kennt der Arzt nun so die Bedeutung und Eigenthümlichkeit eines jeden in irgend eine Mischung als Bestandtheil eingehenden Mittels, so kann von gedankenlosem Abschreiben nicht mehr die Rede sein; er wird dann nicht etwa Mischungen verordnen, wie die von Feiler (s. *Extr. Cicut.*) oder Schäffer (s. *Rad. Belladonn.*) u. a. m., sondern nur mit solchen Formeln operiren, deren Bestandtheile dem jedesmaligen konkreten Falle angemessen sind und deren Gaben und Darreichungsform auch wirklich für das kindliche Alter passen. Die Kunst, Mittel auf zweckentsprechende Weise zu einer Formel zu vereinigen, ist nicht leicht, und das Krankenbett der Kinder grade nicht der Ort, wo man sich zu dergleichen Dingen besonders befähigt fühlt: es ist deshalb gar nicht abzusehen, warum man, wenn man nur die oben angegebenen Bedingungen dabei nicht aufser Acht läfst, dem praktischen Ärzte diese Erleichterung nicht gönnen sollte.

Indem ich nun dies kleine Buch dem ärztlichen Publikum vertrauensvoll übergebe und um eine nachsichtige Beurtheilung desselben bitte, erlaube ich mir noch schliefslich den geneigten Leser auf einige Druckfehler aufmerksam zu machen, die leicht unrichtig gedeutet werden könnten. Durch ein Versehen in der Korrektur nämlich steht in den ersten Bogen statt *Cinnamomum* immer *Cinamomum*, ferner *Phtisis* statt *Phthisis*, und Seite 103 *Ungt. pomat.* statt *pomad;* die übrigen wenigen Druckfehler lassen sich als solche leicht erkennen und sind nicht sinnentstellender Art.

I. Blutentleerung.

Will man die Wichtigkeit und Bedeutung der Blutentziehung bei Kindern gehörig würdigen, so mufs man auch hier, wie bei allen übrigen Mitteln, zunächst untersuchen, in wie fern die Nothwendigkeit eines so wichtigen und eingreifenden Aktes in dem eigenthümlichen Verhalten des kindlichen Organismus und seiner Krankheiten begründet sei.

In keinem Lebensalter gehen so häufige, umfassende und tief eingreifende organische Evolutionsprozesse vor sich, als in den ersten Jahren der Kindheit. Damit nun diese Entwicklungsvorgänge sich gehörig bilden können, mufs nothwendig das vegetative Leben, die Bildung organischer Substanz in bestimmten organischen Gebieten erhöht werden, es mufs das Leben in den bis dahin gleichsam ruhenden und unthätigen Organen unter vermehrter materieller und dynamischer Ausbildung und Entwicklung erwachen. Vermehrte plastische Wirksamkeit, verstärkte Gefäfsthätigkeit, reichlichere Zuführung von Säften, überwiegende Neigung derselben zum Gerinnen und zum organischen Gestalten sind deshalb nothwendige Bedingnisse bei jedem Entwicklungsgeschäft. Daher nun fieberhafte Bewegungen, entzündliche Congestionen, Röthe, Hitze, kurz alle jene Erscheinungen, welche Gefäfsreizung und Entzündung anzudeuten pflegen. Wenn es nun auch nicht zu leugnen ist, dafs jene Entwicklungsvorgänge an und für sich durchaus nicht als Krankheitserscheinungen zu betrachten sind und demnach auch keines ärztlichen Eingriffes bedürfen, dafs sie vielmehr als nothwendig zum Zwekke, den kindlichen Organismus zur möglichsten Vollkommenheit heranzubilden, angesehen werden müssen, so darf doch auf der andern Seite nicht verhehlt werden, dafs jene an sich ganz normalen Vorgänge allerdings zu wichtigen Krankheitsmomenten werden können, welche die gröfste Beachtung des Kinderarztes verdienen. Jene nahe Verwandtschaft des Ausbildungsprozesses in den sich entwikkelnden Organen mit der Entzündung nämlich ist nicht ohne Bedeutung; leicht werden die Erscheinungen bei dem Evolutionsprozesse durch ihre Steigerung, verkehrte Richtung oder sonstige Abweichung wirklich und ernstlich krankhaft. Es steigert sich die erhöhte Gefäfsthätigkeit bis zur wahren Entzündung, es bilden sich Produkte dieses bis zur Entzündung erhöhten Bildungstriebes im Gehirn (*Hydrocephalus acutus*), in der Luftröhre (Croup) etc., die das Leben des Kindes ernstlich bedrohen und das bestimmteste ärztliche Eingreifen nöthig machen, um Gefahr und tödtlichen Ausgang abzuwenden. Es kommt ferner hinzu, dafs, bei der vorwaltenden gröfseren Erregbarkeit und Reizempfänglichkeit im Organismus des Kindes, äufsere krankmachende Einflüsse um so leichter stark einwirken und Entzündung hervorrufen können. Wo gäbe es nun für diese krankhaften Vorgänge ein sichereres, wohlthätigeres Mittel, als eine angemessene Entleerung des Blutes, dieser Quelle des thierischen Lebens, des nothwendigen Materials zu allen plastischen Prozessen, des natürlichen und Hauptreizes zur Anregung aller Funktionen? Wo man daher aus den Aeusserungen der gesteigerten Irritabilität und arteriellen Thätigkeit das Dasein einer Entzündung erkennt, da säume man nicht zu diesem ersten und wichtigsten Mittel des gesammten antiphlogistischen Heilapparats zu greifen; man instituire eine dem Alter und der Höhe der Krankheit angemessene Blutentziehung und gehe erst dann zu den übrigen, bei aller Wirksamkeit doch immer nur den zweiten Platz einnehmenden antiphlogistischen Mitteln über. Die Blutentziehung bei Kindern ist angezeigt:

1) Bei *Asphyxia neonatorum*, wenn die eigentlich bedingende Ursache ein durch Ueberfüllung der Gefäfse entstandener apoplektischer Zustand ist. Hier entleert man aus der durchschnittenen und nicht unterbundenen Nabelschnur nach Mafsgabe der Indikation 1-2 Unzen Blut.

2) Bei allen Fiebern, in denen die entzündliche Diathesis hoch gesteigert ist, wo das Fieber heftig, anhaltend, der Kopf oder die Brust sehr eingenommen ist, oder wo sich fixe, anhaltende stechende Schmerzen in irgend einem edlen Theile hinzugesellen. Hier säume man nicht, entweder allgemein oder örtlich Blut zu entleeren, und richte seine Aufmerksamkeit besonders auf den Kopf, der bei solchen schnell eintretenden, mit bedeutender Aufregung des Gefäfssystems einhergehenden Krankheitsformen immer am meisten bedroht ist.

3) Bei allen durch die bekannten karakteristischen Erscheinungen sich kund gebenden Entzündungen innerer Organe, als Encephalitis, Bronchitis, Pneumonie, Peritonitis etc. Die Diagnose dieser schnell tödtenden Krankheitsformen ist bekannt; es sei daher hier nur darauf aufmerksam zu machen erlaubt, dafs man sich wohl zu hüten habe, gastrische Erscheinungen, mit denen sich viele dieser Uebel im Anfange kompliziren, als das eigentliche Heilobjekt anzusehen und darin wohl gar eine Indikation zu Brechmitteln zu finden. Diese gastrischen Erscheinungen sind die gewöhnlichen Begleiter vieler Entzündungskrankheiten; die entzündliche Diathesis hat den ganzen Organismus ergriffen, reflektirt daher auch in den Eingeweiden, welche der Reproduktion angehören. Dazu kommt, dafs gastrische Zufälle auch auf konsensuellem Wege häufig sich bilden, wie z. B. das Erbrechen bei Kopf- und Leberentzündung, oder ihren Grund in dem entzündlichen Ergriffensein des Magens und Unterleibes selbst haben. Man sei daher vorsichtig, vermeide Brechmittel und stark wirkende Abführungen, und greife selbst in zweifelhaften Fällen lieber zur Blutentziehung, da nach dem Ausspruch des erfahrnen Heim es überhaupt weniger bedenklich ist, in hitzigen Krankheiten zur Unzeit Ader zu lassen, als zur Unzeit Abführmittel zu geben.

4) Bei Entwicklungsvorgängen, wenn der Orgasmus der Säfte zu heftig ist, das Gehirn gefährdet wird, oder sich andere Krankheitserscheinungen hinzugesellen, die eine übermäfsige Thätigkeit des arteriellen Systems andeuten. Vor Allem gehört hierher die Dentition; leicht geschieht der sie fördernde Säftetrieb nach dem Gehirn zu heftig, es entstehen daraus Ueberfüllung, fieberhafte Bewegungen, Störungen

der gewöhnlichen Funktionen und krankhafte Richtungen aller Art. Vornehmlich verdient der Zustand des Kopfes die schärfste Aufmerksamkeit; bei nur einigermaßen ernsten Erscheinungen, heftigem Fieber, hartnäkkiger Verstopfung oder wohl gar Betäubung, Schlafsucht und Zukkungen lege man ungesäumt die hinreichende Anzahl Blutegel an das bedrohte Organ und beuge so Extravasaten und schnell tödtenden Apoplexien vor.

5) Bei Krämpfen. In jeder bedeutenden Kinderkrankheit liegt eine Veranlassung zu Krämpfen; zu allen heftig verlaufenden Kinderkrankheiten können und pflegen sich Konvulsionen hinzuzugesellen. Jedes Fieber, jede bedeutende Entzündlichkeit, jedes sich stürmisch entwikkelnde Exanthem kann bei Kindern Krämpfe herbeiführen. Daher die Nothwendigkeit, bei allen Krämpfen die *causa efficiens* auszumitteln; man vertraue keinem specifischen antispasmodischen Heilmittel und vergesse nicht, dafs Krämpfe oft nur Symptom und zwar sehr häufig Symptom eines entzündlichen Leidens sind. Hier kann natürlich kein Mittel aus der Klasse der krampfstillenden und der eigentlichen Nervina Segen bringen, hier kann nur ein antiphlogistisches Verfahren und im Nothfalle eine angemessene Blutentziehung den Zweck erreichen. Wo daher Krämpfe sich zur Dentition gesellen, wo sie mit heftigem Fieber, Eingenommenheit des Kopfes etc. auftreten, da wird man in den meisten Fällen in der Blutentleerung das passendste Antispasmodicum finden. Allein auch im Verlaufe rein krampfhafter Formen sei man aufmerksam, ob sich nicht ein entzündliches Leiden herangebildet. So sichert z. B. im Verlaufe des Keuchhustens kein Stadium, keine Zeit vor einer pneumonischen Verwickelung. Blutegel und bei älteren Kindern Aderlässe sind hier ganz unentbehrlich, von deren Anwendung der Eintritt einiger asthenischen Erscheinungen niemals abhalten darf (Heim).

6) Bei hitzigen Wassersuchten nach akuten Krankheiten mit dem entzündlichen Karakter. Es gehören hierher besonders die Fälle, wo sich das Extravasat in einem der 3 Höhlen des Organismus befindet, wo es sich in Folge der Vernachlässigung der primären entzündlichen Krankheit rasch ausgebildet und noch unter Erscheinungen auftritt, die sich als entzündliche deutlich kund geben. Dahin gehören die

harten, häufigen Pulse, das anhaltende Fieber, der heifse Athem, der rothe und sparsam abfliefsende Urin, die Stuhlverstopfung etc. Hier mufs vor Allem die Intensität der krankhaften Thätigkeit im Gefäfssystem kräftig herabgestimmt werden, d. h. man mufs vor Allem allgemein oder örtlich die hinreichende Menge Blutes entziehen und so noch jetzt nachholen, was früher versäumt worden.

7) Bei einigen Zufällen, die häufig nicht als Indikation zur Blutentleerung gelten. Es gehören dahin:

a) Der Durchfall, besonders bei Säuglingen. Ein Durchfall kann durch Indigestion, durch einen gereizten Zustand und eine verstärkte Sekretion der Darmschleimdrüschen, er kann aber auch durch Entzündung der dikken und dünnen Gedärme veranlafst werden. Man erkennt dies an dem heftigen Fieber, der Blässe und Eingefallenheit des Gesichtes, den kühlen Extremitäten, den gelblichen, flüssigen und schaumigen Ausleerungen etc. Hier werden 1-2 Blutegel auf den Bauch, warme Umschläge, eine *Emulsio arabica* oder kleine Gaben Calomel sich hülfreich erweisen.

b) Nicht selten liegt dem scrophulösen Leiden der Kinder weder Schwäche und Atonie, noch fehlerhafte Mischung der Lymphe etc., sondern eine entzündliche Affektion zum Grunde; die Lymphdrüsen des Mesenteriums sind der Sitz einer chronischen Entzündung, *Atrophia mesenterica*, aus der sich tuberkulöse Degeneration und endlich Vereiterung der Drüsen entwikkelt. Man behandle also nicht jedes Kind mit dikkem Bauche, gestörter Assimilation, Durchfall u. dgl. mit den gepriesenen antiscrophulösen, mischungsverändernden, stärkenden Mitteln, sondern nehme zuerst auf jenen schleichend entzündlichen Zustand im Unterleibe Rücksicht. Typische Anwendung der Blutegel, warme Cataplasmen, kleine Dosen Calomel und geregelte Diät werden hier oft Wirkungen leisten, welche durch die komponirtesten Formeln nicht zu erzwingen sind.

Man entleert das Blut durch Aderlafs und durch Blutegel.

1. Aderlafs.

Von jeher hat man im kindlichen Alter eine Gegenanzeige des Aderlasses gefunden; die Schwierigkeit der Operation selbst, die bei der grofsen Empfindlichkeit und Vulnerabilität des Kindes zu befürchtenden örtlichen Folgen des Operationseingriffes, vor Allem aber die bedeutende Wirkung, welche eine plötzliche Entleerung einer gröfseren Menge Blutes auf den noch unausgebildeten Gesammtorganismus haben könnte, Alles dies hat die meisten Aerzte abgehalten, sich dieser wichtigen und eingreifenden, aber auch gefährlichen Waffe bei Bekämpfung von Krankheiten des kindlichen Alters zu bedienen. Wenn nun auch diese Besorgnisse nicht ohne Grund sind und Berücksichtigung verdienen, wenn es nicht zu läugnen ist, dafs sich selten Wundärzte finden, die einem Kinde Blut aus der Ader entziehen, so würden diese im Grunde untergeordneten Rücksichten doch immer noch nicht die so seltene Anwendung dieses oft über Leben und Tod entscheidenden Mittels rechtfertigen können. Dem neugebornen Kinde wird bei einem schlagflüssigen Zustande durch die durchschnittenen Nabelschnurgefäfse eine für dieses Alter unwährlich nicht unbedeutende Quantität Blutes von $1\frac{1}{2}$-2 Unzen mit dem glänzendsten Erfolge entzogen; warum fürchtet man Blutentleerungen aus gröfseren Gefäfsen bei schon weiter gediehenen Kindern? Was ferner die Schwierigkeit der Operation selbst anbetrifft, so wird eine kunstgeübte Hand auch diese zu überwinden wissen; ist das Kind sehr unruhig, läfst sich der Arm nicht gehörig fixiren, so könnte man, um diesem Uebelstande zu begegnen, den Arm des Kindes an den eines Erwachsenen befestigen und ihn so in der geeigneten Lage erhalten (Gazette médicale). Naumann (Handbuch der medizinischen Klinik Bd. 1. Seite 150) räth die Blutegel an die *Vena mediana* zu setzen und sie hier saugen zu lassen. Allein auch in dem eigenthümlichen Verhalten des kindlichen Organismus und seiner Krankheiten finden sich Motive, welche in den meisten Fällen die Anwendung des Aderlasses entbehrlich machen und diese sind allerdings bei Würdigung des Mittels die wichtigeren. Die Entzündungen in den Kinderjahren sind im Allgemeinen mehr lymphatischer Art mit erhöhter Sensibilität und bedürfen daher auch keiner so grofsen Blutentleerungen; es gewinnt durch dieselben die Sensibilität leicht ein gefährliches Uebergewicht und überdem finden sich dazu auch keine reinen Indikationen im Pulse, in der Temperatur der Haut, in den schmerzhaften Gefühlen vorhanden (Formey). Auch die Organe, die im kindlichen Alter von Entzündung ergriffen werden, erfordern in den meisten Fällen, ihrer Dignität und Struktur nach, keine so grofsen, eingreifenden Blutentleerungen. Die Anlage zur Entzündung ist natürlich in den Organen am stärksten ausgebildet, die in der gröfsten Thätigkeit begriffen sind. Dahin gehören die Schleimhäute (der Nase, der Luftröhre, des Mundes, Darmkanals), die serösen Häute (Hirnwassersucht, Brustkrankheiten), die äufsere Haut (Rothlauf und andere Exantheme) und die Drüsen (in scrophulösen Zuständen). Weniger geneigt zur Entzündung im Allgemeinen sind gewifs im zarten Kindesalter die Lungen und die grofsen Gefäfsstämme, die erst im Jünglingsalter mit der gesteigerten Irritabilität die vorwaltende Neigung zur Entzündung bekommen.

Es wird also im Allgemeinen der Aderlässe bei Kindern um so weniger bedürfen, je jünger und zarter sie sind. Dennoch aber giebt es Fälle, wo eine Blutentleerung, wie sie durch Blutegel erzielt werden kann, der Höhe der entzündlichen Diathesis und der Wichtigkeit der Form nicht adäquat ist und wo man nur durch schnelle und reichliche Entziehung des Blutes aus grofsen Oeffnungen seinen Zweck erreichen kann. Hat das Kind ein Alter von 3-4 Jahren erreicht, ist es kräftig und vollsäftig, ist der Fall von der Art, dafs jede auch nur kurze Verzögerung Gefahr bringen kann, so mufs man, gestützt auf die Erfahrungen bewährter Aerzte, ungesäumt zu Aderlässen seine Zuflucht nehmen. Es gehören dahin Lungenentzündungen (Sachs, Handbuch des natürlichen Systems Bd. 1. Abth. 2. S. 249, stellt in dringenden Fällen von Pneumonie schon bei Kindern zwischen dem 2ten bis 6ten Jahre Aderlässe an; er meint, es sei davon nichts zu fürchten, da die so lebhafte Vegetation im Kinde den Blutverlust leicht ersetze), Croup (Michaelis, Albers, Rush, Jurine), weit verbreitete Entzündungen des Hautorgans bei Scharlach oder auch Rücktritt solcher akuten Exantheme auf innere edle Organe, mit sehr starkem Blutandrange nach dem Kopfe, hochrothem Gesicht, klopfenden Halsgefäfsen, drohender Erstikkungsgefahr, sehr heftigem Fieber, vollem, starken Pulse etc. Zu den gefährlichsten Formen der Art gehört ferner eine plötzliche Wasserergiefsung in die Brusthöhle,

Hydrothorax acutus, ein nicht seltener Ausgang des Scharlachs, der unstreitig die höchste und schnellste Gefahr bringt und schon in 24 Stunden den Tod nach sich ziehen kann. Je kräftiger und irritabler hier die Konstitution des Kranken, je höher der Grad der vorherrschenden phlogistischen Diathesis, desto entschiedener wird die Nothwendigkeit einer hinlänglichen Blutentziehung; man säume daher bei den der frühesten Kindheit entrückten Kindern nicht mit dem Aderlafs (Abercrombie, Wendt).

Was die Quantität des in allen diesen Fällen abzulassenden Blutes anbetrifft, so läfst sich zwar hier keine allgemeine, für alle Zustände passende Norm abgeben, im Durchschnitte werden indessen bei Kindern von 3-6 Jahren in den genannten dringenden Fällen, 4-6 Unzen keine zu grofse Quantität sein.

2. Blutegel.

Die Blutegel gehören zu den unentbehrlichsten Mitteln in der Kinderpraxis. Ihre nächste Wirkung ist eine lokale Blutentziehung, d. h. aus den sogenannten Kapillargefäfsen der Haut. Der Blutverlust geht allmählig vor sich und kann beliebig über einen gröfseren oder kleineren Raum ausgedehnt werden. Er unterscheidet sich vom Aderlafs besonders durch seine Dauer und führt daher nicht jenen Collapsus herbei, welcher bei Blutverlust aus einer grofsen Aderöffnung bei Kindern zu fürchten, zur Bekämpfung wichtiger Leiden, z. B. Entzündung der Eingeweide, aber oft eine unerläfsliche Bedingung ist. Aufserdem gewähren die Blutegel noch den Vortheil, dafs die Blutausleerung so nahe als möglich an dem leidenden Theile angestellt und die im entzündeten Organe krankhaft erhöhte Gefäfsthätigkeit fast unmittelbar dadurch herabgestimmt und geschwächt wird.

Die allgemeinen Indikationen für die Blutentziehung, die sich, wie schon erwähnt, in der Regel am zweckmäfsigsten bei Kindern durch Blutegel bewirken läfst, sind oben näher angegeben worden; es ist daher hier nur noch über die Zahl derselben, den Ort ihrer Applikation und über diese selbst das Nöthige zu bemerken.

Was 1) die Zahl der anzusetzenden Blutegel betrifft, so

ist es schwer, etwas Allgemeines darüber festzustellen; das Alter, die Individualität des Kindes und vor Allem die Höhe der entzündlichen Diathesis müssen hier entscheiden. Im Allgemeinen erscheint es zweckmäfsiger da, wo man es für unnöthig hält, ohne Aderlafs schnell eine gröfsere Blutentleerung zu bewirken, die Zahl der Blutegel bei Kindern nicht zu bedeutend zu vermehren, sondern lieber durch das länger unterhaltene Nachbluten eine reichlichere Entleerung zu bewirken; es hat dies aufserdem noch den Vortheil, dafs das Geschrei und die Unruhe der Kinder, wodurch die Zufälle der krankhaften Gefäfsthätigkeit verschlimmert werden, aufhört, sobald die Blutegel entfernt sind, da sich die fortdauernde Blutung ihnen leicht verbergen läfst. Auf diese Weise soll man nach Heim durch 2 Blutegel, wenn man die Nachblutung 2 Stunden unterhält, 8-12 Unzen (?) Blut entleeren können. Folgendes wäre vielleicht, bezüglich des Alters, ein nicht unpassendes Verhältnifs: Bei Kindern bis zu 1-1½ Jahren 1-2 Blutegel (Horn, Journal 1833. Heim und Henke würden bei Kindern im 1sten Jahre nie mehr als 2 Blutegel setzen. Richter hingegen hält dies für zu wenig und setzt in dringenden Fällen schon in den ersten Monaten 3-4 Stück), von 2-3 Jahren 3, 4-5 Jahren 5, 5-6 Jahren 6 und älteren 6-10 Blutegel; die Nachblutung wird dabei mittelst Bähen mit einem von Zeit zu Zeit aufgehaltenen, in warmes Wasser getauchten Schwamme 1-2 Stunden lang unterhalten. Rekrudescirt die Krankheit und indiziren die Erscheinungen eine neue Blutentziehung, so wird die Applikation der Blutegel wiederholt. Aus dem Pulse sich über die Hinlänglichkeit der angestellten Blutentziehung vergewissern zu wollen, ist bei Kindern und überhaupt bei Blutegeln, die wenigstens während des Aktes der Blutung nicht so direkt auf die Beschaffenheit der Pulse influiren, nicht gut thunlich. Ein besseres Kriterium wird schon das Freiwerden des bedrohten Organes und die wieder hergestellte Funktion desselben abgeben; beim Croup räth Lentin, die Blutung so lange zu unterhalten, bis die Lippen bleich werden. Wenn schon nicht zu läugnen ist, dafs es einzelne, sehr weit gediehene entzündliche Formen giebt, in denen auch bei jüngeren Kindern das Ansetzen von 2-3 Blutegeln durchaus nicht hinreichend und genügend ist, so ist doch auch nicht zu übersehen, dafs durch eine zu reichliche Blutentziehung auf einmal, die zur Resolution nöthige Reaktion gehemmt und das Uebel in den entgegengesetzten paralytischen oder konvulsivischen Zustand leicht übergeführt werden kann.

Was 2) den Ort der Applikation anbetrifft, so legt man die Blutegel dem leidenden Orte gern so nahe als möglich. Bei Gehirnentzündung an die Schläfen, die Stirn, in den Nakken, hinter die Ohren (Tourtual räth sie in dieser Krankheit an die Nase, die inneren Augenwinkel, den untern Rand der Unterkiefer zu legen), bei Angina an den Hals, bei Croup an den Kehlkopf, bei Pneumonie auf die Brust, bei Entzündung des Unterleibes auf den Bauch etc. Ganz besonders hat man aber bei der Wahl des Ortes darauf zu sehen, dafs er einer leichten Blutstillung nicht im Wege ist; man wähle daher solche Stellen, wo eine knöcherne Unterlage ist, welche die Compression möglich macht und vermeide solche Organe, die vermöge ihrer Funktion in beständiger Bewegung sind und keinen Druck vertragen. Beim Croup ist daher der obere Rand des Schlüsselbeins die passendste Stelle für die Applikation der Blutegel, da ein unmittelbares Ansetzen derselben an den Kehlkopf aus den eben angeführten Gründen leicht bedeutende Nachtheile nach sich ziehen könnte. Cuming (Sammlung auserlesener Abhandl. z. Gebr. für prakt. Aerzte Bd. 36. Gerson und Julius Magaz. Bd. 17) räth die Blutegel auf den Rükken der Hand oder des Fufses zu setzen, weil dies bei entzündlichen Affektionen überhaupt nicht blofs wirksamer sei, sondern sich auch die Blutung leichter stillen lasse. Auch meide man solche Stellen, wo Arterien- oder Venenstämme oberflächlich verlaufen; leicht könnten diese durch die Blutegel durchbohrt werden.

Was endlich 3) die Applikation der Blutegel betrifft, so ist über diesen kunstlosen Akt nichts besonders zu bemerken. Der mit den blofsen Fingern, oder mit einem Stückchen Leinwand gefafste, oder in ein Kartenblatt gewikkelte Blutegel wird mit seinem vordern spitzen Theil an den betreffenden Ort gehalten. Saugt er hier nicht bald an, was der Chirurg an den rythmisch zukkenden, wellenförmigen Bewegungen des Blutegels nahe am vordern Ende und der Kranke an einem stechenden Schmerze wahrnimmt, so benetzt man die Stelle, um das Ansaugen zu erleichtern, mit kaltem Wasser, Zukkerwasser, Speichel, Milch oder etwas Blut. Hat man viele Blutegel an einem Orte anzusetzen und erlaubt es die Lokalität, d. h. wo die gewählte Körperstelle flach und eben ist, wie Rükken, Brust und Bauch, so setzt man das ganze Gefäfs, worin die Blutegel befindlich sind, umgekehrt auf. Dies Verfahren pafst ganz besonders bei Kindern, die sich vor den Thieren scheuen; wenn sie dieselben nur nicht zu sehen bekommen, so beruhigen sie sich bald und das Stechen kann man leicht einer Fliege oder einem Flohe, den man wegjagen wolle, zuschreiben. So lange die Blutegel saugen, läfst man sie ungestört; sie fallen gewöhnlich von selbst ab. Saugen sie zu lang, so kann man das Abfallen beschleunigen durch Aufstreuen von Salz, Tabaksasche, Schnupftabak, das Betupfen mit Essig etc.; das Abreifsen ist schmerzhaft und macht häufig böse Geschwüre. Nach dem Abfallen unterhält man in der Regel die Nachblutung und zwar durch feuchte Wärme; man legt daher ein Cataplasma oder warmes Foment auf die Blutegelstiche, oder betupft dieselben mit einem in warmes Wasser getauchten Schwamme.

Eine ganz besondere Berücksichtigung verdient die Nachblutung bei Kindern, namentlich kleineren. Beispiele tödtlicher Verblutungen aus Blutegelstichen sind nicht selten; nie darf daher der Wundarzt das Kind eher verlassen, als bis die Blutung vollkommen und dauernd gestillt ist. Die Mittel, um die Blutung zum Stehen zu bringen, sind:

1) Compression. Sie ist sicher, wo sie sich anbringen läfst, d. h. da, wo eine harte Unterlage ist. Sie geschieht durch Fingerdruck oder durch Instrumente, welche eine Falte haben, in deren Spitze die Wunde liegt. Hierher gehört die kleine Zange von Heuermann (Rust's Magazin Bd. 16), die v. Gräfe verbessert hat, indem er sie auf dem Schlufs federn liefs. Auch kann man einen Schröpfkopf aufsetzen, der durch baldige Verschwellung der Wundränder den Blutflufs hemmt.

2) Absorbirende Substanzen, welche schnell den flüssigen Bestandtheil des Blutes absorbiren, dessen Gerinnung befördern und damit einen kompakten, der Haut anklebenden Körper bilden. Hierher gehören der Brennschwamm, die Charpie, der Zunder. Man wischt die Wunde rein ab, legt

sogleich ein Stückchen Schwamm darauf und hält es einige Minuten fest, bis es haftet. Folgendes Verfahren pflegt mit Erfolg angewendet zu werden. Man trocknet die Bifsstellen der Reihe nach mit Charpie ab, so dafs man die kleine Oeffnung deutlich erkennt, aus der das Blut vordringt, und dreht in dieses Löchelchen die Spitze der feinen Fasern eines erbsengrofsen Stückchen weichen und zottigen Feuerschwammes, so dafs die Oeffnung durch die in selbige gedrungene Schwammfaserspitze verstopft wird, drückt dann die trokkene Fingerspitze eine Minute lang fest darauf und beobachtet bei deren Wegnahme, ob die Blutung steht, in welchem Falle man ein Streifchen Heftpflaster fest darüber legt. Fruchtet auch diese Prozedur nichts, so tauche man das Stückchen Schwamm vorher in eins der folgenden blutstillenden Pulver:

1.	2.
℞ *Alumin. crud.*	℞ *Colophon. pulv.*
Gumm. Tragacanth. ãã ℥j.	*Gumm. arabic.*
M f. pulv.	*Carb. lign.* ãã ℥ß.
S. Aeufserlich.	M. exactiss.
	S. Auf Feuerschwamm zu streuen.

3) Cauterisation, welche die Wunde durch Bildung des Aetzschorfes verschliefst. Es gehört dahin das Betupfen mit zugespitztem *Lapis infernalis*, das aber oft nichts nützt, wenn der Blutstrom stark ist und den sich bildenden Schorf sogleich wegspült; ferner das Glühen mit einer Stricknadel oder einer Sonde, das zu den ganz sicheren Mitteln gehört, zuweilen jedoch eine nicht unbedeutende Entzündung hinterläfst. Folgendes Verfahren scheint besonders zweckmäfsig: Man legt auf die Bifsstelle ein 4fach zusammengelegtes Stückchen Leinwand und auf diese die Fläche eines Spatels, der erhitzt worden ist, ohne dafs er Verbrennung verursacht. Das Blut dringt in die Leinwand, gerinnt aber bald durch die einwirkende Wärme und durch die Verdunstung seines flüssigsten Theiles und der Blutpfropf, der sich bildet, verhindert jede fernere Blutung.

4) Tamponiren. Dazu gehört schon das oben mit dem Feuerschwamm angegebene Verfahren: dahin gehört ferner das von Autenrieth empfohlene Hineinbringen von einigen

zusammengedrehten Charpiefäden in die blutende Wunde selbst. Dasselbe leistet eine Borste, die man aus einer Bürste zieht und in den Blutegelstich hineinsenkt.

Heftiger Schmerz, Entzündung und Eiterung erfordern Umschläge von *Aqua Goulardi*; über die Schädlichkeit der Salbeneinreibung auf Blutegelstiche s. *Ungt. mercuriale*.

II. Brechmittel.

Die Brechmittel spielen in dem Heilapparate für Kinder eine grofse und wichtige Rolle. Die meisten Krankheiten im kindlichen Alter entwikkeln sich aus vorherrschenden Reproduktionsorganen und ziehen dann erst die anderen Systeme in Mitthätigkeit; der ursprüngliche Heerd ist in den Organen der Vegetation und tritt eine Krankheit auch nicht grade primär in diesem Systeme auf, so macht sie doch insgemein einen Reflex in die Sphäre desselben. Dazu kömmt, dafs bei der hohen Zartheit des Magens und der Verdauungsorgane dieses Alters, welche bei der plötzlich veränderten Nahrungsweise und der Ungewohnheit der Funktion im neugebornen Kinde leicht auf eine nachtheilige Weise ergriffen werden können, bei der Gröfse und verhältnifsmäfsigen Vollsaftigkeit der Leber und anderer Drüsen leicht eine Anhäufung unnützer, schleimiger, galliger Stoffe in den Präkordien, so wie Stokkung des Schleimes in den Respirationsorganen statt haben kann. Was also auf den Zentralpunkt des Reproduktionssystems einwirkt und durch den gewaltigen Eindruck darauf eine gänzliche Umstimmung bewirken kann, überdies auch oft die materiellen Ursachen der Krankheit ausleert, wird hier Hauptsache sein. Doch nicht blofs als Antigastrica sind die Brechmittel zu betrachten; das mächtige Einwirken auf die Nervenplexus, die mit dem Magen in so genauer organischer Verbindung stehen, das Herbeiführen einer vikariirenden Affektion, die eine so wichtige Wirkung des Brechmittels ausmacht, giebt diesem Mittel eine ganz besondere Bedeutung. Es vereinigt demnach das Brechmittel zwei Eigenschaften in sich, die für die Kinderkrankheiten von unendlichem Werth sind:

1) Ausführung örtlich schädlicher Stoffe, Umstimmung und Verstärkung der Thätigkeit im Darmkanal und Lebersystem und, vermöge des Ergriffenseins des Lungenschlundnerven, kräftige und tief eingreifende Beschleunigung der Absonderung in den Lungen und der inneren Auskleidung der Bronchien.

2) Ableitung und Verminderung krankhafter Thätigkeit in anderen Organen.

Diese letztere Eigenschaft wird man in ihrer ganzen Wichtigkeit begreifen, wenn man den äufserst starken und allgemeinen Konsensus des Magens mit dem ganzen Nervensysteme bei Kindern, wenn man die Wichtigkeit eines angemessenen Gegenreizes in diesem Mittelpunkte der ganzen thierischen Oekonomie, die ganz eigenthümliche und auf nichts zu vergleichende Abspannung, Umstimmung und Gefühlsveränderung, die durch diesen Gegenreiz in dem ganzen Nervensystem und den entferntesten Organen bewirkt wird, erwägt. Ist die sympathische und antagonistische Wechselwirkung zwischen den verschiedenen Systemen des kindlichen Organismus überhaupt schon bedeutend, so giebt sie sich besonders zwischen dem reproduktiven System und dem Gehirn, zwischen Haut- und Harnsystem kund und man begreift demnach leicht, wie einerseits pathologische Affektion irgend eines in der Entwikkelung begriffenen Organes Störungen in der Funktion des Digestionsapparates, als andererseits ein Krankheitsreiz im vegetativen Systeme konsensuell Krankheit in irgend einem anderen Gebilde setzen kann. Es erhellt also aus dem Gesagten der Werth und die Nothwendigkeit der Brechmittel in vielen Krankheiten des kindlichen Alters zur Genüge.

Dennoch aber darf nicht übersehen werden, dafs sich in dem eigenthümlichen Verhalten des kindlichen Organismus auch Momente finden, die sehr gewichtige Contraindikationen gegen den Gebrauch der Brechmittel abgeben und die grofse Beachtung verdienen. Bei der grofsen Reizbarkeit der Gefäfse im kindlichen Alter oscilliren diese leicht, die Säfte werden schnell herumgetrieben und der Andrang nach dem Gehirn leicht vermehrt, wodurch der gröfste Theil der unglücklichen Ausgänge in akuten Krankheiten herbeigeführt wird. Immer ist daher der Grundsatz, in hitzigen Fiebern den Kopf vor vermehrtem Andrange zu wahren, in der Kinderpraxis doppelt wichtig und nothwendig.

Betrachtet man nun die Wirkung des Brechaktes auf die gesammte Blutbewegung überhaupt und den kleinen Kreislauf insbesondere, so wird man sich überzeugen, dafs leicht hohe Gefahr aus der unpassenden Anwendung der Brechmittel erwachsen kann. Während des Erbrechens ist das Athmen immer mehr oder weniger gehemmt, die Umtreibung des Blutes in den Lungen stockt; die rechte Herzhälfte überfüllt sich mit Blut, die Hohladern können nicht mehr frei ihr Blut in dieselbe ergiefsen. Besonders stark tritt diese Hinderung des freien Blutabflusses in der absteigenden Hohlader hervor, so dafs man beim Erbrechen immer den Kopf sich röthen, das Gesicht bläulich werden und die Drosselader stark anschwellen sieht; allein auch bei der aufsteigenden Hohlader mufs dasselbe statt finden, obwohl man es nicht so deutlich sieht. Bei allen hitzigen und stürmisch verlaufenden Krankheiten ist daher die Vorsicht mit Brechmitteln gerechtfertigt; dem unzeitigen und unvorsichtigen Gebrauche derselben sind die häufigen Gehirnleiden, die so oft den Tod herbeiführen, zuzuschreiben. Wo starkes Fieber vorhanden, der Säftetrieb sich zügellos nach dem Kopfe drängt, der Kranke brennend heifs ist, da ist, selbst wenn gastrische Zeichen vorhanden, wenn materielle Ursachen im Magen die Krankheit hervorgerufen und vielleicht noch unterhalten, doch die Indikation nicht mehr, antigastrisch zu verfahren, sondern lediglich den Säftetrieb von edlen Organen abzuleiten und die Säfte selbst auszuführen.

Allein auch auf noch andere Weise hat man mit den Brechmitteln einen sehr zu rügenden Mifsbrauch getrieben. Die Häufigkeit jener Krankheitsformen von gestörter Thätigkeit des Magens und Darmkanals bei Säuglingen und in den ersten Lebensjahren, gehört nicht nothwendig zur Idee des kindlichen Organismus; sie ist lediglich Folge der hohen Zartheit des Magens und der Verdauungswerkzeuge dieses Alters, die eine Indigestion so leicht gestatten, so wie der vorherrschenden Thätigkeit im reproduktiven Prozefs, der leicht über die Gränzen der Gesundheit hinaustritt. Wo daher jene Leiden sich häufig wiederholen und auch nach ganz geringfügigen Veranlassungen eintreten, da darf man mit Gewifsheit eine gesunkene assimilative Thätigkeit des Darmkanals voraussetzen und in allen jenen Erscheinungen nur Wirkungen und Resultate eben dieser Grundkrankheit erblikken. Es kann sich daher hier nicht um den fortgesetzten Gebrauch von Ausleerungsmitteln handeln, die nur den einzelnen Zufall, nicht die Krankheit selbst heben, sondern man mufs, nach Entfernung etwaniger Kruditäten, sich aller dieser die Assimilation und gesammte Reproduktion noch mehr herabsetzender Mittel durchaus enthalten, vielmehr dahin streben, durch die geeigneten tonisirenden Arzneien den Digestionsorganen diejenige Kraft wieder zu verschaffen, die zur Aufnahme und zweckgemäfsen Verarbeitung der aufgenommenen Substanzen erforderlich ist.

Man bedient sich der Brechmittel bei Kindern:

1) Zur Entleerung des Magens. Es bleiben die Brechmittel unentbehrlich, wenn Nahrungsmittel durch Menge, oder unverdauliche Stoffe den Magen belästigen, oder wenn krankhafte Abscheidungen im Magen wirklich schon vorhanden sind oder erst sich bilden wollen. Sind die Zeichen des aufwärts turgescirenden Magenunraths zugegen, so müssen die fremden Stoffe auf dem kürzesten Wege herausgeschafft, d. h, durch Brechmittel entleert werden, um so eine Krankheitsanlage in der ersten Entstehung aufzuheben und zu vernichten. Dafs man, wenn diese Erscheinungen sich häufig wiederholen, dieselben nicht etwa symptomatisch mit Brechmitteln behandeln dürfe, sondern dafs man sie vielmehr als Resultat der gesunkenen assimilativen Thätigkeit des Darmkanals betrachten und ihnen die passenden Stärkungsmittel entgegensetzen müsse, ist schon oben bemerkt worden. Noch gehören hierher alle verschluckten Gifte, deren schnelle Entfernung durch Brechmittel immer zuerst zu versuchen ist.

2) Bei dem Anfange eines jeden Fiebers, wenn sich, wie fast allemal, verlorne Efslust, oder öfteres Aufstofsen, Heben, auch wohl wirkliches Erbrechen dabei äufsert. Unzähligemal ist das ganze Fieber, was oft sehr heftig mit Zuk-

kungen und anderen Zufällen eintrat, durch ein einziges Brechmittel gehoben worden (Hufeland). So häufig man auch Ursache haben wird, die Anwendung des Brechmittels in solchen Fällen nicht zu bereuen, so werden doch auch die oben angedeuteten Nebenwirkungen des Brechaktes auf den Kreislauf und die daraus leicht erwachsenden Nachtheile immer sehr zu berücksichtigen sein. Fieber und sogenannte gastrische Erscheinungen sind auch oft Symptome einer beginnenden entzündlichen Affektion des Kopfes oder der Digestionsorgane; dafs hier Brechmittel die gänzliche Ausbildung der Krankheit und so die höchste Gefahr herbeiführen können, leuchtet ein. Eben so gewagt scheint es, bei jedem akuten Exanthem im Anfange ein Brechmittel zu reichen. Dafs der Ausbruch darnach rascher erfolgt, dafs Brechmittel überhaupt etwas den Typus bei akuten exanthematischen Krankheiten Ordnendes haben, kann nicht geleugnet werden; es stehen diese Vortheile aber durchaus in gar keinem Verhältnifs zu den Nachtheilen, welche der unvorsichtige und voreilige Gebrauch von Brechmitteln bei hitzig verlaufenden Krankheiten, für das Leben des Kindes herbeiführen kann.

3) Bei jedem Fieber, wobei sich schwerer, ungleicher, enger oder kurzer Athem einfindet. Eine jede Hinderung der Respiration ist bei Kindern eine der wichtigsten Indikationen zum Brechmittel, weil fast allemal die reizende Ursache unter dem Diaphragma sitzt und auch hier die bei Erwachsenen so wichtige Regel eintritt: Alle über dem Zwerchfell sich äufsernde Symptome deuten auf Turgescenz nach oben. Bei kleinen Kindern kann man aus dem engen, kurzen Athem, dem öfteren Reizhusten, aus dem Weinen bei jedem Husten und gewaltsamer Unterdrükkung desselben auf die Gegenwart eines solchen Reizes schliefsen und man kann sich da mit Gewifsheit versprechen, durch ein Brechmittel die reizende materielle Ursache fortzuschaffen und den Krampf zu lösen (Hufeland). Auch diese Indikation erfordert wohl gewisse Einschränkungen; die hier angegebenen Zeichen können auch einem entzündlichen Ergriffensein ihr Entstehen verdanken und werden dann natürlich ein ganz anderes Heilverfahren erfordern. Die Diagnose der Pneumonie bei Kindern (die nach Heim so oft vorkommt, dafs von 4 eins daran stirbt) hat ihre grofsen Schwierigkeiten; man ist da-

her bei Brustaffektionen nie vor einer solchen pneumonischen Komplikation sicher und es wird daher Pflicht, auch in zweifelhaften Fällen, um jeder Gefahr vorzubeugen, das hier allein entscheidende Mittel, nämlich Blutentziehung, in Anwendung zu bringen. Erst nach dieser wird man sich mit gröfserer Sicherheit der Emetica bedienen können.

4) Um die Sekretionsfunktion der Lungen schnell hervorzurufen und abgesonderte oder ingerirte Massen aus denselben auszuwerfen, also bei Husten, Röcheln, Verschleimung der Brust, Vorboten des Steckflusses. Alle diese Zufälle, mit oder ohne Fieber, haben mehr oder weniger Anhäufungen in den Präkordien zum Grunde und selbst zur Reinigung der Lungen von Schleim bei Kindern, wo kein Auswurf möglich ist, existirt gar kein anderer Weg als das Erbrechen. Selbst alle katarrhalischen Husten werden durch's Brechen am geschwindesten gehoben. Beim Steckflufs ist es oft das einzige Mittel, was noch helfen kann; es wird die Erstikkungsgefahr bei übergrofsem Schleimergufs am besten durch Erbrechen abgewendet. Hierher gehört auch die Anwendung der Brechmittel bei *Asphyxia neonatorum;* es wird dadurch der mechanisch hindernde Schleim ausgeleert und durch die Erschütterung konsensuell auf den Brustkorb und die Lungen gewirkt.

5) Bei Entzündungen der Respirationsorgane, *Fracta phlogosi*, wenn ein zäher Schleimüberzug in den Bronchien die Wechselwirkungen der Luft mit den Lungen hindert und dadurch der Athmungsprozefs Noth leidet. Vor Allem gehört hierher der Croup. Die Aerzte sind über die Unentbehrlichkeit der Brechmittel beim Croup einig, nur bezüglich des Zeitpunktes ihrer Anwendung finden noch einige Differenzen statt. Einige (Albers etc.) wollen sie als erstes Mittel anwenden, andere aber (Sachse, Jurine, Formey) erst dann, wenn der Entzündungsreiz durch Blutausleerung gemindert worden. Sieht man in bedeutenden Katarrhen schon den Anfang des Croups, so können sie allerdings das Uebel oft allein heben; wo sich aber der Croup wirklich schon ausgebildet hat, da schaffen sie ohne vorhergehende Blutentleerung, wenn sich nicht gar Verschlimmerung zeigt, nur kurze Zeit durch Abspannung Nutzen. Der Grundsatz mufs fest stehen: Wo sich die Krankheit sehr leicht zeigt,

wo man über die wirkliche Existenz des Croups noch unentschieden ist, das Kind schwach, skrophulös ist, vorher viel gegessen hat, da mag man zuerst den Körper durch ein Brechmittel reinigen, vielleicht kann man noch dadurch die Krankheit coupiren. Wo sich aber der Croup als wirklich ausgebildet zeigt, mufs allemal die Blutentziehung vorauf gehen. Die Anwendung der Brechmittel, ohne vorher geminderte Entzündung, bei Starken durch Blutlassen, bei Schwächlichen durch Salmiak oder Quecksilber, schadet jedesmal, indem das Würgen die entzündeten Theile noch mehr reizt und das Blut noch mehr zum Kopfe treibt (Sachse). Nach der Blutentziehung aber sind die Brechmittel von hohem, entschiedenen Werth. Sie befördern hier nicht nur mechanisch den Auswurf und bewirken die Lofstrennung und das Auswerfen der Aftermembranen und des zähen Schleimes, sondern sie sind auch durch Umstimmung der Thätigkeit in den Gangliennerven, durch Rückwirkung auf Darmkanal und Haut, Schweifserregung etc. die sichersten und schnellsten Hülfsmittel, um die Ausschwitzung und Gerinnung der Lymphe zu verhüten und ihre Gestaltung gleichsam im Werden zu vernichten. Auch im Verlaufe der Krankheit sind sie von grossem Nutzen und man thut wohl, die Kranken stets unter ihrem Einflusse zu halten. Man kann sie zu diesem Zwekke in kleineren Gaben als Würge- und Lösungsmittel der Pseudomembran, des Schleims, des Hautkrampfes, man kann sie aber auch dann wieder in recht grofsen Dosen geben, um das, was selbst noch nach geminderter Entzündung zur Erstikkung beitragen könnte, wegzuschaffen. Ueber die Form und Gabe der Brechmittel beim Croup s. unten. — Auch bei anderen Halsaffektionen, die mehr seröser, lymphatischer Natur sind, bei Anginen, Parotitis etc. sind Brechmittel theils als schleimausleerende, theils als zertheilende und konkutirende Mittel von entschiedenem Nutzen.

6) Bei Zukkungen und Krämpfen. Wie häufig die Ursachen der Zukkungen bei Kindern im Magen und in den ersten Wegen liegen, wie oft Nervenzufälle bei ihnen durch Affektionen des Unterleibes, durch Indigestion, durch Verstopfung oder durch Würmer hervorgerufen werden, ist bekannt. Hat man das ursächliche Verhältnifs einer Krampfform in diesen Schädlichkeiten gefunden, so wird, wenn kein

heftiges Fieber oder kein bedeutender Antrieb des Blutes nach dem Gehirn als die Contraindikationen vorhanden sind, ein Brechmittel am sichersten den Sturm beschwören. Läfst sich aber aus den Erscheinungen der aufgeregten Gefäfsthätigkeit ein Orgasmus des Blutes und ein Andrang nach edlen Theilen, besonders nach dem Gehirn, als unterhaltende Ursache des Krampfes muthmafsen, so bleibt es immer gewagt, durch die konsensuelle Wirkung des Brechmittels auf das Nervensystem, jene unregelmäfsigen und gewaltsamen Bewegungen desselben beruhigen und verbessern zu wollen. Hier mufs zunächst ein entschieden antiphlogistisches Verfahren als das allein passende eingeschlagen werden. Von den krampfhaften Krankheitsformen gehört ferner hierher der Keuchhusten. Man giebt hier gerne im Anfange, im katarrhalischen Stadium, Brechmittel, interponirt sie auch später im weitern Verlaufe des Keuchhustens anderen Mitteln, um dadurch umstimmend auf den Lungenschlundnerven einzuwirken. Dafs jede pneumonische Komplikation den Gebrauch der Brechmittel verbietet, bedarf wohl keiner weiteren Bemerkung.

7) Bei Diarrhoe. Fast allemal sind verlorene Efslust und Anzeigen vom verdorbenen Magen dabei und gelinde Brechmittel (besonders in den Fällen, wo der Abgang weifsgrau, schleimicht und die Gallensekretion gestört ist) von sehr grofsem Nutzen. Am passendsten ist hier die Ipecacuanha, wegen ihrer zugleich anhaltenden Kraft (Hufeland). Es scheint, dafs das Brechmittel nicht allein durch Entleerung nütze, sondern dafs durch die Hervorrufung einer stärkeren antiperistaltischen Bewegung das aufgehobene Gleichgewicht der Funktion wieder hergestellt werden könne. Bei weit gediehener Krankheit warnt Wendt vor einem solchen Verfahren; es kann das Brechmittel bei grofser Erschöpfung des Kindes tödtliche Folgen haben.

8) Beim Anfange der Schwämmchen (Aphthen). Hier ist immer auf scharfe Materien im Magen zu schliefsen und gewifs ist ein gelindes Erbrechen im Anfange das beste Mittel, um dieselben auszuleeren, ehe sie durch Resorption und Reiz jenen Depot in den Häuten des Mundes und Schlundes bewirkt haben, den man Schwämmchen nennt. Ist aber das Uebel schon eingewurzelt und älter, dann gebe man keine Brechmittel, theils weil nun schon die Lokalverletzung ent-

standen, theils weil dann immer ein entzündungsartiger rother Zustand gegenwärtig ist, den das Brechmittel verschlimmern und gefährlich machen kann (**Hufeland**). Hierher ist auch die Stomacace zu rechnen, gegen die von **Heim** die wiederholte Anwendung von Brechmitteln dringend empfohlen wird.

9) Um auf die Thätigkeit des lymphatischen Systems zu wirken, die Resorption zu verstärken und den freien Umtrieb der Lymphe in Lymphgefäfsen und Drüsen wiederherzustellen. Durch diese Wirkungen vermögen sie, mittelst Aufregung und kräftigen Umstimmung der Metamorphose in den befallenen Theilen, in der Scrophulosis etwas zu leisten. Allein auch noch in anderer Beziehung sind sie hier von Nutzen; von Zeit zu Zeit im Verlaufe der Krankheit gegeben, leeren sie nicht blofs die sich immer von neuem ansammelnden Stoffe aus, sondern sie vermögen auch die normale Empfänglichkeit des Magens wiederherzustellen und verleihen so den noch weiter anzuwendenden Mitteln eine gröfsere und immer neue Wirksamkeit. Dafs bei schwächlichen Kindern kein Mifsbrauch mit dieser Anwendung von Brechmitteln gemacht werden dürfe, ist schon oben bemerkt worden.

Wenn nun Brechmittel gereicht werden, so kommt es hauptsächlich darauf an, dafs sie auch wirklich Erbrechen erregen. Man mufs deshalb eine passende Gabe reichen, welche sich nach der Empfänglichkeit des Magens richtet und da man diese nicht immer vorher richtig beurtheilen kann, so wird es besonders bei Kindern nothwendig, die Brechmittel nicht auf einmal, sondern in getheilten Gaben, alle 20-10 Minuten zu geben, bis 3mal Erbrechen erfolgt ist. Dafs die Gabe der Brechmittel bei Kindern kleiner als bei Erwachsenen sein müsse, versteht sich wohl von selbst; es brechen die Kinder meistens leicht und es gehört dieser Mechanismus offenbar zu den leichtesten und angemessensten Selbsthülfen der kindlichen Natur. Nur im **Croup** verschwende man die Zeit ja nicht mit schwachen Brechmitteln. Es findet nämlich im Verlaufe des Croups eine solche Gefühllosigkeit des Magens gegen Brechmittel statt, dafs man Kindern von $1\frac{1}{2}$-2 Jahren Brechmittel wie bei Erwachsenen geben mufs. Es rührt diese Unempfänglichkeit theils vom Druck des Blutes auf's Gehirn, theils vom abgeleiteten Wirkungsvermögen durch den Entzündungsreiz her, weshalb auch die Blutausleerung oft das beste Mittel ist, die Rezeptivität des Magens wieder herzustellen. Auch gebe man die Brechmittel hier ja nicht in Pulverform, weil dadurch leicht Erstikkung herbeigeführt werden kann (Sachse), s. unten die Formeln. — Glaubt man von dem zu starken Antrieb des Blutes nach dem Kopfe beim Brechen etwas fürchten zu müssen, so lege man vorher, wenn man nicht zu Blutegeln greifen will, Senfteige an die Waden oder setze ein Klystir; nur hat das letztere freilich oft das Unangenehme, dafs es die Wirkung des Brechmittels nach unten determinirt. Ist starke Torpidität der Magennerven zu besorgen, so mache man geistige und aromatische Bähungen oder lege Sinapismen auf den Magen. Hat das Kind einmal gebrochen, so läfst man etwas Thee, am einfachsten lauwarmes Zukkerwasser, nachtrinken, um das fernere Erbrechen zu unterstützen. Hat das Kind sich einmal erbrochen, so warte man das weitere Erbrechen ab und setze das Mittel etwa ½ Stunde aus; erst dann, wenn sich kein Brechen mehr eingestellt, fahre man damit fort. Tritt Hyperemesis ein, so gebe man dem Kinde etwas warme Milch und setze ein Klystier; bleibt dies unwirksam, so greife man zur Kohlensäure, und gebe, da Kindern Brausepulver nicht gut beizubringen sind, etwa folgendes:

3.

℞ *Natr. carbonic. acidul.*
Elaeos. Citr. āā gr. v.-x.
M. f. pulv. dent. tal. dos. No. 4.
S. ½stündlich ein Pulver und darauf ½ Efslöffel voll Citronensaft nachzunehmen.

Als Brechmittel benutzt man:

1) Das *Oxymel squillae.* Man giebt dies Mittel für sich allein nur Neugebornen oder 3-4 Wochen alten Kindern; Neugebornen alle 15 Minuten, älteren alle 5-10 Minuten einen Theelöffel. Bei älteren Kindern setzt man noch *Vin. stibiatum* hinzu; als Zusatz dient es überhaupt zu Brechmitteln, etwa ʒij.-℥ß.

2) Die Antimonialia, *Tartarus stibiatus*, *Vinum stibiatum* und *Sulphur auratum Antimonii.* Den *Tart. stibiatus* löst man zu 1-2 Gr. in ℥j.-ij. Wasser auf, setzt dazu gerne noch 5-10 Gr. *Ipecacuanh.*, etwas *Oxymell squillae*

und giebt davon ¼stündlich einen Thee- bis Kinderlöffel. Das *Vinum stibiatum* giebt man Neugebornen zu 4-5 Tropfen alle Viertelstunde, Kindern von einigen Monaten zu 10 Tropfen und älteren zu einem Theelöffel voll alle Viertelstunde. Den Goldschwefel benutzt man selten als Brechmittel; nur im Croup interponirt man ihn wohl zu ⅛-½ Gr. anderen Mitteln, um ein wohlthätiges Würgen zu unterhalten.

3) Die *Radix Ipecacuanhae*. Man giebt sie Kindern nach Verschiedenheit des Alters zu 2-4-6 Gr. alle 10 Minuten, nicht leicht für sich allein (aufser wo man Durchfall fürchtet), sondern mit *Tart. stibiatus* oder *Vinum stibiatum*, *Oxymel squillae* verbunden.

4) *Cuprum Sulphuricum*. Siehe diesen Artikel.

4.

℞ *Vin. stibiat.* ℥β.
Syr. Althaeae ℥j.
MDS. ¼stündlich einen Theelöffel voll. (Für ein Kind von 3-4 Monaten.)
Wendt.

5.

℞ *Vin. stibiat.* ℥β.
Oxymell. squill. ʒij.
MDS. Alle 10 Minuten einen Theelöffel. (Für einen Säugling.)

6.

℞ *Pulv. rad. Ipecac.* ℈j.
Oxymell. squill.
Syr. rub. Idaei
Aq. font. āā ℥β.
MDS. Alle 10-15 Minuten umgeschüttelt einen Theelöffel. (Für Kinder im ersten Lebensjahre, besonders wenn man keinen *Tart. stibiat.* geben will.)

7.

℞ *Tart. stibiat.* gr. j.
solve in
Aq. rub. Idaei ℥j.
Oxymell. squill. ʒij.
Syr. rub. Idaei ʒvj.
MDS. Alle 10 Minuten 1-2 Theelöffel. (Für ein Kind von 1 Jahre.) Vogt.

8.

℞ *Pulv. rad. Ipecac.* ℈β.-j.
Vin. stibiat. ʒj.-iβ.
Aq. destillat. ʒij.
Oxymell. squill.
Syr. rub. Idaei āā ℥β.
MDS. Umgeschüttelt alle 10 Minuten einen Theelöffel. (Für Kinder von 2-3 Jahren.) Hufeland.

9.

℞ *Pulv. rad. Ipecac.* ℈j.
Tart. stibiat. gr. j.
Oxymell. squill.
Syr. rub. Idaei āā ℥β.
Aq. font. ℥j.
MDS. Umgeschüttelt ¼stündlich einen Thee- bis Kinderlöffel. (*Linctus emeti-*

cus Ph. Pauperum. Für Kinder von 1-6 Jahren.)

10.

℞ *Tart. stibiat.* gr. j.
Aq. Chamomill.
Oxymell. squill. āā ℥iij.
MDS. Alle Viertelstunden einen Theelöffel. (Für Kinder von 3-4 Jahren).

11.

℞ *Tart. stibiat.* gr. iij.
Oxymell. squill. ℥j.
Aq. font. ℥ij.
MDS. Alle Viertelstunde einen Eſslöffel. (Für ein Kind von 3 Jahren bei Croup.)
Sachse.

12.

℞ *Pulv. rad. Ipecac.* gr. viij.
Oxymell. squill.
Syr. Chamomill. āā ℥β.
Vin. stibiat. ʒiij.
MDS. ¼stündlich einen Theelöffel. (Für ein Kind von 7 Wochen bei Croup.)
Osann (Hufel. Journ.).

13.

℞ *Sulphur. aur. Antim.* ʒj.
Tart. stibiat. gr. iij.
Syr. Senegae
Aq. font. āā ℥β.
MDS. Umgeschüttelt ½stündlich 2 Theelöffel. (Für ein Kind von 1½ Jahren bei Croup. Es wurde die halbe Portion ausgebraucht, ehe Erbrechen eintrat.)
Sachse.

III. Klystire.

Das Klystir ist eine Einspritzung in den Mastdarm, durch welche Heil- und Arzneistoffe mit der inneren Fläche des unteren Theiles des Darmkanals bis zur *Valvula Coli*, also mit dem ganzen Colon und Rectum, in Berührung kommen. Dieser Theil des Darmkanals besitzt einen hohen Grad von Irritabilität, eine nicht geringe Sensibilität, zeichnet sich aber ganz besonders durch die in ihm vorherrschende Venenresorption aus. Wegen dieser gesteigerten Venenresorption und der geringen resorbirenden Thätigkeit der Chylus- und lymphatischen Gefäfse im unteren Theile des Darmkanals ist nun auch die Assimilation geringer als im oberen und es gehen die demselben einverleibten und resorbirten Stoffe unmittelbar in's Blut, ein Umstand, der bezüglich der Dosis heftig einwirkender, narkotischer Mittel in dieser Anwendungsform wohl zu beachten ist.

Die Anwendung der Heilmittel in Klystirform ist in der Kinderpraxis eine sehr ausgebreitete und gewährt auch in der That vor der durch den Mund viele und wichtige Vorzüge. Diese sind:

1) Man kann mittelst derselben unmittelbar auf den Mastdarm, den unteren Theil des Darmkanals und auf die benachbarten Theile, Parthieen, die bei Kindern so oft den Sitz von Krankheiten ausmachen, einwirken.

2) Man vermeidet dabei manche unangenehme Wirkung der Arzneien, die ihren Grund blofs in der specifischen Empfindlichkeit des kindlichen Magens hat.

3) Es enthält der Magen nicht selten fremde, schadhafte Materien, namentlich Kruditäten aller Art, an den Wänden fest anklebenden zähen Schleim, saure, ranzige Stoffe, wodurch die Wirkung der eingeführten Mittel geschwächt, selbst gänzlich aufgehoben werden kann.

4) Darf man sich in vielen Fällen eine raschere Wirkung von den auf diesem Applikationswege beigebrachten Mitteln versprechen.

5) Bleibt es endlich bei Kindern, die aus Ekel oder Eigensinn gar nichts einnehmen wollen, neben der Einwirkung auf die Haut der einzige Weg, um Arzneimittel dem Organismus einzuverleiben.

Aufserdem werden die Klystire noch unentbehrlich, wenn durch den Mund und die Schlingwerkzeuge keine Heil- und Arzneistoffe beigebracht werden können, oder wo sie von dem oberen Theile des Darmkanals nicht ertragen werden, z. B. bei Entzündungen, mechanischen Verschliefsungen der ersten Wege, bei Aphagieen und Dysphagieen, bei Ohnmachten, bewufstlosen Zuständen, oder wenn man die Summe der Wirkung eines Mittels zu verstärken wünscht und daher beide Applikationswege wählt.

Man bedient sich der Klystire:

1) Wenn es blofs darauf ankommt, Oeffnung zu machen,

wenn diese schnell und ohne Reiz erfolgen soll, bei vorhandener Schwäche, im Typhus, in der Rekonvalescenz, wenn Laxirmittel nicht angezeigt sind.

2) Wenn vorzüglich aus den dikken Därmen und ihren Taschen allerhand Kruditäten, verhärtete Exkremente, Schleim und Würmer ausgeleert werden müssen, die ein Klystir besser als ein Laxirmittel erweicht und ausleert.

3) Bei allerhand Krankheiten des Darmkanals und der übrigen Eingeweide des Unterleibes, z. B. bei Krämpfen, Koliken, Entzündungen derselben, um sie anzufeuchten und zu beruhigen. Die Klystire wirken als innere Fomentationen.

4) Als Ableitungsmittel bei Krankheiten entfernter Organe, um durch sie die Thätigkeit der Lebenskraft mehr nach dem Darmkanal zu leiten. In dieser Rücksicht wendet man sie bei Kopfschmerzen, Irrereden, Entzündungen des Gehirns, bei Kongestionen und Entzündungen in den Eingeweiden der Brust an. Vermöge dieser Kraft mäſsigen sie auch die zu groſse Thätigkeit des arteriellen Systems, dämpfen das Gefäſsfieber und werden so zu kühlenden Mitteln.

5) Endlich um Nahrungsmittel, Getränke und Arzneien in den Körper zu schaffen, wenn es durch den Mund nicht angeht, z. B. bei der Bräune, dem Erbrechen, der Magenentzündung, bei groſsem Abscheu vor Arzneien etc. (Reil Fieberlehre Bd. 1. S. 337.)

Die Klystire werden bei Kindern mittelst einer kleinen Spritze, die halb so groſs als die für Erwachsene ist, auf die bekannte Art lauwarm applizirt. Bezüglich der Gabe des in die Klystirform eingehenden wirksamen Heilmittels ist zu bemerken, daſs man gewöhnlich das Verhältniſs zu der durch den Mund administrirten Gabe wie 5 : 1 angiebt; allein es steht diese Bestimmung nicht unbedingt fest und nicht für alle Mittel ist die relative Empfänglichkeit des Mastdarms dieselbe. Dieses Verhältniſs nämlich ist nur da richtig, wo Mittel angewendet werden, welche nur durch Berührung mit der organischen Substanz wirksam sind, die aber nicht in die Blutmasse eingehen, oder deren Wirksamkeit wenigstens nicht von diesem Eingehen in die Blutmasse hauptsächlich abhängt, wie z. B. Nervenmittel, tonisirende Mittel. Man darf daher z. B. bei narkotischen Mitteln, welche zugleich resorbirt werden, keinesweges das Fünffache der innerlichen

Gabe anwenden, wenn man nicht förmliche Vergiftung bewirken will (s. Vogt's Pharmacodynamik Th. 1. S. 37).

Was ferner die Menge der Flüssigkeit, die man zum Klystir nimmt, anbetrifft, so ist sie verschieden:

1) Ob man den Zweck hat, den Darm zugleich durch Ausdehnung zu Contractionen und Entleerungen zu reizen, wo dann die Menge bei kleinen Kindern etwa ℥ij.-iij. (eine mäfsige Tasse voll), bei denen von 2-5 Jahren ℥iv.-vj. ($1\frac{1}{2}$-2 mäfsige Tassen voll) und bei Kindern von 5-8 Jahren etwa ℥viij. (2 gröfsere Tassen voll) betragen mufs, oder:

2) Ob man wünscht, dafs die Klystire zurückbleiben und resorbirt werden sollen, wo die Quantität bei kleinen Kindern $\frac{1}{2}$ Tasse, bei gröfseren 1 Tasse voll Flüssigkeit betragen mufs.

Man unterscheidet folgende Arten der Klystire:

1) Ausleerende Klystire. Diese Art der Klystire ist die am häufigsten angewendete, denn sie passen bei den meisten Krankheitsformen und erfordern nur je nach dem verschiedenen Karakter des Allgemeinleidens und dem Zustand des Darmkanals eine kleine Modification. Sie werden zu krampfstillenden Mitteln, wenn örtlich wirkende Schädlichkeiten, Würmer, angehäufter Darmkoth, Meconium etc., die Krämpfe erzeugt haben und noch unterhalten, sie sind kühlend und entzündungswidrig, indem sie den Säftetrieb von den oberen Theilen ableiten und die zu grofse Thätigkeit des arteriellen Systems mäfsigen, sie werden wurmwidrig, indem sie Würmer ausleeren etc. Gilt es die blofse Entleerung des Darmes, so dienen dazu lauwarmes Wasser, Zukkerwasser (bei ganz kleinen Kindern), Abkochungen von Kamillen, Hafergrütze oder Weitzenkleie, mit Zusätzen von $\frac{1}{2}$-2 Efslöffel Honig, einem Loth Zukker, $\frac{1}{2}$ Loth Seife, $\frac{1}{2}$-1 Theelöffel Salz, 1-2 Efslöffeln Oel u. dergl. Soll das Klystir stärker ableiten, mehr reizend werden, z. B. bei entzündlichen Leiden des Gehirns, Croup etc., so mischt man zu dem Klystir etwas Weinessig, bei kleinen Kindern etwa $\frac{1}{2}$ Efslöffel, bei Kindern von $1\frac{1}{2}$-3 Jahren 1 Efslöffel, von 3-5 Jahren 2 Efslöffel etc. Als Vehikel des Klystirs nimmt man dann gerne etwas Schleimiges, z. B. Hafergrützschleim, setzt auch wohl noch 1-2 Efslöffel Honig hinzu, oder bedient sich des offizinellen *Oxymel simplex*, das man zu 1-2 Efslöffel dem Klystir beimischt. Gölis verwirft die Essigklystire, weil sie

aufser der Diarrhoe auch noch Leibschmerzen, ja selbst, nach einer Beobachtung Treber's, Konvulsionen machen sollen. Ist der Weinessig sehr scharf, so sind diese Zufälle bei sehr sensiblen Kindern allerdings zu besorgen und es kann daher die Bestimmung Autenrieth's, der so viel Efslöffel Essig zum Klystir mischen läfst, als das Kind Jahre zählt (also für ein Kind von 8 Jahren 8 Efslöffel Essig!) nicht gut geheifsen werden. Noch ist zu bemerken, dafs man diese ableitenden Klystire vielleicht mit gröfserem Erfolge kalt appliziren könnte.

2) Einhüllende und anhaltende Klystire. Man bedient sich ihrer bei örtlicher Reizung, Trokkenheit, Mangel an Schleimsekretion, z. B. bei Durchfällen, Ruhren, Tenesmus, und bereitet sie aus Abkochungen von Leinsamen, Altheewurzel, Hafergrütze, aus Milch mit etwas Oel etc. Soll das Klystir mehr anhaltend wirken, so bereitet man es aus Amylum; man rührt ʒβ.-j., etwa ½-1 Theelöffel voll, mit wenigem kalten Wasser an und giefst dann erst das heifse Wasser hinzu, läfst es einmal aufwallen und durchseihen. Auch kann man noch ½ oder ein ganzes Eigelb hinzusetzen. Das Klystir mufs immer im Hause bereitet sein und darf für kleine Kinder nur ½, für gröfsere 1 Tasse betragen.

3) Krampfstillende Klystire. Man bedient sich ihrer in leichteren Fällen von Darmkrämpfen, Koliken und flatulenten Affektionen, oder auch bei allgemeinen krampfhaften Zuständen und bereitet sie aus Milch (besonders bei durch Würmer erzeugten Krämpfen), aus den saturirten Aufgüssen der Kamillen, des Baldrians (ʒij.-℥β. auf ein Klystir), in bedeutenderen Fällen mit Zusätzen von *Asa foetida* (℈β.-j., s. *Asa foetida*) und selbst vom Opium (1-4 Tropfen *Laudanum liquid. Sydenh.*, s. Opium).

4) Adstringirende und tonisirende Klystire. Man bedient sich ihrer, wo es darauf ankommt, schädliche Darmexkretionen bald zu hemmen, oder in Fällen hoher Gefahr, wenn der beginnenden Fäulnifs Grenzen gesetzt und die irritable Thätigkeit kräftig gesteigert werden soll, z. B. bei brandiger Entartung der Pokken, nervösem fauligem Scharlach etc. Hier benutzt man auch diesen Applikationsweg, um in einer gegebenen Zeit eine gröfsere Quantität tonischer

und antiseptischer Substanzen dem Organismus einzuverleiben. Zu adstringirenden Klystiren wählt man die Aufgüsse und Abkochungen der Salbei, Schafgarben, der Tormentilla, zu den tonischen und antiseptischen die China und den Kampher, s. diese Artikel.

5) Anthelminthische Klystire. Dahin gehören Klystire aus Milch mit Honig, Milch mit Oel (6 Efslöffel Milch, 4 Efslöffel Honig und etwas Kochsalz: Rosenstein für kleine Kinder), aus Salzwasser, aus Milch mit Knoblauch gekocht (℥j.-ij. auf das Klystir), Klystire aus Kalkwasser in einem schleimigen Vehikel (Nicolai in Casper's Wochenschrift); ferner die Klystire aus den Aufgüssen der *Rad. Valerianae*, der *Sem. Santonici* (ʒij. auf ein Klystir) mit Zusätzen von *Asa foetida* u. dergl. (s. *Rad. Valerianae* und *Sem. Santonici*). Sind Krämpfe durch Würmer erregt, so passen die Klystire aus Milch, Kamillen- und Baldrianaufgufs.

6) Ernährende Klystire. Man bedient sich ihrer, wenn die Ernährung auf dem gewöhnlichen Wege nicht mehr stattfinden kann und bereitet sie aus Milch, Fleischbrühe mit oder ohne Zusatz von Eidotter, oder Getreideschleim. Man spritzt dem Kinde $\frac{1}{2}$ Kaffeetasse Fleischbrühe ein, die man auch zur Hälfte noch mit Milch oder dünnem Haferschleim vermischen kann.

IV. Bäder.

Die Bäder bieten dem Arzte ein eben so schätzbares diätetisches, als therapeutisches Mittel bei Behandlung von Kinderkrankheiten dar. Die Haut, auf welche die Bäder zunächst einwirken, ist ein höchst wichtiges Organ, welches den mannigfaltigsten und erheblichsten Verrichtungen vorsteht und das mit einem hohen Grade von Empfindlichkeit und Reizbarkeit begabt ist. Sie ist der Sitz einer wichtigen Abscheidung, sie steht mit fast allen inneren Theilen in genauer Wechselwirkung und zwar sympathisch mit den serösen und Schleimhäuten, antagonistisch mit dem Darmkanale, sie ist sehr reich an einsaugenden Gefäfsen und vermag wegen ihrer grofsen Ausdehnung vielleicht die stärkste Einsaugung hervorzubringen, wobei das Eingesogene mehr unverändert in das Leben übertritt, als bei der Resorption durch den Darmkanal. Wegen des in ihr so thätigen lymphatischen Systems ist sie ferner ein vorzüglicher Ort der Aufnahme für alle Arzneistoffe, welche Abnormitäten dieses Systems, des vegetativen Lebens, zu beseitigen vermögen, die dann auf diesem Wege weit unveränderter, mehr in ihrer ursprünglichen Kraft, in die Säfte gelangen, als auf irgend einem anderen.

Was nun speciell die Haut im kindlichen Alter betrifft, so ist sie lokkerer, weicher, weniger derb, poröser, dehnbarer als bei Erwachsenen; sie hat einen gröfseren Reichthum an Gefäfsen und Nerven, eine lebhaftere Vegetation und begründet dadurch im Kindesalter die Neigung zu krankhaften Ausscheidungen und Ablagerungen durch die mannigfaltigen Arten der Hautausschläge. Es leuchtet also aus dem Gesagten ein, dafs die Haut, so wie bei Erwachsenen, so ganz besonders bei Kindern zu einem wichtigen *Locus medicamentosus* wird. Man mag das lymphatische System, das im kindlichen Organismus prävalirende, bethätigen, man mag resolviren, nähren, stärken, oder mehr specifisch einwirken wollen, immer bleibt dieser Weg der Heilung anwendbar und von hoher Wirksamkeit.

Temperaturbestimmung der Wasserbäder.

Die Temperatur determinirt vorzugsweise die Wirkungsart der Wasserbäder, es ist deshalb nöthig dieselbe so genau als möglich festzustellen. Tissot gab folgende Bestimmung an:

Bäder von 0° - 12° R. nannte er kalte
- - 12° - 25° - kühle
- - 25° - 35° - laue.

Die höher temperirten Bäder rechnete er zu den warmen und heifsen.

Nach **Diel** und **Wetzler** sind:

kalte Bäder unter 16° R.
kühle - von 16° - 20° R.
laue - - 20° - 26° -
warme - - 26° - 33° -
heifse die höher temperirten.

Was nun den Einflufs der Temperatur auf die Heilwirkung des Bades anbetrifft, so werden es die lauwarmen Bäder, die von 25°-28°, sein, welche bei Kindern in therapeutischer Beziehung vorzugsweise zur Anwendung kommen. Diese Bäder bethätigen und regeln gelinde die Absonderungsprozesse, mindern die gröfsere Saturation derselben mit festeren thierischen Stoffen durch Vermehrung der Serosität, mässigen abnorme Bewegungen und krampfhafte Spannungen, lindern Krämpfe und Schmerzen, befördern die Krisen durch die Haut und den Urin und sind um so mehr anwendbar, als sie nicht erhitzen und den Blutumlauf nicht besonders beschleunigen, was von wärmeren Bädern immer zu fürchten sein wird. In diätetischer Beziehung ist zu bemerken, dafs je jünger das Kind ist, um so gefährlicher eine jede plötzliche und bedeutende Abweichung von der gewohnten Temperatur sein mufs. Erwägt man nämlich, dafs das Kind im Mutterleibe beständig in einer der Blutwärme gleichen Temperatur lebte, welche unstreitig für das Leben und die Ausbildung des Körpers die zweckmäfsigste war, so kann man sich schon *a priori* überzeugen, dafs die Wärme in den ersten Zeiten nach der Geburt eins der nothwendigsten Bedingnisse zum Gedeihen und Fortkommen des Kindes ist und dafs daher die Idee, das zarte neugeborne Kind durch Anwendung der Kälte mittelst des kalten Waschens und Badens stärken und abhärten zu wollen, durchaus verwerflich ist. Man wasche und bade das neugeborne Kind daher nur in Wasser, das jenem Wärmemaafse nahe kommt und also bis zu 24°-26° R. erwärmt ist. Mit dem zunehmenden Alter kann man die Wärme des Wassers allmählig vermindern, so dafs das Kind im 2ten Jahre im Winter mit verschlagenem, im Sommer mit kühlem Wasser gewaschen und gebadet wird (**Henke** Kinderkrankheiten Bd. 1. S. 75).

Man unterscheidet einfache lauwarme Wasserbäder und solche, denen durch die Kunst mannigfache Heil- und Arzneistoffe beigemischt sind.

1. Einfache Wasserbäder.

Diese Bäder sind mehr oder weniger erregende und belebende Mittel und wirken daher nach Umständen (ob lau oder warm) bald besänftigend, abspannend, schmerzlindernd, krampfstillend, bald erwärmend, die Hautfunktion erwekkend, anfeuchtend. Sie vermehren den vitalen Turgor, die Expansion des Blutes, die Thätigkeit des Gefäfs- und Nervensystems, bewirken eine gleichmäfsige Vertheilung der Sensibilität und Blutmasse, eine Ableitung des Blutandranges von inneren Theilen nach der Peripherie.

Man bedient sich ihrer:

a) Als Reinigungsmittel. Die lauwarmen Bäder reinigen und erweichen die Haut, machen sie geschmeidiger und somit also zu ihren natürlichen Funktionen geschickt und sind daher unentbehrlich zum Wohlsein des Kindes. Wie kräftig durch eine sorgfältige Hautkultur, der Atrophie, der Rhachitis und dem ganzen Heere der impetiginösen Hautausschläge vorgebeugt werden kann, ist zu bekannt, als dafs es einer weiteren Bemerkung bedürfte. Das neugeborne Kind bringt man nach unterbundener Nabelschnur, um es von dem käseartigen zähen Ueberzuge (*Vernix caseosa*) zu reinigen, in eine Mulde oder Badewanne von hinlänglicher Tiefe, welche mit mäfsig warmen Wasser (26°-27° R.) angefüllt ist und reinigt es, nicht mit Fett, Butter oder Schmalz (bei grofser Anhäufung von Kindsschleim ist Seifenwasser zulässig), sondern mit dem Schwamme am ganzen Leibe, am Kopfe und an den Gliedmafsen, besonders unter den Gelenken, wobei eine etwanige Blutung aus der Nabelschnur wohl zu beachten ist.

b) Bei Scheintodt der Neugebornen. Das warme Bad (28° R.) ist eigentlich nur bei der *Asphyxia pallida* zulässig; will man es bei der *Asphyxia apoplectica* anwenden, so bringe man das Kind nur bis an den Hals in das Wasser und streiche zu gleicher Zeit kaltes Wasser über Stirn und Gesicht. Liegt das Kind aber leblos in dem Zustande der Ohnmacht, so lege man, nachdem etwa mechanische Impedimente, Schleimanhäufung im Munde u. dergl. beseitigt worden, das Kind mit der Nachgeburt, wenn dieselbe schon losgetrennt, zugleich in's Bad, ohne vorher die Nabelschnur zu unterbinden, weil hier die längere Verbindung des Kindes mit dem Mutterkuchen zur Wiederbelebung beitragen kann; den Kopf mufs man unter dem Nakken hoch halten, damit nicht das Wasser in Mund und Nase laufe und dafür sorgen, dafs das Wasser den ganzen Körper berühre. Das Bad hat aufser seiner belebenden Wirkung im Allgemeinen noch den grofsen Vortheil, dafs es den Aufenthalt der Frucht im Fruchtwasser nachahmt und den zu starken Einflufs der atmosphärischen Luft und einer zu niedrigen Temperatur auf die ganze Oberfläche des Körpers abhält. Um das Bad noch belebender zu machen, kann man Wein oder Branntwein (etwa den 8ten bis 10ten Theil), oder auch einige, etwa 6 Tropfen *Oleum Rorismarini* hinzusetzen (Mende). In dem Bade reibt man Kopf, Brust und Rükken, hebt das Kind ab und zu heraus, bewegt es in der Luft hin und her und legt es wieder hinein, indem man Brust und Oberbauchgegend so weit daraus hervorhält, dafs man Weingeist oder Hoffmannstropfen von einer etwanigen Höhe darauf herabfallen lassen kann.

c) Bei Entzündung des Gehirns und seiner Häute, in Verbindung mit kalten Kopfumschlägen und Uebergiefsungen. Das lauwarme Bad pafst ganz besonders da, wo bei Exanthemen und Hautentzündungen (am häufigsten beim Scharlach) durch eine unglückliche Richtung das Sensorium mitergriffen, die Entzündung auf die Gehirnhäute übertragen und auf der Oberfläche vermindert oder ganz verschwunden ist. In solchen Fällen mildert das Bad die höchst widrige Empfindung des kalten Begiefsens, von welcher der Kranke auch bei gestörtem Bewufstsein auf eine höchst unangenehme Weise affizirt wird und hat aufserdem noch den Vortheil, dafs es die Röthe auf der Haut fixirt und dadurch die gröfsere Gefahr von den edlen Eingeweiden abwendet. Eben so treffliche Dienste leistet das lauwarme Bad bei Unterleibsentzündungen.

d) Bei exanthematischen Fiebern und akuten Exanthemen zur Beförderung der Hautkrisen und Eruptionen, besonders aber auch, wenn solche Hautkrisen gestört und unterdrückt worden sind. Es leuchtet jedoch aus der Wirkungsart der lauen Bäder ein, dafs im Anfange der Krankheit, wo die entzündliche Diathesis noch sehr bedeutend ist, von ihrer Anwendung nicht die Rede sein kann; die Röthe, die Wärme und die krankhafte Dichtigkeit der im Entzündungszustande begriffenen Organe würde zunehmen, käme hier eine bedeutende Wärme zur äufseren Anwendung. Nur bei unglücklichen Richtungen, wie sie oben erwähnt wurden, oder wo, beim tiefen Ergriffensein des Nervensystems, Krämpfe und Zukkungen entstehen, oder wo endlich die zurückgetretene Form wieder hervorgerufen werden soll, ist ein mildes Bad ein ganz vorzügliches Mittel, die krankhaften Oscillationen des Nervensystems zu beruhigen und die primäre Form auf der Haut zu fixiren. In der Rekonvalescenz nach akuten Exanthemen, wenn die Haut trokken, spröde, der Zustand fieberlos und keine andere Funktion auffallend gestört ist, kann ein laues Bad zwischen 26°-28° R. mit Nutzen in Anwendung kommen.

e) Bei Hautkrankheiten, chronischen Exanthemen werden laue und warme Bäder mit um so gröfseren Nutzen angewendet, je mehr diese Leiden auf Lebensschwäche und Mangel an Erregung der Haut beruhen, je mehr die Haut eine krankhafte Spannung und Trokkenheit zeigt, je mehr man Ursache hat, die Eruption und den Verlauf der chronischen Exantheme, wenn sie von allgemeine Cachexien und Dyscrasieen ausgehen, zu befördern.

f) Bei atrophischen Zuständen, Skropheln, Rhachitis etc. Das lauwarme Bad vermag krampfhafte Schnürungen und Einsperrungen der lymphatischen Gefäfse und Drüsen, also Verstopfungen, Knoten und Geschwülste, die Anlagen zu den traurigsten Krankheiten dieses Systems zu heben und eingesperrte Säfte frei zu machen. Es giebt ferner der Lymphe selbst eine reinigende und belebende Beimischung. Durch die ziemlich bedeutende Menge Wasser nämlich, die dabei resorbirt wird, wird die Auflösung festerer Stoffe im Innern unterstützt, die inneren Absonderungen, besonders des Urins, so wie die Absonderungen der Haut beschleunigt und überhaupt eine bessere Vegetation herbeigeführt.

g) Bei Krämpfen. Warme Bäder sind äufserst wirksam und wohlthätig bei allen Krampfkrankheiten. Schon die Wärme allein wirkt krampfstillend durch Hervorrufung der Expansion. Kräftiger werden die Bäder noch durch Zusätze von aromatischen Kräutern, Wein oder Branntwein. Immer jedoch verliere man auch bei Krämpfen den Zustand des Gehirnes nicht aus den Augen, weil bei starkem Antrieb des Blutes nach dem Kopfe jedenfalls eine Blutentleerung dem Bade vorausgehen muſs.

h) Bei Erbrechen, Durchfall, Cholera der Kinder. Hier sind die lauwarmen Bäder durch ihre beruhigende Wirkung auf das Nervensystem und durch die kräftige Bethätigung der Hautfunktion von groſsem Nutzen. Besonders gilt dies von sehr hartnäkkigen Diarrhöen, wie sie häufig in der Dentitionsperiode vorkommen. Hier, wo oft alle Mittel 3, 4 und mehr Wochen vergeblich angewendet wurden und bei einem sehr hohen Grade allgemeiner Abmagerung und der höchsten Schwäche keine Hoffnung zur Rettung mehr übrig zu bleiben schien, genasen die Kinder doch endlich unter der alleinigen Anwendung von warmen Bädern (Henke Kinderkrankheiten Th. 1. S. 249).

2. Von den mit Heil- und Arzneistoffen geschwängerten Wasserbädern.

Die Wasserbäder sind zweckmäſsige Vehikel für sehr wirksame Heilstoffe und Arzneisubstanzen und erhalten dadurch bald eine erschlaffende, bald eine erregende und reizende, bald eine stärkende und tonische Wirkung. Wie sehr diese Einverleibung von Arzneikräften durch die so starke Resorption der Haut, durch das wichtige Nervengefühl und den allgemeinen Consensus derselben begünstigt wird, leuchtet von selbst ein. Die Vorzüge dieser Anwendungsart sind folgende:

1) Man schont den Magen und die Verdauung, wenn man die Mittel auf diesem Wege nehmen läſst.

2) Man vermeidet die Collision mit Unreinigkeiten der ersten Wege, wie auch die Idiosynkrasie, die der Magen gegen manche Mittel hat.

3) Man vermeidet die Veränderungen, die diese Mittel sehr oft durch den Magen und die Digestionskraft erleiden; sie kommen in weit gröſserer Integrität in das lymphatische System.

4) Man wirkt hier weit unmittelbarer in das allgemeine lymphatische System, dem gewöhnlichsten Krankheitsheerde bei Kindern.

5) Die Nervenwirkung ist hier weit sanfter und gleichförmiger auf alle Systeme verbreitet, als bei dem innerlichen Gebrauch und weniger reizend, weil das Bad an und für sich schon ein reizminderndes Mittel ist (Hufeland Skropheln S. 293).

Die relative Menge der Heilstoffe zu einem Bade richtet sich bei allgemeinen Bädern nach der Gröfse des Körpers, überhaupt nach der Menge der Flüssigkeit, welche man nöthig hat und nach der Stärke der beabsichtigten Wirkung. Zu einem Bad für ein Kind von 10 Jahren nimmt man gewöhnlich 6-8 Eimer Wasser, für ein Kind von 2-5 Jahren 3-5 Eimer und für ein kleineres etwa 3 Eimer.

Man benutzt folgende arzneiliche Bäder in den Krankheiten des kindlichen Alters.

1) Salzbäder. Die Salzbäder sind höchst kräftige auflösende, die Mischung verbessernde, die Exkretion innormal gebildeter Stoffe beschleunigende, den Ab- und Aussonderungsprozefs durchgängig befördernde Mittel. Aufser ihrer reizenden Wirkung auf das Hautorgan, greift ihre zweite, durch die Resorption bedingte, auch weiter in das Lymphgefäfssystem, die Lymphdrüsen, die serösen Häute und alle vegetativen Gebilde. Durchgängig beleben sie hier den Verflüssigungsprozefs, befördern die innere Resorption und verbessern die specifische, dyskrasische Beschaffenheit in den ergriffenen Gebilden. Man wendet die Salzbäder an:

a) Bei Skropheln. Obschon die Salzbäder überhaupt bei wirklicher Atrophie und Skrophelkrankheit, von schlechter Ernährung bedingt, die besten Dienste leisten, so sind es doch besonders von erblicher Anlage und fehlerhafter Hautkultur herrührende Skropheln, bei denen sie besonders heilsam sind.

b) Bei chronischen Exanthemen, besonders solchen, die durch lange Dauer sehr hartnäkkig geworden, oder von allgemeiner Dyskrasie bedingt und unterhalten werden.

c) Stokkungen, Ablagerungen, überhaupt Störungen des normalen Vegetationsprozesses der Drüsen, sowohl der äufseren der Haut nahe gelegenen, als der inneren (Vogt Pharmacodynamik Th. 1. S. 347).

Man bereitet die Salzbäder aus See- oder Kochsalz und nimmt für das Bad eines Kindes von 3 Jahren etwa $\frac{1}{2}$, für das eines Kindes von 5 Jahren 1 und für ältere 2 Pfund. Beabsichtigt man bei der Anwendung der Salzbäder eine reichliche Resorption des Salzes, so lasse man die Kranken länger im Bade verweilen, gebe diesem aber höchstens einen Wärmegrad von 25° R., weil wärmere Salzbäder bei einem längeren Verweilen in denselben allzuheftig die Haut reizen.

2) Alkalische Bäder. Die Kalibäder wirken reizend und erregend auf die Haut, krampfstillend, expandirend und wegen der erfolgenden Einsaugung auch bethätigend auf das resorbirende und Drüsensystem. Sie vermögen eine tiefe und gründliche Umstimmung des vegetativen Lebens zu bewirken und leisten daher entschiedenen Nutzen bei chronischen Hautausschlägen und psorischen Metastasen, bei kontagiösen Metastasen, bei habituellen Schleimflüssen, bei Hautskropheln und Verhärtungen der Lymphdrüsen und des Zellgewebes etc. Eben so wirken sie kräftig krampfstillend bei krampfhaften Krankheitsformen, bei tonischen Krämpfen und Konvulsionen der Kinder etc.

Künstlich bereitet man die alkalischen Bäder aus Seife, aus halbkohlenstoffsaurem und aus ätzenden Kali.

Die Seifenbäder wirken milde, aber doch kräftig und sind in den meisten angegebenen Krankheitsformen bei Kindern den anderen alkalischen Bädern vorzuziehen, da sie nicht so stark reizend auf das noch zarte Hautorgan einwirken. Man rechnet auf ein Bad für ein Kind von 2-3 Jahren $\frac{1}{4}$, für ein älteres $\frac{1}{2}$ Pfund Seife und wählt gerne eine schlechtere Sorte, weil diese einen gröfseren Kaligehalt besitzt.

Die Bäder aus Pottasche und Aetzkali passen da, wo man eines stärkeren Eingriffes bedarf, namentlich wo man eine schnelle und durchdringende Einwirkung auf das Nervensystem beabsichtigt, wie z. B. bei Starrkrampf und heftigen Konvulsionen, oder wo eine metastatische Affektion wichtiger innerer Organe von Unterdrükkung einer normalen oder innormalen Hautabsonderung oder eines sonstigen Leidens der Haut und ihre zunächst liegenden Theile eine schnelle Gefahr droht. Man nimmt vom Aetzkali ʒiß.-ij. und von der Pottasche ℥ß.-j. auf ein Bad; man achte darauf, dafs nichts davon in die Augen des Kindes komme, weil diese sich stark darnach entzünden.

3) Erregende aromatische Wasserbäder. Der-

gleichen erregende und aromatische Bäder dienen bei asthenischen, besonders Nervenfiebern, bei asthenischen Nerven- und Krampfkrankheiten, bei ähnlichen Vegetationskrankheiten, Skropheln, Rhachitis, bei Lähmungen, bei dem Zurücktritt akuter Exantheme, bei dem Schwächezustande, der nach erschöpfenden Krisen und schweren Krankheiten zurückbleibt.

Man bereitet diese Bäder aus Aufgüssen erregender, gewürzhafter Vegetabilien, der *Species aromaticae*, der *Flores Chamomillae*, der *Radix Calami aromatici* etc. Man rechnet auf das Bad eines Kindes ℥iij.-iv. *Spec. aromaticae* oder ℔ß. Chamillen, läfst diese aufgiefsen und mischt die Brühe dem Badewasser bei. Ein Uebelstand dieser Bäder ist, dafs sie sehr stark riechen und leicht betäubend auf das Kind einwirken können. Wohlfeiler und eben so kräftig sind Bäder aus Heusamen; man nimmt auf ein Bad einen Manipulus (ungefähr was man mit beiden Händen davon aufnehmen kann).

14.

℞ *Spec. aromatic.* ℔j.
Herb. Rutae
Rad. Calam. arom. ää ℔ß.
M. f. spec. divid. in vj. part. aequal.
S. Ein Paket zum Bade. (Bei Krämpfen, *Asthma Millari* etc.) Wendt.

15.

℞ *Spec. aromatic.* ℥iij.-iv.
Rad. rub. tinctor. ʒj.
M. f. spec. dent. tal. dos. No. vj.
S. Ein Paket zum Bade. (Bei Rhachitis.) Wendt.

4) Malzbäder. Die Malzbäder erweisen sich sehr nützlich bei Kindern, die an einer schlechten und schwachen Vegetation, an Atrophie leiden, besonders aber bei der skrophulösen und rhachitischen Abmagerung und Cachexie und bei der Schwäche, die nach grofsem Säfteverlust zurückbleibt.

Man rechnet auf ein Bad eine Metze Malz. Da aber die Wirkung bei Malzbädern von der Resorption abhängig ist, so mufs man ihnen etwas beimischen, was erregend auf die Haut wirkt und dieselbe zu einer gröfseren Resorptionsthätigkeit anreizt. Zu diesem Zwecke setzt man der oben bezeichneten Quantität noch ¼ Metze Hopfen oder einige Unzen *Rad. Calami aromatici* hinzu. Sehr zweckmäfsig bedient man sich auch der zweiten Bierwürze zur Bereitung dieser Bäder, da sich in dieser jene Vereinigung von Malz und Hopfen schon vorfindet; man giefst davon 1 Quart dem Bade zu.

5) Eisenbäder. Das Eisen wirkt in Form, von Bädern angewendet, in ähnlicher Art, wie beim innerlichen Gebrauch, d. h. als tonisch stärkendes, die Blutkrasis verbesserndes, den Ton und die Cohärenz der Faser und organischen Substanz steigerndes Mittel. Sie gehören zu den Hauptmitteln der Radicalkur skrophulöser und rhachitischer Kinder; am wirksamsten sind sie zur Vollendung der Kur, nach bereits hergestelltem normalen Mischungsverhältnifs der Säftemasse und in Verbindung mit gewürzhaften, aromatischen Kräutern. Auch gegen nächtliche Inkontinenz des Urins, ein nicht selten sehr hartnäkkiges Uebel, wurden sie oft und in Fällen, wo die kräftigsten Mittel scheiterten, mit dem besten Erfolge angewendet (Tourtual).

Man bereitet die Eisenbäder aus einer Auflösung der Eisen- oder Stahlkugeln (*Globuli tartari martiati*), oder kräftiger noch aus dem schwefelsauren Eisen (*Ferrum sulphuricum*). Man läfst, für das Bad eines Kindes, etwa ℥β. gepülverter Stahlkugeln in einer hinreichenden Quantität Wasser durch Kochen auflösen und diese Auflösung dem Badewasser beimischen; vom Eisenvitriol rechnet man etwa ʒij. auf ein Bad.

Einige allgemeine Regeln beim Gebrauche der Bäder bei Kindern.

1) Bei Bädern, die in Krankheiten als Heilmittel zur Anwendung kommen, wird die Temperatur zwischen 26° und 28° R. immer die passendste sein. Als diätetische Mittel angewendet, verlangen die Bäder bei Kindern, die über das erste Jahr hinaus sind, keine so ängstliche Rücksicht mehr. Man bade sie im Winter lauwarm, wie es dem Kinde am behaglichsten ist und im Sommer kühl, wie die Wärme des Flufswassers in den heifsesten Sommertagen zu sein pflegt.

2) Das Baden darf niemals bei vollem Magen unternommen werden, sondern immer erst einige Stunden nach der Mahlzeit, noch besser vor derselben.

3) Es darf auch nicht unmittelbar nach dem Schlafe des

Kindes geschehen, weil die Haut hier in vermehrter Ausdünstung sich befindet.

4) Bezüglich der Dauer ist zu bemerken, dafs bei Reinigungsbädern ein Aufenthalt von 15-20 Minuten im Bade bei Kindern hinreicht. Wo das Bad als Heilmittel wirken soll, da müssen nach Beschaffenheit der Ingredientien die Kinder ½, wohl auch eine ganze Stunde im Bade verweilen.

5) Bei allen Bädern wird schnelles und sorgsames Abtrocknen unerläfslich, um jede Erkältung zu verhüten.

V. Anwendung der Kälte.

(Vergl. Vogt's Pharmacodynamik Bd. 1. S. 356.)

Unter Kälte verstehen wir hier die mehr oder minder niedrige Temperatur äufserer Medien, durch welche dem Körper ein Theil seiner eignen Wärme entzogen wird. Diese erste, sich immer gleich bleibende Einwirkung und die sie begleitenden Erscheinungen müssen aber, will man den Einflufs der Kälte auf den thierischen Körper richtig würdigen, sorgfältig von der sekundären oder Nachwirkung unterschieden werden. Diese steht unter dem Einflusse des individuellen Lebens und ist Folge der Rückwirkung des Organismus auf den äufseren Reiz, während jene zunächst und hauptsächlich von physikalischen Gesetzen abhängig ist. Die primäre Wirkung der Kälte wird sich nun zwar, bezüglich der Intensität und Extensität, je nach dem äufseren relativen Kältegrad des einwirkenden Mediums, so wie nach der allmähligen oder plötzlichen, kurz oder länger andauernden Einwirkung desselben, verschieden gestalten, immer aber wird sie zunächst in einer Vermehrung der Cohäsion der festen und flüssigen Theile und in einer Herabsetzung des für das normale Bestehen des Stoffwechsels nothwendigen Temperaturgrades, so wie in einer theilweisen Entziehung der

Wärme, welche zugleich als Bedingung und Produkt der organischen Metamorphose erscheint, sich aussprechen. Da nun aber alles organische Leben nur unter Einwirkung eines bestimmten äufseren Wärmegrades sich entfalten kann, so ergiebt sich aus dem eben Gesagten klar, dafs die Kälte die Entwikkelung des organischen Lebens in jeder Richtung hemmt und also feindlich und beschränkend demselben gegenüber steht. Am schnellsten und verhältnifsmäfsig am stärksten wirkt die äufsere Kälte auf die Nerventhätigkeit und ihre feindliche Tendenz trifft in dieser primären Wirkung zunächst die Nerven der Applikationsstelle, indem sie hier die Sensibilität herabstimmt und abstumpft. Allein auch das gesammte Bildungsleben ergreift die Kälte noch stark genug; sie setzt es in allen seinen Beziehungen herab, weshalb auch bei ihrer Einwirkung auf einen Theil, Ernährung, Absonderung und Ausscheidung in gleichem Grade gehemmt werden. Diese primäre Wirkung könnte nun, den eben geschilderten Erscheinungen nach, zu dem Schlufs verleiten, es sei die Kälte eine unter allen Umständen schwächende Potenz. Dem aber ist nicht so und wir müssen, wollen wir zu einer vollständigen Einsicht und Würdigung ihrer Wirkungen gelangen, auch den Antheil erwägen, der dem lebenden organischen Körper in seiner Gegenwirkung auf den feindlichen Reiz zukommt und diese Reaktion ist nun die sekundäre Wirkung der Kälte. Diese sekundäre Wirkung besteht in einer Reihe von Erscheinungen, welche den durch die primäre Wirkung der Kälte erzeugten direkt entgegen gesetzt sind. Alle organische Thätigkeiten nämlich, welche von der Kälte unterdrückt waren, kommen nicht nur auf's neue wieder zum Vorschein, sondern sie steigern sich, ist die Nachwirkung nur von einiger Bedeutung, selbst höher als sie vor der Einwirkung der Kälte waren; es zeigen sich erhöhte Empfindlichkeit und lebendigerer Einflufs auf die anderen Funktionen im Nervensystem, regere arterielle Thätigkeit im Gefäfssystem, so wie allgemein regere Blutbewegung, stärkere vegetative Thätigkeit, raschere Metamorphose etc. Dafs die intensive Stärke dieser Reaktion verschieden ausfallen mufs, leuchtet ein; sie richtet sich nach der Gröfse und Dauer der primären Kälteeinwirkung, nach dem schnellen Wechsel der Temperatur, nach dem Grade der Empfänglichkeit und Energie des betroffenen Theiles und des ganzen Organismus.

Allgemeine Indikationen für die Anwendung der Kälte.

Bei der Benutzung der Kälte als Heilmittel kommt es nun hauptsächlich einerseits auf die angegebene Verschiedenheit der Primär- und Nachwirkung, andererseits aber auch auf die verschiedene Beschaffenheit des Krankheitszustandes an, gegen welche sie in Anwendung gebracht wird.

1) Die primäre Wirkung der Kälte pafst im Allgemeinen bei krankhaft gesteigerter Sensibilität mit gleichzeitiger geringer Energie der irritablen Gebilde, mangelnder Spannung und Kontraktilität der organischen Faser, erhöhter Wärmeentwikkelung und vermehrter Gefäfsaktion mit übereilter Metamorphose. Wie sehr diese Indikation den akuten Krankheiten der mit der reizbarsten Faser, mit der höchsten Empfindlichkeit und mit einer stets regen und thätigen Metamorphose ausgestatteten kindlichen Individualität entspricht, leuchtet von selbst ein; es wird deshalb diese Benutzung der Primärwirkung der Kälte in einem der Gröfse des vorhandenen Leidens gradezu entsprechendem Grade der intensiven und extensiven Stärke am häufigsten in der Kinderwelt zur Anwendung kommen. Zur Erzeugung dieser Wirkung dienen kalte Luft, kaltes Waschen und Umschläge von Eis und kaltem Wasser.

2) Die Nachwirkung der Kälte kann mit Nutzen zur Hervorbringung einer kräftigeren Lebensentwikkelung nach allen Richtungen gebraucht werden. Sie pafst bei schlummernder Nerventhätigkeit, gesunkener Vegetation und geringer Vitalität der irritablen Theile und wird vorzüglich bei Lähmungen, chronischen Exsudationen, Stokkungen und Ablagerungen in Anwendung gebracht. Zur Erzeugung dieser Wirkung dient eine nur momentan und im bedeutenden Grade angebrachte Kälte, wie dies bei den kalten Uebergiefsungen der Fall ist.

3) Die Kälte mufs vermieden werden, wenn die genannten Zustände mit wahrer Vollblütigkeit, hoher Plastizität des Blutes (z. B. im Croup, wo sie durch Beförderung der Gerinnung der Lymphe unbedingt schadet), oder zu bedeutender Schwäche verbunden sind; wenn der örtliche Krankheitsprozefs sich durch kritische Absonderungen an der ergriffenen Stelle entscheidet, oder nur örtlicher Reflex eines allge-

meinen Leidens ist und innere edle Organe durch die Folgen der örtlichen Einwirkung leicht betheiligt werden können.

A. Kalte Luft.

Wir betrachten die kalte Luft hier nicht als diätetisches, sondern als Beihülfsmittel zur Kur derjenigen Krankheiten, gegen welche die Kälte überhaupt sich heilsam erweist. Sie pafst besonders in den Fällen, wo die Kälte gelind und anhaltend wirken soll, besser als irgend ein anderes kaltes Medium. Es gehören hierher, aufser den übrigen entzündlichen und leicht nervösen Krankheitsformen, ganz besonders die dem kindlichen Alter eigenthümlichen exanthematischen Fieber. Welch grofser Mifsbrauch früher mit der Anwendung der Wärme bei akuten Exanthemen getrieben worden, ist bekannt; die unglückliche Idee, die von heftigem hitzigen Fieber ergriffenen Kinder in heifse Stuben zu legen, mit dikken Betten zu bedekken und ihnen noch hitzige, schweifsbefördernde Arzneien und Getränke aufzudringen, hat vielen tausenden solcher Kranken das Leben gekostet. Es ist eine durchaus irrige Ansicht, diese Exantheme als Krisen zu betrachten und das Kind erst dann glücklich zu preisen, wenn tüchtig nach der Haut getrieben worden war; dafs hierdurch die unglücklichsten Richtungen gewaltsam herbeigeführt werden mufsten, bedarf wohl keiner weiteren Bemerkung. Im Allgemeinen ist anzunehmen, dafs die Exantheme als Entzündungskrankheiten kühl behandelt werden müssen; nur dadurch läfst sich die Intensität der Erregung im irritablen Leben mäfsigen und die dadurch bedrohte sensible Sphäre von der Gefahr metastatischer Uebertragungen befreien. Ganz besonders aber sind es die Pokken, welche aller Erfahrung zufolge ein kühles Verhalten dringend erfordern; mehr als alle anderen Mittel leistet oft hier eine kühle und freie Luft. Der Kranke mufs in einem luftigen und geräumigen, im Winter nur schwach geheiztem Zimmer, auf Matratzen liegen und darf blofs mit einer leichten Dekke bedeckt sein. Ist der Kopfschmerz sehr heftig, das Fieber stark und die Zahl der Pokken sehr grofs, so mufs das Einströmen von kalter Luft durch das Oeffnen der Fenster begünstigt, ja der Kranke selbst, wenn es nur irgend die Jahreszeit zuläfst, an die freie

Luft gebracht werden. Dafs jeder Zug dabei vermieden werden mufs, versteht sich von selbst; eben so ist es räthlich, im Stadium der Abtrocknung den Genufs der freien Luft etwas einzuschränken. Bei den Masern darf die den Kranken umgebende Temperatur gleichfalls nicht zu warm sein, doch ist hier eine empfindliche Kühle schon mehr zu vermeiden, weil die Kälte bei Entzündungen der schleimabsondernden Häute nicht bekommt und ganz besonders nur in den Fällen angezeigt ist, wo die sensible Thätigkeit gefährdet wird. Am passendsten wird eine Temperatur von 15° - 16° R. sein und der Rath, den schon Sydenham giebt, die Kranken leicht bedeckt im Bette zu erhalten, wird am sichersten jede Erkältung verhüten. Der Scharlach erfordert, als Entzündung der Oberfläche, gleichfalls eine kühle Temperatur, doch ist auch hier, wie überhaupt bei skarlatinösen und erysipelatösen Formen, schon gröfsere Vorsicht nöthig. Die Ursache liegt in der hohen Empfindlichkeit des Hautorgans, die namentlich bei der Abschälung und Abschuppung des Oberhäutchens gesteigert wird; daher kann es auch als Grundsatz gelten, dafs, so nützlich auch die Kälte beim Scharlach während der höheren Intensität seiner Entzündung wirke, sie doch während der Desquammation, wo bekanntlich eine Erkältung so leicht die nachtheiligsten Folgen haben kann, mehr zu vermeiden ist.

B. Kaltes Wasser.

Als dichteres, die thierische Wärme ungleich schneller als Luft entziehendes Medium dient das Wasser vorzugsweise, um stärkere Grade der Kälte auf den ganzen Organismus einwirken zu lassen. Seine Wirkung ist verschieden und wird eben sowohl von der verschiedenen Art der Anwendung, als von dem mehr oder weniger kalten Temperaturgrad bedingt.

1. Eis und eiskaltes Wasser.

a) Innerliche Anwendung.

In therapeutischer Beziehung hat man in der Kinderwelt innerlich vom Eise und eiskaltem Wasser nur bei Wurmbeschwerden Gebrauch gemacht. Wo die Würmer starkes Erbrechen, heftigen Magenkrampf, Kolik und dergleichen andere Erscheinungen einer abnormen Nerventhätigkeit im Magen und Darmkanal hervorrufen, da ist oft kaltes Wasser oder das Verschlukken von kleinen Stückchen Eis das beste Beruhigungsmittel. Löffler räth zu diesem Behufe kleinen Eisstückchen eine runde Form zu geben und eine solche Eispille mit etwas kaltem Wasser alle 5 Minuten verschlukken zu lassen, bis jene Erscheinungen gemildert sind.

b) Aeufsere Anwendung.

Eis oder eiskaltes Wasser äufserlich angewendet, erregt den stärksten Grad der primären Kältewirkung, den man anzuwenden pflegt. Die gebräuchlichste Form für die Anwendung dieses Kältegrades sind die kalten Fomente, entweder von Eis oder von durch Eis oder andern Mischungen abgekühltem Wasser. Die ausgebreitetste und fast ausschliefsliche Anwendung in der Kinderwelt finden diese eiskalten Fomente bei der Hirnentzündung des kindlichen Alters, der *Febris hydrocephalica infantum.* Diese Entzündung, die sich bald als Meningitis, bald als Encephalitis, Entzündung der Hirnsubstanz, ausspricht, erfordert eine kräftige, dauernde, stark in die Tiefe auf das Gehirn eingreifende Wirkung der Kälte, um dadurch den ausschweifenden, dem übrigen antiphlogistischen Verfahren nicht vollständig weichenden Zustand der Hypersthenie und Entzündung zu mäfsigen und zu beseitigen, die übermäfsige Wärmeentwikkelung zu hemmen und den lymphatischen Exsudationen kräftig vorzubeugen. Hat sich daher aus irgend einer Ursache ein solches entzündliches Leiden im Gehirn primär entwikkelt, oder ist durch eine unglückliche Richtung die entzündliche Form anderer Organe (namentlich der Haut, wie z. B. beim Scharlach) auf die sensible Sphäre (die Krankheit hat sich auf das Gehirn geworfen) übertragen, treten Schlafsucht, Betäubung, Irrereden und Gefahr des Schlagflusses ein, so mufs sofort die nöthige Blutentziehung gemacht werden und gleichzeitig die Kälte auf das bedrohte Organ in Anwendung kommen. Diese örtliche, die primäre Wirkung der Kälte bedingende Anwendungsart pafst jedoch nur so lange, als es sich darum handelt, die Heftigkeit der Entzündung zu brechen und den lymphatischen Ausschwitzungen vorzubeugen; sind diese aber einmal zu Stande gekommen, wird das Gehirn dadurch gedrückt und die sensiblen Gebilde gelähmt, so müssen die Umschläge ausgesetzt und zu den kalten Uebergiefsungen (s. unten), als dem kräftigsten und angreifendsten Mittel, das jedoch im primären Krankheitszustande weniger pafst und selbst grofse Vorsicht erfordert, geschritten werden. Romberg (Casper's Wochenschrift 1834. No. 30 und 31) empfiehlt bei schon zu Stande gekommener Exsudation das Vertauschen der kalten mit feuchtwarmen, aromatischen Umschlägen, die man oft 3-4 Wochen fortsetzen mufs. Der Zeitpunkt ihrer Anwendung sei schwer zu bestimmen; meist könne man erst dann damit beginnen, wenn sich auf die kalten Umschläge keine fernere Besserung zeigt. Zugleich passen Abführmittel und Einreibungen von *Unguentum Tartari stibiati* auf den geschornen Scheitel; 4 beigebrachte Fälle bekräftigen die Ansicht des Verfassers. — Bei anderen inneren Entzündungen im kindlichen Alter wird die Kälte nicht leicht angewendet, weil sie hier schaden würde und zu brandiger Entartung, unglücklichen Metaschematismen, zur Verhärtung der entzündet gewesenen Theile, Veranlassung geben könnte. Es pafst überhaupt die Kälte, wie schon oben angegeben wurde, eigentlich nur da, wo entweder durch den Sitz, oder durch die Höhe der Entzündung die sensible Sphäre unmittelbar oder mittelbar bedroht ist. Dafs gefahrbringende Blutungen und heftige Entzündungen von äufserer Insultation auch im kindlichen Alter, wie bei Erwachsenen, dergleichen eiskalte Fomente nöthig machen können, bedarf wohl keiner weiteren Bemerkung.

Was nun die Gebrauchsart dieser kalten Fomente betrifft, so ist darüber Folgendes zu bemerken. Bedient man sich des Eises, so zerkleinert man dasselbe und hüllt es in ein Tuch oder besser in eine Thierblase. Um das Eis zu zerkleinern, darf man es nicht in einem Mörser zerstofsen, denn es fliegt unter den Stöfsen zur Seite heraus, sondern man wikkele ein gröfseres Stück in ein Tuch und schlage es mit einem Stükke Holz klein. Eine Blase eignet sich vorzüglich zur Einschliefsung kalter Fomente; sie wird zur Hälfte mit dem Eise angefüllt, verhütet dann die rasche Erwärmung und Verdunstung und schmiegt sich leicht und glatt dem kranken Theile an. Am zweckmäfsigsten ist eine reinlich bearbeitete Schweineblase. Die Umschläge von in kaltes Wasser getauchten Tüchern müssen von gehörigem Umfange sein, also lang und breit genug über den kranken Theil (bei Kopfaffektionen über den geschornen Schädel) hinragen und dick genug zusammengelegt sein, damit sie nicht zu rasch warm werden. Sie müssen auch häufig genug erneuert werden, d. h. nach Umständen alle 5 Minuten bis zu einer Viertelstunde. Die kalte Flüssigkeit werde deshalb in grosser Menge in die Nähe des Kranken gebracht, z. B. ein Eimer voll Wasser werde an das Bett gesetzt und während das eine Tuch den leidenden Theil abkühlt, liege ein zweites in dem Wasser, um jenes abzulösen, sobald es warm geworden. Der Eimer selbst werde alle Stunden mit frischem kaltem Wasser angefüllt. Zur Erhöhung und Festhaltung der Kälte bedient man sich gewöhnlich des Eises, das man in das Wasser wirft. Ist weder Eis noch gehörig kaltes Wasser zu haben, so bewerkstelligt man die Abkühlung des letzteren künstlich durch chemische Mischungen. Von grofsem Rufe sind die hierher gehörigen Schmucker'schen Fomentationen. Sie bestehen in einer Auflösung des Salmiaks und Salpeters in Essig und Wasser (*Aq. commun.* ℔xl., *Acet. Vin.* ℔iv., *Nitr. pur.* ℥xvj., *Sal. ammoniac. crud.* ℥viij.). Die Salze absorbiren bei ihrer Lösung einen ansehnlichen Theil Wärme und bewirken deshalb in der Flüssigkeit eine merkliche Abkühlung. Einfacher und wohlfeiler ist eine Lösung des Kochsalzes in Essig und Wasser zu beschaffen; sie wird jedoch nicht so kalt, wie die Schmucker'sche. Jörg verwirft diese künstlichen Mischungen, weil sie zu anhaltend auf die Geruchnerven der Kinder einwirken. — Noch eine Art, die Kälte in Anwendung zu bringen, besteht in dem oft zu wiederholenden Auftröpfeln des Schwefeläthers auf die Stirn, den Scheitel etc.; die schnelle Absorption des Wärmestoffs, welche dadurch bewirkt wird, erzeugt ein Gefühl von Kälte, welches die Kranken selbst aus ihrem soporösen Zustande schnell zur Besinnung bringt.

2. Kaltes Wasser von 5° - 11° R.

a) Kalte Waschungen.

Sie sind das gewöhnlichste und beste Abkühlungsmittel bei Fiebern, wenn kein bedeutender Kältegrad einwirken und vorzüglich nur die äufsere Haut von der Kälte ergriffen werden soll. Es sind namentlich die anstekkenden exanthematischen Fieber, Masern, Scharlach, Pokken, Petechialfieber, mit rother, aufgedunsener, trokkener Haut, erhöhter Hitze und gesteigerten arteriellen Aktionen, Reizungen des Nervensystems, ferner die nervösen Fieber mit hoch gesteigerten Aktionen des Nervensystems, welche diese Anwendungsart der Kälte vorzugsweise verlangen. Unter den exanthematischen Fiebern ist es besonders die rein entzündliche Form des Scharlachs, bei welcher jene Waschungen die vortrefflichsten Dienste leisten. Wo demnach bei einem mit lebhafter Hautentzündung und starkem Fieber einherschreitendem Scharlach das kühle Verhalten, die örtliche oder allgemeine Blutentziehung, die ableitenden Klystire etc. den erhitzten Zustand nicht dämpfen, wo die äufsere Oberfläche des Körpers einen hohen Wärmegrad verräth, die Röthe dunkel und die Haut heifs und brennend ist und das Kind hierdurch in stete Unruhe und Schlaflosigkeit versetzt wird, da gehe man ungesäumt, anfangs zur kühlen, später zur kalten Waschung über, indem man einen gewöhnlichen Badeschwamm in eine Mischung von gleichen Theilen kaltem Wasser und Essig eintaucht, mäfsig ausdrückt und dann die ganze Oberfläche des Körpers betupft und sanft abwäscht. Man fürchte dabei keine üble Folgen, weil der Scharlach kein kritischer Ausschlag, sondern eine kontagiöse Hautentzündung ist, deren Heftigkeit nur durch ein entzündungswidriges Verhalten und daher vorzugsweise durch die kalten Waschungen in Schranken gehalten werden kann. Je trokkener, heftiger und störender die Hitze der Haut ist, um so dringender sind die kalten Waschungen angezeigt, und um so öfter, stündlich und halbstündlich, und um so kälter müssen sie verrichtet werden. Fällt das Kind in Schlaf, duftet es gelind, so hält man inne, bis jene rohe, trokkene und beunruhigende Hitze von neuem eintritt und die Abkühlung nöthig macht (s. Fischer Behandlung des Scharlachfiebers und Henke's Kinderkrankheiten, wo die hierher gehörigen Schriften aufgeführt sind). Römhild will sogar in den öfter wiederholten kalten Waschungen ein Prophylacticum gegen den Scharlach gefunden haben. — Bei den Pokken empfehlen Hoffmann und Hufeland noch aufserdem das wiederholte Waschen des Gesichts mit kaltem Wasser, um den Ausbruch der Pokken dadurch zu beschränken. — Noch bedient man sich des kalten Wassers zur Besprengung der Magen- und Bauchgegend bei asphyktischen Kindern. Bei entzündetem Zahnfleische während der Dentition empfiehlt Wiegand das Bestreichen desselben mit kaltem Wasser.

b) Kalte Uebergiefsungen.

Bei den kalten Uebergiefsungen ist besonders die plötzliche, mit einer gelinden mechanischen Erschütterung verbundene Einwirkung der Kälte, welche bei ihnen statt findet, in Anschlag zu bringen. Sie verändern, erschüttern und erregen stark, schnell und durchdringend das besondere Leben des ganzen äufsern Hautorgans und diese Erschütterung und Erregung pflanzt sich auf den ganzen Organismus fort, nicht blofs in allen nervösen Gebilden und im Gehirn sich kund gebend, sondern auch im Säfteumtrieb und in allen Sekretionen sich offenbarend. Wo man daher eine gewaltige Umstimmung des Nervenlebens und gleichzeitige Erregung mit nachfolgenden geregelten Thätigkeitsäufserungen desselben, so wie die wichtigen Folgen dieser Hauptwirkung auf den Blutumtrieb und die Vegetation beabsichtigt, da sind die kalten Uebergiefsungen durch keine andere Anwendung der Kälte zu ersetzen. Man bedient sich ihrer:

1) In der *Febris hydrocephalica infantum.* Die kalten Uebergiefsungen gewähren in diesem, dem kindlichen Alter so gefährlichen Leiden, ein herrliches Hilfsmittel, das oft noch da hilft, wo schon Alles verloren schien. Heim, Formey und viele andere Aerzte haben dieses Mittel mit dem auffallendsten Erfolge in Anwendung gebracht. Wie diese kalten Uebergiefsungen eine solche Heilkraft in einem der gefahrvollsten Hirnleiden zu entwikkeln vermögen, läfst sich wohl erklären. In der *Encephalitis infantum* ist das Gehirn in einer krankhaften Erregung befindlich; so lange diese andauert, wird Wärmestoff im Uebermafse abgesondert. Die-

ser, einer der kräftigsten Lebensreize, wird durch die Kälte absorbirt. Zugleich sind aber auch Congestionen und Stokkungen in den Gefäfsen vorhanden.. Die schnelle Erschütterung, welche die Begiefsungen von kaltem Wasser bewirken, hebt diese auf eine kräftige, vielleicht auf die einzig mögliche Weise. Wo die Ausschwitzungen von Lymphe bereits erfolgt sind, wo das Gehirn dadurch gedrückt, die sensiblen Gebilde gelähmt werden, leistet dasselbe Mittel deshalb die erwähnte vortreffliche Hülfe, weil eine dadurch bewirkte Erschütterung in demselben die Nerventhätigkeit hervorruft, die Absorption befördert und die Vitalität auf's neue in Gang bringt (s. Formey's vermischte Schriften Bd. 1. S. 167-208). Aus dem Gesagten leuchtet ein, dafs, obschon die kalten Uebergiefsungen sowohl in der frühesten Periode der Encephalitis, als auch im hydrocephalischen Stadium benutzt werden, sie doch eigentlich nützlicher und unentbehrlicher in diesem, als in dem primären Krankheitszustande sind, und ihre Anwendung hier Vorsicht und genaue Schätzung des Erregungszustandes erfordert. Auch ist ihr primärer Kälteindruck zu kurz dauernd, als dafs man ihn als antiphlogistisch in seiner Wirkung ansehen könnte und andere Abkühlungsmittel sind ihnen daher durchgreifend vorzuziehen, wo man eine mehr dauernde Herabsetzung der Lebensthätigkeit durch die Kälte beabsichtigt. Sollen die kalten Uebergiefsungen aber etwas leisten, so darf man nicht zu früh von ihnen abstehen, selbst in Fällen nicht, wo jede Hoffnung zur Genesung aufgegeben wird; nur dieses allein kann zuweilen das Leben retten. Kein Alter, auch selbst das zarteste nicht, darf von der Anwendung dieses hier Alles entscheidenden Mittels abhalten. Heim (vermischte Schriften, herausgegeben von Pätsch, 1836) liefs selbst bei einem einmonatlichen Kinde mit dem glücklichsten Erfolge den Kopf kalt begiefsen. Die kalten Uebergiefsungen müssen ferner 2-3-5 Tage lang unausgesetzt fortgesetzt werden; erst nach Verlauf dieser Zeit tritt oft der wohlthätige Erfolg ein. So liefs Heim (l. c.) bei einem 4jährigen Kinde, das am 5ten Tage der Masern von *Hydrocephalus acutissimus* befallen wurde, in wenigen Tagen 310 Eimer Wasser über den Kopf giefsen; das Kind wurde gerettet. — Auch beim chronischen Wasserkopf leisten die kalten Uebergiefsungen durch ihren erschütternden, die Resorptionsthätigkeit mächtig anregenden Eindruck, die besten Dienste. Was dies Mittel auch in dieser Krankheit vermag, wenn es nur kräftig, dreist und lang genug angewendet wird, bestätigt recht auffallend ein von Heim (l. c.) erzählter Fall. Ein an *Hydrocephalus chronicus* leidendes Kind ward dem genannten Arzte vorgestellt; er empfahl kalte Uebergiefsungen und antwortete auf die Frage der Mutter, wie lang sie denn dieselben fortzusetzen habe, halb im Scherze: »3 Jahre lang«. Die Mutter, voll Vertrauen auf den Ausspruch Heim's, that wie er befohlen und nach der genannten Zeit wurde der Knabe dem Arzte vollkommen geheilt vorgestellt; er hatte nichts anderes gebraucht.

2) Beim Croup. Ausgezeichnet sind die Erfolge, welche Harder zuerst beim Croup mit diesen kalten Uebergiefsungen erzielte und nach ihm auch von anderen erhalten wurden. Im *Stadio adynamico* desselben, wo nach fruchtloser Anwendung aller anderen Hilfe die heftigsten Erstikkungszufälle mit Röcheln, gänzliche Bewufstlosigkeit, kaum fühlbarer Puls etc. vorhanden waren, brachten die kalten Begiessungen neues Leben, Erwekkung des Hustens mit Lösung des Schleimes hervor, so dafs nach mehrfacher Anwendung des Mittels nach neuer Verschlimmerung der Zufälle, die Kinder binnen wenigen Stunden gerettet waren. Selbst in den früheren Stadien des Croups wandte Harder diese Uebergiefsungen mit gleich günstigem Erfolge an. Dr. Rast (Siebold's Journal Bd. XIII. Heft 2) rettete einen 5½ jährigen, vom Croup befallenen Knaben, bei dem Brechmittel, Blutegel und Vesikatorien nicht halfen, durch kalte Uebergiefsungen, nach welchen ein warmer Schweifs eintrat.

3) Bei exanthematischen Fiebern, besonders Scharlach, wo sie nicht in der einfachen, gutartigen Form erscheinen, sondern wo Nervenleiden sich hinzugesellen, wo die entzündlich-nervöse Form in äufserst heftigem Fieber, bedeutendem Leiden des Gehirnes, Delirien, soporösen Zufällen, trockner brennender Hitze sich zu erkennen giebt, wo die Ausbildung des Exanthems auf der äufseren Haut nicht gehörig vor sich gehen will. In diesen Fällen haben Currie, Harder und Andere die kalten Uebergiefsungen mit dem ausgezeichnetsten Erfolge angewendet, jedoch darauf aufmerksam gemacht, dafs sie nur in der Akme dieser Fieber und vor der Krise

wohlthätig wirken, dagegen aber zur Unzeit angewendet, z. B. bei feuchter Haut, öfterem Frösteln etc. leicht schaden können.

Was nun die Anwendung dieser kalten Uebergiefsungen betrifft, so ist Folgendes darüber zu bemerken. Hat man die Absicht, vorzüglich auf das Gehirn zu wirken, so verfährt man folgendermafsen: Das Kind, dessen Kopfhaare abgeschoren sein müssen und dessen Schultern und Nakken mit Wachstuch bedeckt werden, mufs aus dem Bette gehoben, mit unterstütztem Kopfe von einem Gehilfen gehalten werden, während ein anderer von einer mäfsigen Höhe herab kaltes Wasser in einem dünnen Strahle auf die Stirn und den Kopf desselben fallen läfst. Jede Begiefsung mufs aus einem halben bis ganzen Eimer bestehen und Tag und Nacht alle 1-2 Stunden wiederholt werden. So lange die Zufälle es nöthig machen, mufs damit fortgefahren werden; mehrentheils sind mehrere Tage hindurch diese Begiefsungen erforderlich. Will man mehr auf den ganzen Körper wirken, so setzt man den Kranken in ein mildes mehr als laues Bad von 26° - 28° R. und giefst ihm nun einen Eimer Wasser über den ganzen Körper vom Kopfe angefangen. Nach der Begiefsung reibt man die Haut mit Leinen ab, hüllt den Körper 10 Minuten lang in eine wollene Dekke und bringt ihn so in's Bette. Diese letztere Anwendungsweise pafst besonders bei den sub 3. angeführten Fieberformen; hier ist das laue Bad, abgesehen davon, dafs es die höchst widrige Empfindung des kalten Begiefsens sehr erträglich macht, auch noch ein ganz vorzügliches Mittel, um die krankhaften Oscillationen des Nervensystems zu beruhigen und das Exanthem auf der Haut zu fixiren.

Acetum Vini. **Essig, Weinessig.** Die Benutzung des Essigs in den Krankheiten des kindlichen Alters ist vorzüglich eine äufsere. Man gebraucht ihn:

1) Als Zusatz zu Klystiren. Die Essigklystire sind besonders von Autenrieth beim Croup empfohlen, doch werden sie auch bei allen anderen Krankheiten, mit heftigem Antriebe des Blutes nach dem Kopfe, wo man einen kräftig ableitenden Reiz haben will, mit grofsem Vortheil benutzt werden können. Die ableitende Wirkung wird in solchen Fällen, z. B. im Hydrocephalus, vermehrt, wenn man das Klystir kalt applizirt. — Das gewöhnliche Vehikel für dergleichen Klystire ist Wasser, Hafergrütze, Kamillenthee etc. Den Zusatz des Essigs bestimmt Autenrieth so, dafs er so viele Efslöffel Essig hinzumischte, als das Kind Jahre zählt. Allein dies Verhältnifs, abgesehen davon, dafs nach dieser Bestimmung eine viel zu grofse Quantität Essig dem Klystire beigemischt würde (ein Kind von 10 Jahren würde auf diese Weise 10 Efslöffel Essig erhalten), kann deshalb keine allgemeine Gültigkeit haben und ist aus dem Grunde verwerflich, weil die Verschiedenheit der Rezeptivität, durch Konstitution und gegenwärtiges Uebelbefinden mannichfaltig modifizirt, über die Gabe eines so wirksamen Mittels ungleich mehr, als das Alter des Individuums entscheiden mufs. Im Allgemeinen liefse sich der Zusatz von Essig wohl folgendermafsen bestimmen: Sehr kleinen Kindern etwa $\frac{1}{2}$ Efslöffel auf eine $\frac{3}{4}$ Tasse Wasser (über das Volumen des Klystirs je nach dem Alter und dem verschiedenen Heilzweck s. den Artikel Klystir), $1\frac{1}{2}$-3jährigen 1 Efslöffel, 3-6jährigen $1\frac{1}{2}$-2 Efslöffel etc. Auch dürfte es zweckmäfsig sein, noch einen oder einige Efslöffel Honig oder Oel hinzuzusetzen. Man wähle

keinen zu scharfen Essig, da dieser leicht heftigen Leibschmerz verursachen kann. Ein solches Klystir applizirt man 1-2 Mal täglich, in dringenden Fällen auch wohl alle 3 Stunden.

2) Zu Fufsbädern. Wendt empfiehlt die sauren Fufsbäder bei allen Krankheiten mit heftigem, ungezügeltem Antriebe des Blutes nach dem Kopfe als ein sehr wirksames Mittel. Er bereitet sie aus 5 Theilen Wasser und einem Theile scharfen Essigs.

3) Zu Waschungen. Wolff empfahl als Prophylacticum gegen Scharlach Waschungen der gesammten Hautoberfläche mit Essig. Bei schon ausgebrochenem Scharlach thun Waschungen aus gleichen Theilen Essigs und frischen Wassers herrliche Dienste (s. den Artikel Kälte).

4) Zu Bädern. Jörg empfiehlt bei *Asphyxia neonatorum* Essig zu 2-3 Pfund dem Bade beizumischen. Gölis liefs einen Säugling, der durch Opium vergiftet, eine Viertelstunde in einem Essigbade.

5) Zu Fomenten. Flanell- oder Friestücher werden mit warmen Weinessig getränkt, dann wieder ausgerungen und so warm, als es der Kranke nur vertragen kann, auf den Thorax oder Unterleib gelegt. Es sind diese Bähungen bei Entzündungen der genannten Parthieen, nach vorausgegangener Blutentleerung, ein treffliches schmerzlinderndes Mittel (Heim).

6) Endlich benutzt man noch den Essig zur Entwicklung von Dämpfen. Diese Dämpfe sind besonders im Croup von Home, Crawford, Cheyne, Latour empfohlen; sie sahen die Lungen darnach feuchter werden und Auswurf erfolgen. Man hält zu dem Ende Schwämme, die mit Essig und warmen Wasser getränkt sind, vor den Mund, man setzt ein Gefäfs mit kochendem Essig in die Nähe des Bettes, man giefst den Essig auf glühende Steine, läfst durch einen Trichter die Dämpfe in den Mund gehen etc. Es mufs jedoch bemerkt werden, dafs in der ersten Periode der Krankheit, wo noch starke Entzündung obwaltet, die Anwendung dieser Essigdämpfe, als zu reizend, zu vermeiden ist.

Acetum Saturninum. Extractum Saturni. Bleiessig. Aeufserlich: 1) Zu Fomentationen und

Umschlägen, hier wohl am häufigsten in Form der *Aq. Saturnina* (*Acetum Saturnin.* ℥β. auf *Aq. destillat.* ℔ij). Die Anwendung des Bleiwassers bei traumatischen Entzündungen, oberflächlichen Hautentzündungen, anomalen Sekretionen, feuchten, stark absondernden, chronischen Hautausschlägen etc. ist bekannt; er wirkt in allen diesen Fällen als zusammenziehendes, die Cohäsion der Faser vermehrendes Mittel, depotenzirt in hohem Grade die Vegetation der Theile, mit denen er in Berührung tritt und beschränkt auf mächtige Weise die Absonderung in der affizirten Parthie. Es ergiebt sich aus dieser Wirkung, dafs sein Gebrauch nur da zu gestatten ist, wo man es nur mit rein örtlichen Uebeln, in denen eine Unterdrükkung der anomalen Sekretion ohne weiteren Nachtheil geschehen kann, zu thun hat, dafs man sich aber wohl hüten mufs, bei noch fortdauernder innerer Ursache (und eine solche fehlt wohl selten bei weit verbreiteten Hautleiden der Kinder) die äufsere Erscheinung schnell zu supprimiren und so die krankhafte Richtung der Ernährung (in welcher gewöhnlich jene Uebel wurzeln) zurückzutreiben. *Hydrocephalus acutus*, heftige Krämpfe, bösartige Augenentzündungen sind Folgen einer solchen unbesonnenen Anwendung von Bleipräparaten bei Milchschorf, Intertrigo und dergl. Allein auch in Fällen, wo eine solche innere Ursache fehlt, wo der Beseitigung des örtlichen Uebels nichts im Wege steht, sei man mit der Anwendung von bleihaltigen Umschlägen vorichtig; man wende sie nie anhaltend und, besonders wenn die Oberhaut fehlt, auf zu grofse Flächen an, da neuere Efahrungen lehren, dafs grade der äufserliche Gebrauch des essigsauren Bleies es ist, der leicht eine Intoxikation herbeiführt. Man macht die Bleiwasserfomentationen warm odr kalt, je nach dem Stadium oder dem Karakter der Entzündung; auch kann man Kataplasmen von Semmelkrume mit Bleiwasser anfeuchten und so auflegen.

2) Zu Augenwaschwassern und Augentropfwassern. Im zwiten Stadium der *Ophthalmia neonatorum* hat man Collyria mit Zusatz von Bleiessig empfohlen; auch hier räth Wendt zur Vorsicht und mäfsigen Gaben.

16.

℞ *Aq. rosar.* ℥j.
Mucil. sem. Cydon. ℥β.
Acet. Saturn. gutt. viij.-x.

Spirit. camphor. gutt. xv.-xx.

MS. 6-8 Mal täglich einige Tropfen in's Auge fallen zu lassen.

v. Siebold.

17.

℞ *Extr. Saturnin.* ℈j.
solve in
Aq. destill. ℥vj.

DS. Gewärmt mit einem Schwamme öfter an die Augen zu bringen.

Acetum Squillae. **Meerzwiebelessig.** Dies Präparat der Squilla wird vorzugsweise in Wassersuchten benutzt, die so häufig den exanthematischen Krankheiten, besonders dem Scharlach, zu folgen pflegen. Für sich allein gegeben erfordert es aber grofse Vorsicht, da es leicht starke Beängstigungen macht. Milder und doch kräftig wirkt die Saturation mit einem Laugensalze, allein auch diese wird nach Wendt selten gut vertragen und wirkt gewöhnlich mehr als Emeticum, weshalb er sie auch in Verbindung mit einem gewürzhaften Mittel zu geben räth. Richter (s. dessen Arzneimittellehre) will von ihr bei Wassersuchten nach kalten Fiebern der Kinder gute Dienste gesehen haben.

Dosis und Darreichungsform. Innerlich: Zu 5-10-20 Gr. einigemal täglich in Mixturen, gerne in Verbindung mit anderen Diureticis, *Tart. depuratus*, *Liq. Kal. acetic.*, s. ℞ 18. und 19., in Saturationen (℥iiβ. sättigen ungefähr ʒj. *Kal. carbonic.*). Man gebe hier die Quantität des Meerzwiebelessigs als die wichtigere an und bestimme die des *Kali carbonic.* mit einem q. s. ℞ 9.

Aeufserlich: Zu Fomentationen Becker, v. Gräfe gegen Kopfblutgeschwulst der Neugebornen. ℞ 21. 22.

18.

℞ *Tart. depur.* ℈ij.
Vin. stibiat.
Acet. Squill. āā ʒβ.
Aq. Petroselin. ℥iβ.
Syr. Seneg. ʒvj.

MDS. Zweistündlich einen Theelöffel. (Bei Wassersucht nach Scharlach für ein Kind von 1 Jahr auf ungefähr 15 Gaben.)

Vogt.

19

℞ *Kal. acetic.* ʒij.
solv. in
Aq. rub. Idaei ℥iij.
adde
Acet. Squil. ʒij.

Syr. rub. Idaei ℥j.
MDS. Alle 2 Stunden ½ Löffel voll. (Für ein Kind von 2 - 3 Jahren bei Hydrops nach Scharlach.) Vogt.

20.

℞ *Acet. Squill.* ℥j.
Kal. carb. e tart. q. s.
ad perf. satur. adde
Aq. Petroselin. ℥v.
Elaeos. Juniper. ʒij.
SDS. Alle 2 Stunden 1 Efslöffel.

21.

℞ *Acet. Squill.* ℥β.
Spirit. camphor.
— *Juniper.* āā ℥j.
MDS. Alle 2 Stunden lauwarm überzuschlagen.
Becker.

(Haere tadelt hier den Kampher wegen des nachtheiligen Einflusses, den derselbe auf die Brust der Mutter oder Amme ausübt.)

22.

℞ *Acet. Squill.* ℥j.
Sal. Ammoniac. ʒij.
Aq. destill. ℥vj.
MDS. Zum Umschlag,
v. Gräfe.

Acidum hydrocyanicum s. borussicum. Blausäure. Die Blausäure ist in der neueren Zeit auch in den Krankheiten des kindlichen Alters in Gebrauch gezogen worden.

1) Sie ist von Puchelt in der *Carditis infantum* empfohlen, wenn nach geschehener Blutentleerung Nervina nöthig werden.

2) Einen ganz besonderen Ruf hat sie sich im Keuchhusten erworben. Magendie, Granville, Meyer, Roch, Cerutti wollen ganz vorzügliche Wirkungen von ihr gesehen haben, die zahlreichsten Erfahrungen aber zu ihren Gunsten sind von Dr. Edwin Atlée in Philadelphia gemacht worden. Derselbe will 200 Kinder mit ihr behandelt und bei allen ohne irgend einen Nachtheil die Heilung in 4, 10, 14 Tagen bewirkt haben. Er gebrauchte das Mittel folgendermafsen: Für ein Kind von ½ Jahr mischte er einen Tropfen Blausäure auf ʒj. Syrup und gab hiervon täglich 2 Mal einen Theelöffel. Entstanden innerhalb 48 Stunden kein Uebelbefinden und kein Schwindel, so gab er 3 Theelöffel täglich. Für Kindern von 1 - 2 Jahren mischte er 2 Tropfen auf die Unze Syrup und so immer einen Tropfen mehr für ältere. Bei Kindern von 12 - 15 Jahren gab er 6 Tropfen

auf ℥j. Syrup (Gazette médicale. 1833). Allein die Erfahrungen anderer Aerzte haben keinesweges diese glänzende Erfolge in der genannten Krankheit bestätigt. Guersent fand sie in vielen Fällen ganz unwirksam; Klose (medizinische Zeitung vom Verein für Heilkunde in Preufsen. No. 37) sah nur in wenigen Fällen Milderung und Abkürzung des Verlaufes, in den meisten Fällen aber keine Wirkung. Mehr leisteten ihm Ipecacuanha, Belladonna, *Flor. Zinci.* Auch Kopp bestreitet ihren Nutzen gänzlich. Es möchte daher gerathen sein, das in Rede stehende Mittel, das sich überdies so sehr leicht zersetzt und das selbst bei der gröfsten Vorsicht üble Zufälle erregen kann, ganz aus dem Arzneischatze für das kindliche Alter zu verbannen und an seine Stelle die *Aq. lauro-ceras.* oder *Aq. amygd. amar.* zu substituiren. Will man die Blausäure indessen doch verordnen, so vergesse man nicht, sie in einem gut verschlossenen Glase, *in vitro, epistomio vitreo clauso et charta nigra involuto* zu geben.

Acidum muriaticum. Salzsäure. Die verdünnte Salzsäure hat in ihrer Wirkung viel Aehnlichkeit mit den anderen Säuren, nur ist sie flüchtiger und nähert sich mehr den geistigen Mitteln. Sie hat stärkere Beziehungen zum Nervensystem, erhebt die Thätigkeit der irritablen Aktionen und pafst daher besonders bei akuten Krankheiten mit Languor und geringer Reizbarkeit im Blute und Gefäfssystem, bei Faulfiebern, exanthematischen Fiebern mit Neigung zur Colliquation etc. Einen besonderen Werth für die Kinderpraxis erhält sie aber noch durch ihre Heilkraft gegen den Keuchhusten, gegen den sie von Dr. Thiel im Saar-Departement empfohlen worden. Derselbe nennt sie ein sicheres, fast specifisches Mittel und giebt sie im Anfang zu ʒij.-iij., steigt aber bald bis zu ℥β., auch wohl ʒvj., die mit Wasser verdünnt und mit Zukker versüfst, sehr gerne von den meisten Kindern, von jedem Alter (?) in einem Tage genommen werden. *Aq.* und *Syr. rub. Idaei* waren die besten Zusätze. ʒvj. Säure in 10 - 12 Tagen verbraucht, hoben immer die Krankheit. Henke fand in einer sehr heftigen Epidemie den Nutzen der Salzsäure bestätigt; die gewöhnlichen Mittel:

Goldschwefel, Belladonna, Opium halfen nichts, die Salzsäure aber wirkte sehr heilsam. Das Mittel verdient also Beachtung um so mehr, als sein Gebrauch (nur bezüglich der Gabe und des Alters etwas modifizirt) wohl gefahrloser als der der meisten beim Keuchhusten empfohlener, so oft gar nichts leistender Heilmittel sein dürfte.

Dosis und Darreichungsform. Innerlich: Man giebt die Salzsäure Kindern von 2-4-6 Jahren (Säuglingen wird man, wegen der hier nöthigen Milchdiät, keine Säure geben) zu ℈j.-ʒβ.-j. auf ℥iv.-vj. Wasser, reichlich mit Syrup versüfst, kinder- und efslöffelweise. ℞ 23.

Aeufserlich bedient man sich der verdünnten Salzsäure:

1) Bei Skorbut, skorbutischem Zahnfleische, Aphthen, brandiger Bräune.

2) Bei Wasserkrebs; schon van Swieten fand sie hier sehr wohlthätig und in neuerer Zeit wird sie auch von Siebert, Seifert, Aegidi u. A. empfohlen.

3) Bei Kopfgrind von Plenck mit *Ungt. Althaeae* und *Juniperi* empfohlen: s. die Formel.

In allen diesen Fällen gebraucht man sie als Mund- oder Gurgelwasser, etwa ʒj. auf ℥vj., mit aromatischen Aufgüssen, *Syr. moror.*, *Mell. rosat.* Als Pinselsaft, ʒβ.-j. auf ℥j. Saft. Salben, etwa 1 Theil auf 2 Theile Fett.

23.

℞ *Acid. muriat.* ʒβ.-j.
Aq. rub. Idaei ℥iv.
Syr. rub. Idaei ℥iβ.
MDS. Zweistündlich einen kleinen Efslöffel.

24.

℞ *Herb. Salviae*
— *Scord.* āā ℥β.
Inf. *Aq. comm. fervid.* q. s.
Colatur ℥viij., adde
Acid. muriat. ʒiβ.
Syr. moror. ℥ij.
MDS. Gurgelwasser bei brandiger Bräune.
Wendt.

25.

℞ *Acid. muriat.* ʒij.
Syr. moror. ℥ij.
MDS. Pinselsaft bei Stomacace. Wendt.

26.

℞ *Acid. muriat.*
Mell. rosat. āā ℥β.
MDS. Pinselsaft. (Bei Noma.)
Klaatsch.

27.

℞ *Mell. rosat.* ℥β.
Tinct. Chin.
— *Myrrhae* āā ℥j.
Acid. muriat. ℈ij.

MDS. Auf das Geschwür zu applizireu. (Bei Noma.) Stellwagen.

28.

℞ *Ungt. Juniper.* ʒij.

— *Althaeae*
Spirit. Sal. acid. āā ℥ß.
M f. l. a. Ungt.
MDS. Den Erbgrind täglich 2 Mal damit zu bestreichen.
Plenck.

Acidum pyro-lignosum rectificatum. **Rektifizirte Holzsäure.** Gestützt auf die Versuche von Perres über die Wirkungen der brenzlichen Holzsäure schlug Klaatsch zuerst die Anwendung derselben gegen die gallertartige Erweichung des Magens bei Kindern vor und Pittschaft hat sie dagegen mit herrlichem Erfolge wirklich angewendet. Er gab die Holzsäure einem Kinde von 6 Monaten, bei dem die Krankheit einen hohen Grad erreicht hatte, 4 Wochen lang in der unten näher angegebenen Form, reichte zu gleicher Zeit dabei als Getränk Zukkerwasser und Fenchelthee, als Nahrungsmittel aber mit reinem Wasser und Zukker bereiteten Gerstenschleim. Teufel (Annalen für die gesammte Heilkunde. 2. Jahrgang. 1825) wendete die Holzsäure ebenfalls gegen dieses Uebel an und zwar mit sehr günstigem Erfolge; doch, glaubt er, sei wenig Nutzen bei der bereits bestehenden Magenerweichung von diesem Mittel zu erwarten, sondern nur in Fällen, wo nicht Säurebildung, sondern Alkalescenz vorherrscht. Uebrigens empfiehlt er und Schubarth die gröſste Vorsicht bei dem Gebrauche eines Mittels, das nach den bestehenden Erfahrungen leicht durch plötzliche Nervenlähmung nach heftigen Krampfzufällen zu tödten vermag, was grade bei dieser Krankheit, ihrer eigenthümlichen Natur nach, vorzüglich zu befürchten sei. Erfolgen nach zu groſsen Gaben Uebelkeit, Erbrechen, Zukkungen, so sollen starke Hautreize und kühle, reine Luft die besten Gegenmittel sein.

Dosis und Darreichungsform. Innerlich: Man giebt die Holzsäure Kindern von 6 Monaten bis 2 Jahren (die Krankheit kommt fast ausschlieſslich in diesem Alter vor) zu ʒj.-ij. auf ℥ij.-iij. Wasser mit Syrup theelöffelweise.

Aeuſserlich: Klaatsch empfiehlt bei Noma die angegriffenen Stellen des Mundes ganz einfach mit der unverdünnten Holzsäure zu betupfen. Fangen die Geschwüre an zu granuliren und sich zu reinigen, so setze man die Säure aus, da sie die Heilung stört; je mehr das Geschwür sich reinigt, je mehr Wasser setze man zu. Auch Richter (s. dessen Arzneimittellehre) bediente sich ihrer mit Erfolg; er benutzte die rohe Holzsäure, *Acid. pyro-lignosum crudum*, räth jedoch, damit nicht zu dreist, besonders auf grösseren Flächen zu sein.

29.
℞ *Acid. pyro-lignos rectif.* ʒj.-ij.
Aq. flor. Naphae ℥ij.
Syr. emulsiv. ℥j.
MDS. Stündlich 1-2 Theelöffel. Pittschaft.

30.
℞ *Acid. pyro-lignos.* ʒiß.
Mell. rosat. ℥j.
MDS. Pinselsaft.
Sundelin.

31.
℞ *Acid. pyro-lignos.* ℥j.
Inf. *Fol. Salv.* ℥vj.
MDS. Zum Gurgeln bei brandiger Bräune.

Acidum sulphuricum dilutum. **Verdünnte Schwefelsäure.** Die Schwefelsäure wird in allen den Fällen mit Nutzen gegeben werden, wo man Verdichtung der Cohäsion und Beschränkung der krankhaften, in der Peripherie des Gefässsystems und besonders in den Mündungen derselben hervortretenden Thätigkeit beabsichtigt. Heftige Blutungen, brennende Hitze der Haut, starker Orgasmus des Blutes, ohne Symptome der noch andauernden wahren Entzündung indiziren im Allgemeinen ihren Gebrauch (Wendt). Es gehören dahin mit Colliquationen verbundene Fieber, Faulfieber, bösartige exanthematische Formen, Blutungen etc.

Gabe und Darreichungsform. Innerlich: Man giebt die Schwefelsäure zu ʒß.-j. auf ℥iv. Wasser, reichlich mit Syrup versüfst, gröfseren Kindern 2stündlich einen Efslöffel, kleineren einen Kinderlöffel. Auch kann man sie mit Syrup unter das Getränk mischen lassen.

Aeufserlich: Henke empfiehlt sie als Pinselsaft bei Schwämmchen der Kinder; Wendt findet das Mittel wegen der bei Säuglingen unentbehrlichen Milchdiät nicht recht passend.

32.
℞ *Acid. sulphur. dilut.* ℨß.-j.
Aq. rub. Idaei ℥iv.
Syr. rub. Idaei ℥j.-iß.
MDS. Alle 2 Stunden einen Eſslöffel voll.

33.
℞ *Acid. sulphur. dilut.* ℨj.
Syr. Cerasor. ℥ij.
MDS. Bis zur angenehmen Säure unter das Getränk zu mischen.

34.
℞ *Acid. sulphur. dilut.* gutt. xxx.
Syr. moror. ℥j.
MDS. Zum Pinseln. (Bei Schwämmchen.) Henke.

Aerugo. Viride aeris. **Grünspan.** Der Grünspan wird bloſs äuſserlich benutzt. Desault und Bicker haben ihn in den unten näher angegebenen Mischungen gegen *Tinea capitis* empfohlen; der letztere reicht zugleich innerlich *Baryta muriatica*, oder Plummer'sches Pulver und läſst lauwarme Bäder gebrauchen. Die Borke fällt nach Applikation der Salbe sehr schnell ab, oder wird mit einer stumpfen weichen Bürste abgebürstet; ist aller Grind entfernt, so wird der Kopf eine Zeit lang mit einer Kaliauflösung gewaschen.

35.
℞ *Aerugin.*
Merc. sublim. corr. āā gr. vj.
Aq. destill. ℥ij.
MDS. Zum Losweichen der Borken bei Tinea.
Desault.

36.
℞ *Aerugin.*
Merc. dulc. āā ℈j.
Ungt. pomad. ℨx.
MDS. Morgens und Abends den Rand des Grindes damit zu bestreichen.
Bicker.

Aetheres. Die Aetherarten sind in der Reihe der geistigen Mittel die flüchtigsten; sie vermögen nicht wie die ätherisch-öligen Mittel einen gesunkenen Kräftezustand zu erheben und in dieser Erhebung zu erhalten, sondern sie wirken mehr als flüchtige Nervenmittel und passen besonders in den Fällen, wo es um Schnelligkeit der Wirkung zu thun ist, wo man einer schnellen Erhebung bedarf, um dadurch erst anderen Mitteln zugänglich zu werden, wie z. B. bei nervösen Schlagflüssen, Ohnmachten etc., oder wo die sensitive Funktion des Nervensystems vorherrschend ergriffen ist, wie z. B. bei Nervenkrämpfen, Koliken, Flatulenz etc. Neben ihrer die Thätigkeit des Nervensystems steigernden Wirkung erzeugen diese Mittel aber auch, besonders bei leicht beweglichem Gefässsystem, in etwas stärkeren Gaben sehr leicht Erhitzung und Wallung. Dieser Umstand und die Erfahrung, dafs diejenigen Arzneistoffe, welche vorzugsweise die Irritabilität und Sensibilität, besonders das höhere Nervenleben und Gehirn ergreifen, bei kleinen Kindern nur mit der höchsten Vorsicht gereicht werden müssen, weil dieselben starken Eindrükken dieser Art durchaus nicht gewachsen sind und sich nicht dagegen zu behaupten vermögen, mufs auch bei Darreichung der Aetherarten zu grofser Behutsamkeit auffordern und ihren Gebrauch nur auf die dringendsten Fälle beschränken lassen. Man individualisire daher genau mit der einzelnen Gabe, fange mit kleinen an, gebe das Mittel aber in rascheren Intervallen und gehe bald zu fixeren Mitteln über, da eine fortgesetzte Erregung ohne gleichzeitige Steigerung der Energie leicht in die höchsten Grade der Schwäche übergehen kann. Noch gröfsere Vorsicht wird nöthig, wenn das kranke Individuum sich grade in einem der periodisch eintretenden Entwicklungsvorgänge, in denen die Rezeptivität noch über das gewöhnliche Mafs gesteigert ist, befindet.

Die Krankheitsformen, für die sich im Allgemeinen die Aetherarten eignen, sind schon oben erwähnt worden und es mag hier nur noch bemerkt werden, dafs zu Arzneien, besonders roborirenden, die einen gröfseren Aufwand von Digestionskraft erheischen, wie dies z. B. bei der China der Fall ist, meistens ein mäfsiger Zusatz der Aetherarten zweckmässig sein dürfte.

Aether phosphoratus. Gephosphorter Schwefeläther. (Auflösung des Phosphors in Schwefeläther.) Wird von Wendt bei nervösem Scharlach, in den höchsten Graden der Lebensschwäche, kleinem, kaum fühlbarem Pulse, röchelndem Athem, kalten Extremitäten etc. empfohlen. Kleinen Kindern, fügt Wendt hinzu, darf dies Mittel eben so wenig als Opium gegeben werden.

Dosis und Darreichungsform. Kindern von 3-5-8 Jahren giebt man 1-2-5 gutt. alle 2 Stunden, jede Einzelgabe in einem schleimigen Vehikel, *Syrup. Althaeae*, Haferschleim etc.

37.

℞ *Aether. phosphor.* ʒij.
Detur ad vitrum epist. vitreo munitum.
S. 1-2-5 Tropfen alle 2 Stunden mit etwas Haferschleim. (Alternatim damit ein *Infus. Serpent.*) Wendt.

Aether sulphuricus. Naphtha Vitrioli. Schwefeläther. Der Schwefeläther ist unter den verschiedenen Aetherarten unstreitig der stärkste und deshalb auch in allen für die Anwendung des Aethers sich eignenden Fällen am meisten im Gebrauch. Nervöse Schlagflüsse, Scheintod der Neugebornen, Steckflüsse, höhere Grade der Krämpfe, Koliken, Flatulenz etc. indiziren im Allgemeinen seinen inneren und äufserlichen Gebrauch; auch wird er am häufigsten als Zusatz zu anderen Arzneien benutzt.

Dosis und Darreichungsform. Innerlich: Zu 2-4-6 Tropfen alle Stunde bis ½ Stunde, nur in sehr dringenden Fällen mehr, am besten pur, doch die Einzelgaben in einem schicklichen Vehikel, z. B. Kamillenthee, um den penetranten Geschmack zu mildern. Als Zusatz zu anderen Arzneien etwa (ʒj. = 200 Tropfen) ℈j.-ʒß. auf ℥vj.-viij.

Aeufserlich: Besonders bei Scheintod der Neugebornen als Riechmittel, Einreibung in den Kehlkopf und die Brust, wobei die durch sein Verdunsten erregte starke Kälte noch in Anschlag kommt. Man thut in solchen Fällen gut, den Aether von einer gewissen Höhe auf die Brust zu tröpfeln oder ihn mit einiger Gewalt dagegen anzuspritzen. Auch als Kälte bewirkendes Mittel auf den geschornen Kopf bei *Hydrocephalus acutus.*

Alumen. Alaun. Der Alaun wird vorzüglich äusserlich in der Kinderpraxis benutzt. Er wirkt bei seiner örtlichen Anwendung gelind zusammenziehend und einer lokalen Zersetzung entgegen und dient daher in allen Fällen, wo man einer lokalen Atonie entgegenwirken will. Man bedient sich seiner:

1) Bei Mundaffektionen der Kinder, die so oft den Karakter der Atonie an sich tragen. Schon Aretäus rühmt die örtliche Anwendung dieses Mittels bei chronischen Entzündungen des Mundes und Rachens und auch in der neueren Zeit hat man ihn vielfach bei dergleichen Affektionen benutzt. Bei Bräune (als Gurgelwasser, Einspritzung ʒj.-ij. auf ℥vj.-viij. Salbeidekokt mit Essig oder Sauerhonig), bei Stomacace (Hufeland, Neuhoff), bei Aphthen (als Pinselsaft); man wende den Alaun jedoch vorsichtig an und wechsele mit gelinden Mitteln, um nicht zu stark zu reizen. Auch in Substanz hat man ihn angewendet So räth Löffler bei Bräune der Kinder das Einblasen von fein gepülvertem Alaun und Bretonneau läfst ihn bei Croup als Lokalmittel mittelst einer einfachen cylindrischen Röhre einblasen. Bei einigen war 2-3malige, bei anderen 5-6malige Anwendung hinreichend. Billard räth bei Aphthen die alienirte Oberfläche mit einem Stückchen Alaun zu betupfen, um einen andern Reiz anzubringen und die Vernarbung der entzündeten Fläche zu begünstigen.

2) Im 2ten und 3ten Stadium der *Ophthalmia neonatorum;* englische Aerzte empfehlen hier ein Collyrium aus einer Auflösung des Alauns.

3) Als Stypticum bei Blutungen, z. B. aus Blutegelstichen, in Pulver mit Colophonium, arabischem Gummi etc., oder eine gesättigte Auflösung zum Ueberschlagen (the Lanzet No. 123).

4) Wurde von Mursinna eine starke Auflösung mit Zusatz von *Spiritus Vitrioli* gegen Hydrocele der Kinder empfohlen.

38.

℞ *Mell. rosat.* ℥ij.
Alumin. ʒj.
Tinct. Myrrhae ʒß.
MDS. Pinselsaft. (Bei Stomacace.) Neuhoff.

39.

℞ *Alumin.* ℈j.-ʒj.
Aq. rosar. ℥ij.
MDS. Zum Auspinseln. (Bei Aphthen.)
Lüttmann. Ficinus.

40.

℞ *Alumin. depur.* ʒj.
solve in
Inf. *Herb. Salviae* (ex ʒiv. parat.) ℥vj.
adde
Mell. rosat. ℥j.
MDS. Gurgelwasser. (Bei atonischer Bräune.) Vogt.

41.

℞ *Alumin.* gr. ij.
Solve in
Aq. rosar. ℥j.
DS. Zum Waschen der Augen. (Bei *Ophthalmia neonatorum.*)

42.

℞ *Alumin. crud.*
Gumm. Tragac. āā ʒj.
MDS. Blutstillendes Pulver.

Ammoniacum depuratum. Gereinigtes Ammoniakgummi (Pulver). Das Ammoniakgummi ist ein kräftig auflösendes, die Absonderung und den Resorptionsprozefs in den serösen und Schleimhäuten bethätigendes Mittel. Zu gleicher Zeit aber regt es auch bedeutend die Gefäfsthätigkeit auf, wirkt, längere Zeit fortgebraucht, leicht nachtheilig auf die Verdauung und macht in gröfseren Gaben Purgiren. Vorzugsweise hat man es als Expectorans in den späteren Stadien der Brustaffektionen, Pneumonie, Keuchhusten benutzt, wenn ein wirklich atonischer Zustand eingetreten und die Spur einer phlogistischen Diathesis längst verschwunden ist. Sind die Lungen hier noch mit einem zähen klebrigen Schleime überfüllt, wird dieser schwer ausgeworfen, so wirkt das Ammoniakgummi, besonders in Verbindung mit anderen auflösenden, incidirenden, auch wohl krampfstillenden Mitteln als kräftiges Expectorans. Es mufs jedoch noch einmal bemerkt werden, dafs jede Aufregung des Gefäfssystems seinen Gebrauch ausschliefst; auch vertragen es nur gröfsere Kinder (Wendt).

Dosis und Darreichungsform. Innerlich: Man giebt das *Gummi ammoniacum* Kindern von 3-5-8 Jahren etwa zu 2-4-6 Gr. einigemal täglich in Auflösung (*Oxymel simplex* oder *Squillae*), am häufigsten in Emulsion (*Lac ammoniacale*) 2-3stündlich einen Theelöffel oder ein Paarmal täglich einen Efslöffel voll.

Aeufserlich dient es in Form von Pflastern zur Zertheilung oberflächlicher kalter Geschwülste, bei Gelenkanschwellung, Gelenkwassersucht etc. Man kann das Ammoniakgummi zu diesem Zwekke ganz einfach mit gewöhnlichem oder Meerzwiebelessig zu einem dikken Brei kochen und dick auf Leder gestrichen auflegen. Evers rühmt ein solches Pflaster besonders bei hartnäkkigen alten Grindköpfen. Nach abgeschnittenen Haaren und Erweichung der Grindborken durch Schweinefett werden auf die Kopfbedekkungen mehrere Stükke Leder, welche mit einem aus Ammoniakgummi und Essig gekochtem Pflaster 2 Messerrükken dick bestrichen sind, gelegt. Erst nach 6-8 Wochen wird diese Bedekkung abgenommen, wo sich die Haut darunter rein und gesund finden soll. Dieses Verfahren, welches selten seinen Zweck verfehlen wird, scheint durch Zerstörung des krankhaft ergriffenen Bulbus der Haare zu wirken und verdient vor der Pechhaube den Vorzug (Richter, Arzneimittellehre).

43.

℞ *Ammoniac. depur.* ℈j.
Solve in
Oxymell. Squill. ℥β.
adde
Vin. stibiat. ʒj.
Syr. Liquirit. ℥iβ.
MDS. Zweistündlich einen Theelöffel. (Für ein Kind von 5 Jahren.)
Aus Phöbus Rezeptirkunst.

44.

℞ *Ammon. depur.* gr. xxiv.
tere cum
Mucil. Gumm. Mimos. ℥β.
adde
Aq. Foenicul. ℥ivβ.
Syr. Althaeae ℥j.
MDS. Dreimal täglich einen Eſslöffel voll. Wendt.

45.

℞ *Gumm. ammoniac.* ℥j.
Solve lent. ign. in
Acet. Squill. ℥iβ.
et evapora balneo maris liquorem usque ad spissitudinem emplastri solidioris. Extende supra alutam quadratam.

Ammonium carbonicum depuratum. **Gereinigtes kohlensaures Ammonium oder flüchtiges Laugensalz.** Das kohlensaure Ammonium steht in seiner Wirkung dem Moschus sehr nahe, erhitzt aber mehr und eignet sich daher bei vorwaltendem Ergriffensein der Sensibilität, kleinen, kaum zählbaren Pulsen etc. Es ist ein höchst wirksames Antispasmodicum, das bei Krämpfen der Kinder mit hoher Lebensgefahr nicht zu vernachlässigen ist: trockne Haut, kleine, kaum zählbare Pulse und Beklommenheit der Brust bilden in krampfhaften Krankheiten die näheren Anzeigen für den Gebrauch dieses Mittels (Wendt). Durch gastrische Komplikation wird es jedoch kontraindizirt.

In neuerer Zeit hat Dr. Strahl (in einem Sendschreiben an Rust) das kohlensaure Ammonium als specifisches Mittel gegen das Scharlachfieber empfohlen; bei der Anwendung der unten näher angegebenen Mischung will er von 140 Kranken keinen einzigen verloren haben. War das Resultat wirklich so glücklich, als es hier angegeben worden, so möchte, unserer Meinung nach, der Erfolg mehr der grossen Milde oder dem vorwaltenden nervösen Karakter der herrschenden Epidemie als einer specifischen Wirkung des Mittels selbst auf das Scharlachfieber zuzuschreiben sein, und es wäre daher gerathen, dem empfohlnen Mittel nicht zu viel zu vertrauen, sondern den Scharlach lieber den jedesmaligen Heilanzeigen gemäfs (die gewifs nicht immer für den Gebrauch eines so aufregenden Mittels sprechen werden) zu behandeln.

Dosis und Darreichungsform. Innerlich: Man giebt das kohlensaure Ammonium Säuglingen zu ½, gröfseren Kindern zu 1-2-4 Gr. 2stündlich in Pulvern (nicht gerne, da es sich in dieser Form wegen seiner Flüchtigkeit nicht lange hält, *d. in chart. cerat.*), in Auflösungen (wozu man sich auch des *Liq. Ammon. carb.* (1 auf 5) bedienen kann), Emulsion in Verbindung mit anderen Antispasmodicis, Moschus etc.

Aeufserlich von Rechou bei Croup empfohlen. Er mischt ℈j. kohlensaures Ammonium mit ℥ij. Cerat und läfst davon alle Viertelstunden ℈ij. auf den Vorder- und Seitentheil des Halses legen und dann das Ganze mit einem Beutel bedekken, worin warme Asche befindlich ist. Hiernach entstehen bald Hautbläschen, Jukken, Brennen und schnelle Abschuppung der Haut (Sachse, das Wissenswürdigste über die häutige Bräune).

46.

℞ *Ammon. carb. depur.* gr. viij.
Mucil. Gumm. arabic.
Syr. Althaeae āā ℥β.
Aq. flor. Sambuc. ℥iij.

M. f. l. a. Emulsio.
DS. Stündlich einen Theelöffel. Richter.

47.

℞ *Ammon. carb. depur.* gr. iv.
Mosch. genuin. gr. vj.
Sacchar. alb. ʒiij.
Misce terend. et adde
Aq. Chamomill. ℥iß.
MDS. Stündlich einen vollen Theelöffel. (Bei Krämpfen eines Säuglings.) Wendt.

48.

℞ *Ammon. carb. depur.* gr. vj.
Mosch. genuin. gr. viij.
Sacchar. alb. ℥ß.
Misce terend. cum
Aq. flor. Tiliae ℥iv.
DS Zweistündlich einen Efslöffel. (Bei nervösen Pokken für ein Kind von 2-5 Jahren.) Wendt.

49.

℞ *Ammon. carb.* ʒij.
Aq. destill. ℥v.
Syr. Althaeae ℥j.
MS. ½-2stündlich einen Efslöffel. Strahl.

Ammonium carbonicum pyro-oleosum. Sal volatile Cornu Cervi. **Hirschhornsalz.** Durch die Beimischung des thierischen Oeles wird das kohlensaure Ammonium in seiner Wirksamkeit eine Stufe höher gestellt; es gewinnt durch die fixere Beschaffenheit dieses Oeles nicht allein an Dauer der Wirkung, sondern auch an inniger und tiefer greifender Beziehung zum ganzen Nervensystem, vorzüglich zum Gehirn und den von ihm direkt ausgehenden Nerven. Es wird daher bei Krämpfen, wenn sie tiefer wurzeln und mehr chronischer Art sind, mit Nutzen in Anwendung kommen und pafst überhaupt in Fällen, wo Thätigkeit und Energie des Nervensystems gleichmäfsig leiden und gesunken sind (Vogt). Auch hier, wie bei dem früheren Mittel, ist die Rücksicht zu nehmen, dafs dem krampfhaften Leiden durchaus nichts Entzündliches zum Grunde liege und auch keine gastrische Komplikation vorwalte. Das Hirschhornsalz ist ferner empfohlen bei Croup, wo es der Neigung zum Coaguliren der ausgeschwitzten Feuchtigkeit entgegenwirken soll. Gutfeld (Horn's Archiv für medizinische Erfahrung, 2. Bd.) sagt: Das *Sal volatile Cornu Cervi* und der Campher empfehlen sich vorzüglich, weil sie durch grofse

Flüchtigkeit etc. die unmittelbar angegriffenen Theile, bei naher Berührung auf ihrem Durchgang durch den Schlund, mehr als alle ähnlichen Mittel der Art affiziren. Er giebt sie am liebsten in Substanz, weil sie so am besten den hier so nützlichen Husten und Auswurf erregen, der bei anderen Bräunen zu mildern, hier aber zu befördern ist. Rechou (Recueil des observations relatifs au Croup à Paris. 1808. Uebersetzt von Friedländer. 1809) läfst innerlich von Zeit zu Zeit einen Theelöffel voll Althäa-Syrup nehmen, wovon 24 Theile einen Theil dieses Salzes enthalten; zugleich verbindet er damit die äufsere Anwendung, s. *Ammon. carb.* Er will dadurch die schlimmsten Fälle geheilt haben. Wolff (Hufeland's Journal, Bd. 30) rühmt als besonders hilfreich die Verbindung mit Campher und gab das Mittel in der unten näher angegebenen Form. Allein neuere Beobachtungen von Valentin, Albers, Jurine und Sachse geben kein günstiges Urtheil über das in Rede stehende Mittel.

Dosis und Darreichungsform. Man giebt das Hirschhornsalz in derselben Gabe, wie das *Ammon. carb.*, in Pulver (wohl nur bei Croup), in Auflösung (wozu man sich des *Liq. Ammon. carb. pyro-oleos.* bedienen kann), in Emulsionen.

50.

℞ *Aq. Foenicul.* ℥j.
Camphor. c. Gumm. Mimos. tril. gr. iij.
Ammon. carb. pyro-oleos. gr. iv.
Syr. Althaeae ℥β.
MDS. Zweistündlich einen Theelöffel. (Für ein Kind von 1½ Jahren bei Croup.)
Wolff.

51.

℞ *Camphor.* gr. vj.
Ammon. carb. pyro-oleos. ℈β.
Mucil. Gumm. Mimos.
Syr. Althaeae āā ℥vj.
Aq. Foenicul. ℥iv.
MDS. Zweistündlich ½ Efslöffel voll. (Für ein Kind von 6-8 Jahren bei Croup.)
Wolff.

Ammonium muriaticum depuratum. Sal ammoniacum depuratum. Salmiak. Der Salmiak ist für die Krankheiten des kindlichen Alters ein höchst schätzbares Mittel, da seine Wirkung eine kräftige, aber doch sanfte ist, und grade diejenige Sphäre des Organismus, die Vegetation, trifft, die am häufigsten in den Krankheitsformen der Kinder betheiligt ist. In seiner Beziehung zur Irritabilität verhält er sich als schwaches Neutralsalz; er mindert die Plastizität des Blutes und pafst daher bei fieberhaften Krankheiten mit geringen Graden der Sthenie, bei Krankheiten vegetativer Gebilde, die neu entstanden und mit entzündlicher Reizung verbunden sind. Es gehören hierher die leichteren Entzündungsfieber, Katarrhalfieber, entzündliche Affektionen der Schleimhäute, namentlich *Angina catarrhalis*, *Catarrhus inflammatorius*, Bronchitis, selbst Croup (nach der Blutentziehung, oder wenn diese nicht pafst, gleich mit Senega in Verbindung, Ficker, Sachse), Durchfall, *Status pituitosus intestinorum*, besonders als Resultat der aus früheren Entzündungszuständen hervorgegangenen Metamorphose, Wechselfieber, wo gestörter Vegetationsprozefs im Unterleibe die Grundursache des Fiebers ist (ein gewifs nicht seltener Fall bei Kindern) etc. In allen diesen Fällen wird der Salmiak die Sekretion unterstützen und regeln, am besten die Krisen vorbereiten und so sehr zweckmäfsig die Stelle des Salpeters vertreten können, der sich für die kindliche Individualität gar nicht eignet und viel zu feindlich auf den assimilativen Prozefs im Darmkanale wirkt. Noch empfiehlt Fischer den Salmiak als ein mächtig rückbildendes Mittel bei Desorganisationen, besonders der Lungen, und räth da, wo man bei Scrophulosis der verdächtigen Lungen, oder der Schwäche halber, kein Quecksilber anwenden kann, zum Gebrauch des Salmiaks.

Dosis und Darreichungsform. Innerlich: Zu 4-6-10 Gr. mehrmals täglich in Pulver (nur bei gröfseren Kindern, schmeckt sehr schlecht, s. die Verbindung mit *Carbo Spongiae*), in Auflösung (bei Säuglingen etwa ℈ß.-j. auf ein Paar Unzen Wasser, 2stündlich 1 Theelöffel, gröfseren Kindern ʒj. auf ℥iv., 2stündlich 1 Kinder- oder Efslöffel). Das beste Corrigens ist *Succ. Liquirit.*, nur hat er das Unangenehme, dafs er Zunge und Stuhlgang färbt und diese zu diagnostischen Zeichen untauglich macht; man kann daher statt dessen auch den *Syr. Violarum* oder *Syr. emulsivus* wählen.

Aeufserlich: Zu Mund- und Gurgelwassern (etwa

ʒj. auf ℥vj. Wasser), zu Pinselsäften (ʒj. auf ℥j. Saft), zu Fomentationen (man kann sich hierzu des *Ammon. muriat. crud.* bedienen), als resorptionsbeförderndes Mittel bei Hydrocele der Kinder eine Auflösung von Salmiak in Meerzwiebelessig (Wendt), oder in Wasser, *Sal. ammoniac.* ℥β., in *Aq. destill.* ℥x. (v. Gräfe). Mittelst Lappen überzuschlagen. Mohrenheim empfiehlt bei Brüchen kleiner Kinder Salmiak in Wein aufgelöst überzuschlagen, wonach sie sich bald verlieren sollen. Zur Erzeugung von Kälte kann man statt des Eises gleiche Theile Salmiak und Salpeter in 6-8 Theilen Wasser auflösen und damit den leidenden Theil fomentiren.

52.

℞ *Aq. Foenicul.* ℥ij.
Sal. ammoniac. ℈j.
Tinct. Rhei aquos. ℈ij.
Laud. liquid. Sydenh. gutt. j.
Syr. Chamomill. ℈iv.
MDS. Theelöffelweise. (Für ein Kind von 1 Jahre bei Ueberfütterung.) Gölis.

53.

℞ *Sal. ammoniac. depur.* ℈β.-j.
Aq. Foenicul. ℥ij.
Syr. emulsiv. ʒvj.
MDS. Zweistündlich einen Theelöffel. (Für Säuglinge bei Husten, Durchfall, Röcheln.) Hufeland.

54.

℞ *Sal. ammoniac. dep.* ʒj.
Decoct. Althaeae ℥iij.
Syr. Violar. ℥j.
Vin. stibiat. ʒβ.
MDS. Zweistündlich einen kleinen Efslöffel voll. (Für Kinder von 2-5 Jahren.) Wendt.

55.

℞ *Sal. ammoniac. dep.* ʒj.
Aq. Cerasor. ℥vj.
Oxymell. Squill. ℥β.-j.
Syr. papav. rhoead. ℥j.
MDS. Stündlich einen Efslöffel voll. (Bei Croup.) Hopf.

56.

℞ *Rad. Senegae* ʒj.
Coq. c. *Aq. commun.* s. q. in Colatur. ℥iv. Solve
Sal. ammoniac. dep. ℈j.
Extr. Liquirit. ℈ij.
MDS. Stündlich ½ Efslöffel. (Bei Croup für ein 16 Wochen altes Kind.) Sachse.

57.

℞ *Sal. ammoniac. dep.* ℈iv.
Mell. rosat. ℥j.
MDS. Pinselsaft. (Bei angeschwollenen indurirten Tonsillen.) Fischer.

Ammonium muriaticum martiatum. Flores Salis ammoniaci martiales. Eisensalmiak. In diesem Mittel vereinigen sich die auflösenden Eigenschaften des Salmiaks mit den tonischen Kräften des Eisens; die stark kontrahirende, reizende Wirkung des letzteren wird durch die Beimischung des Salmiaks gemildert und es wird so das Präparat eins der zweckmäfsigsten für die sich überhaupt für den Gebrauch des Eisens eignenden Krankheitsformen des kindlichen Alters. — Weniger als die anderen Eisenbereitungen hindert es die freie Absonderung der Gebilde und kann deshalb selbst da gegeben werden, wo in den drüsigten Organen des Unterleibes noch Retentionen abnormer Stoffe, Anhäufungen, Anschwellungen etc. sich finden. Hat man hier schon lange resolvirende Mittel, Calomel u. dergl. angewendet und dauert die Verstopfung der Drüsen und Eingeweide dennoch fort, so hat man es gewifs mit Atonie und Laxität zu thun, und es wird in diesem Falle der Eisensalmiak zu einem herrlichen Deobstruens, mit dem man um so weniger ängstlich zu sein braucht, als er selbst bei leicht beweglichem Gefäfssystem, wo andere Eisenpräparate leicht Wallungen erregen, vertragen wird. Zweckmäfsig verbindet man ihn in solchen Fällen noch mit gelind auflösenden Mitteln, *Extr. Graminis*, *Taraxac. Chelidonii*, *Tinct. Rhei aquos.* u. dergl.

Man bedient sich des Eisensalmiaks bei Leiden der Schleimhäute, wenn sie auf Atonie beruhen, bei Krankheiten der lymphatischen Gefäfse und Drüsen, Skropheln, Rhachitis etc., kurz in allen Krankheitsformen, wo überhaupt stärkende Mittel angezeigt sind, wo man aber zugleich auflösen will und vor materiellen Stoffen nicht sicher genug ist.

Dosis und Darreichungsform. Man giebt den Eisensalmiak kleinern Kindern zu 1 Gr., gröfseren zu 2-3 Gr. mehrere Male täglich in Pulver (zieht in dieser Form Feuchtigkeit an), Auflösungen, Mixturen, thee- und efslöffelweise, mit aromatischen, auflösenden, gelind eröffnenden Mittel in Verbindung.

58.

℞ *Rad. Galang.*
— *Rhei optim.* āā ʒj.
Inf. *Aq. fervid.* q. s. per ¼ hor. in Colatur. ℥vj. Solve
Flor. Sal. ammoniac. martial. gr. vij.
Elaeos. Menth. piper. ʒß.

MDS. Dreistündlich einen Efslöffel voll.

Wendt.

59.

℞ *Flor. Sal. ammoniac. martial.* gr. xxiv.
Pulv. rad. rub. tinct. ʒiij.
Elaeos. Foenicul. ʒj.
M. f. Pulv. Divid. in part. aequal. No. xij.
S. Dreimal täglich ein Pulver. (Bei skrophulösen Knochenaffektionen. Für ein Kind von 6-8 Jahren.)

Wendt.

60.

℞ *Flor. Sal. ammoniac. martial.* ʒj.
Extr. Chelidonii
— *Taraxac.* āā ʒij.
Solve in
Aq. Menth. piper. ℥iv.
et adde
Tinct. Rhei vinos. ʒvj.
Syr. cort. aurant. ℥iß.
MDS. Ganz kleinen Kindern täglich 3 Mal einen Theelöffel, Kindern von 2-5 Jahren 3 Mal einen Kinderlöffel und älteren 4 Mal ½ Efslöffel voll.

Amylum. Faecula. Stärke. Innerlich wohl nur als Zusatz, wo man die Wirkung auf den Stuhl verhüten will, z. B. zum Calomel als Antisyphiliticum bei Kindern (s. dort); zu diesem Zwekke reichen 2-3 Gr. hin.

Aeufserlich: 1) Als Streupulver bei dem Wundsein der Kinder; es ist indessen hier nicht zu empfehlen, weil es mit der Feuchtigkeit eine Kruste bildet, unter welcher die scharfen Stoffe leicht stokken, noch schärfer werden und dadurch Entzündung und Schmerz vermehren. 2) Zu Klystiren bei Ruhren, schmerzhaften Durchfällen, Cholera etc. Man nehme, da das Klystir bei dem Kinde bleiben soll, keine zu grofse Quantität Wasser, für kleinere Kinder etwa ½ kleine Tasse, für gröfsere eine kleine Tasse voll; man rührt ʒß.-j. (etwa ½-1 Theelöffel voll) Amylum mit wenigem kaltem Wasser an und giefst dann erst das heifse Wasser hinzu, läfst es einmal aufwallen und durchseihen. Auch kann man noch ½ oder ganzes Eigelb hinzusetzen. Das Klystir mufs immer im Hause bereitet werden.

Amylum Marantae. Arrow-root. Pfeilwurzelmehl. Das Pfeilwurzelmehl ist ein sehr angenehmes, leichtes Nahrungsmittel, das nicht im Mindesten die Gefäfsthätigkeit aufregt und auch keinen Aufwand von Verdauungskräften erfordert. Es leistet entschiedenen Nutzen bei schwächlichen, atrophischen Kindern, bei solchen, die ohne Mutterbrust aufgezogen werden oder die durch die Brust nicht hinreichend genährt werden.

Dosis und Darreichungsform. Wendt giebt folgende Gebrauchsart an. Man schüttet einen Theelöffel voll in ein porzellanenes Gefäfs und setzt so viel kaltes Wasser dazu, dafs dasselbe einen Teig bildet; dann giefst man eine Tasse kochenden Wassers hinzu, rührt gut um und läfst es am Feuer so lange aufkochen, bis es die Konsistenz einer leichten Gallerte bekommt. Mit Zukker versüfst kann man dem Kinde Morgens und Abends eine solche Portion reichen.

Aqua amygdalarum amararum. Bittermandelwasser. Das Bittermandelwasser, wie die *Aq. lauro-cerasi*, wirken der Blausäure analog, jedoch mit geringerer Intensität und verdienen deshalb, abgesehen davon, dafs die Blausäure sich so sehr leicht zersetzt, so leicht verdunstet, und überhaupt nicht ohne Gefahr dispensirt und dem Kranken in die Hände gegeben werden kann, unstreitig in den Krankheiten des kindlichen Alters den Vorzug vor derselben. Hufeland zieht die *Aq. amygd. amar.* der *Aq. lauro-ceras.* vor, weil erstere ein gleichförmigeres Präparat darstellt, immer frisch bereitet werden kann und auch, gut verwahrt, sich lange hält.

Das bittere Mandelwasser ist ein beruhigendes, schmerzlinderndes, krampfstillendes Mittel, das sich selbst mit entzündlichen Zuständen verträgt und besonders da mit grofsem Nutzen angewendet wird, wo tief liegende Reize, die nicht gleich zu entfernen sind, üble Zufälle erregen, wie z. B. das Kontagium des Keuchhustens, die Dentition etc. Mit gleichem Erfolge dient es als Anthelminthicum bei Würmern und daraus entstehenden konsensuellen Affektionen, bei Blausucht in Verbindung mit Blutegeln als bestes Palliativmittel (Wendt), bei Carditis (Puchelt). Einen besondern Ruf hat es sich (wie die ähnlich wirkende *Aq. lauro-cerasi*) bei Stokkungen in den Unterleibsorganen erworben, bei Skropheln in sanguinisch-nervösen Individuen, bei tuberkulöser Lungenschwindsucht und *Tabes meseraica* aus Skropheldyskrasie, wenn sich damit, wie so häufig geschieht, entzündliche Zustände verbinden. In diesen Fällen pafst besonders die Verbindung mit *Vinum stibiatum* (Tourtual).

Dosis und Darreichungsform. Man giebt die *Aq. amygd. amarar.* Neugebornen zu 1, einige Monate alten Kindern zu 2 Tropfen mit etwas Kamillenthee (Pittschaft, Hufel. Journ. Bd. 62), Kindern von 3-4 Jahren 3-4, grösseren 6-8 Tropfen 2-3stündlich mit etwas Wasser oder als Zusatz zu Mixturen (ʒj. = 70 Tropfen).

61.

℞ *Aq. flor. Tiliae* ℥iv.
— *amygd. amar.* ℈ij.
Syr. Althaeae ℥j.
MDS. Stündlich einen Efslöffel. (Bei Keuchhusten für ein Kind von 3-4 Jahren.)
Wendt.

62.

℞ *Sem. Papav.* ℥ß.
Aq. destill. ℥vj.
F. l. a. Emulsio, cui adde
Aq. amygd. amar. ℈ij.-iv.
Sacchar. alb. ʒiij.
MDS. Zweistündlich einen Efslöffel. (Bei gereiztem Darmkanal, häufigen und schmerzhaften Stühlen.)
Wendt.

63.

℞ *Aq. amygd. amar.* ʒij.
Vin. stibiat. ʒj.
MDS. Dreistündlich 12-15 Tropfen mit etwas Wasser. (Bei *Phthisis tuberculosa* skrophulöser Individuen. Für ein Kind von 5-6 Jahren.)
Tourtual.

64.

℞ *Succ. Citr. rec. express.* ℥j.
Satura
Kal. carbonic.
adde
Aq. destill. ℥iv.
— *amygd. amar.* ʒß.-j.
Syr. flor. aur. ℥ß.
MDS. Stündlich einen Efslöffel voll. (Für ein Kind von 3-6 Jahren bei fieberhaften Bewegungen durch Wurm- oder Zahnreiz.)
Wendt.

Aqua Calcariae s. calcis. Kalkwasser. Das Kalkwasser wirkt im Darmkanale einer überwiegenden Acidität entgegen, löst ziemlich kräftig einen zähen Schleim in den ersten Wegen auf und vermag in ihnen eine anomale Sekretionsthätigkeit umzustimmen. Hufeland hält das Kalkwasser für ein grofses Heilmittel:

1) Bei skrophulösen Knochenkrankheiten, Caries, *Spina ventosa*, hier in Verbindung mit *Rad. Calam. aromat.* und *Asa foetida.*

2) Bei sehr hartnäkkigen Drüsenverhärtungen, um ihre Auflösung zu bewirken.

3) Bei verhärteten Gekrösdrüsen und daraus entstehenden Verdauungsfehlern. Es ist hier ein Hauptmittel zur Verbesserung der Säure in den ersten Wegen, der Chylifikation, der daher rührenden Durchfälle und Schleimflüsse.

4) Bei Lungenknoten und anfangender Skrophelschwindsucht.

Wichmann empfahl es als specifisch gegen Milchborke; Lentin und Jahn bestätigten seinen Nutzen. Das Mittel macht leicht Verstopfung, pafst daher besser bei Neigung zum Durchfall, als bei Obstruction. Auch verdirbt es leicht die Verdauung und es wird daher nöthig, um diese nachtheilige Wirkung auf die Digestionsorgane zu corrigiren, nebenher leicht bittere, magenstärkende Mittel zu geben.

Dosis und Darreichungsform. Innerlich: Anfangs zu ℥j.-ij. einigemal täglich, später mehr, mit Milch oder Molken. Bekommt der Zusatz von Milch nicht, so kann man auch Fleischbrühe damit vermischen. Auch gebraucht man es als Menstruum für Aufgüsse von China, Quassia etc.

Aeufserlich: Zu Waschungen (bei *Tinea capitis*, Dreyfsig), Einspritzungen (Devees bei Schleimflüssen der Kinder aus den Ohren; 2 Theelöffel Milch und Kalkwasser mit 20 gutt. *Tinct. Myrrhae*), Pinselsäften (bei Schwämmchen, brandiger Bräune etc.), Klystiren (eine Tasse mit Zusatz von Haferschleim: Hufeland gegen Ascariden). Neuerlich lobt Nicolai (Casper's Wochenschrift, 1833) diese Klystire als sehr wirksam; Salben (Barlow gegen *Tinea capitis*, s. *Kal. sulphurat.*), Linimenten (Horn erweichte in einem Falle, wo alle Mittel vergeblich angewendet waren, die Grindborke durch ein Liniment aus *Aq. Calc.* und *Ol. Lini.*, löste sie nach und nach ab und rifs dann mittelst Pechpflaster die kranken Haare aus).

65.

℞ *Aq. Calc.*
Syr. simpl. āā ℥β.
MDS Pinselsaft. (Bei Schwämmchen.) Wendt.

66.

℞ *Aq. Calc.* ℥iij.
Mucil. Gumm. Mimos. ℥β.
Syr. bals. indic. ℥j.
MDS. Pinselsaft. (Bei Schwämmchen.)
Berends.

67.

℞ *Aq. Calc.*
Mucil. sem. Cydon. āā ℥iβ.
MDS. Pinselsaft. (Bei brandiger Bräune im Scharlach.)
Wendt.

Aqua Cinamomi. Zimmtwasser. Als Constituenz von bitteren stärkenden Arzneien, auch blofs mit Syrup vermischt bei Erbrechen der Säuglinge, dem nichts Entzündliches zum Grunde liegt.

68.

℞ *Aq. Cinamom.* ℥ij.
Syr. flor. aurant. ℥j.
MDS. Stündlich einen Theelöffel voll. Wendt.

Aqua Foeniculi. Fenchelwasser. Ein gelinde reizendes, karminatives Mittel, das bei Säure, Flatulenz, Magenkrampf der Neugebornen mit Nutzen gereicht werden könne. Jörg giebt in solchen Fällen alle 2-4 Stunden einen grofsen Kaffeelöffel *Aq. Foeniculi.* Auch ist es wohl in den meisten Fällen das zweckmäfsigste Constituens für flüssige Arzneiformen bei Kindern.

Aeufserlich bedient man sich des Fenchelwassers wohl zum Reinigen der Augen in den ersten Stadien der *Ophthalmia neonatorum;* Meifsner empfiehlt zu diesem Zwekke eine Mischung aus ℥iij. *Aq. Foenicul.* und ℥j. *Mucil. sem. Cydonior.*, die er lauwarm überschlagen läfst.

Aqua lauro-cerasi. Kirschlorbeerwasser. Die innere Anwendung des Kirschlorbeerwassers tst ganz wie bei *Aq. amygdal. amarar.*, s. deshalb diesen Artikel.

Aeufserlich. Krimer und Brosserio loben beim Keuchhusten das Einathmen vom Dampfe dieses Wassers. Man tröpfelt ℥j. *Aq. lauro-cerasi* auf schwach glühenden Sand und läfst den Dampf 5-10-15 Minuten lang einathmen. Das Verfahren wird 5-6 Mal täglich wiederholt; nach 8 Tagen schon war vollständige Genesung eingetreten.

Aqua oxymuriatica. Acidum muriaticum oxygenatum. **Chlorwasser.** Das Chlorwasser wirkt der Salzsäure ziemlich analog, ist jedoch milder und spricht weniger die Sensibilität an, wirkt hingegen mehr auf das Lymph- und Drüsensystem, die äufsere Haut, stimmt die Thätigkeit der Blutgefäfse herab, mindert die Fieberhitze und den Orgasmus des Blutes und scheint fast antiphlogistische Kräfte zu besitzen. Man hat sich desselben in folgenden Krankheitsformen des kindlichen Alters bedient:

1) Bei heftigem Reizfieber zahnender Kinder, bei katarrhalischen und erysipelatösen Kinderkrankheiten. Kopp fand es hier von grofsem Nutzen, wenn der heftige Andrang des Blutes nach dem Kopfe Konvulsionen oder Betäubung drohte; es bändigt hier auf bewunderungswürdige Weise das Fieber, befördert die Krisen und führt die Krankheit rasch zur günstigen Entscheidung. Er berücksichtigt dabei noch die örtliche Einwirkung auf das Zahnfleisch, die Lippen und die Rachenhöhle, weshalb er es auch bei der Mandel- und Schlundbräune der Kinder, so wie bei Stomacace empfiehlt. Mühlhausen (Rust's Magazin, Bd. 26) und Soscher (Hufeland's Journal, Bd. 66) stimmen in dies Lob ein und Ruppins (allgemeine medizinische Annalen, 1822), wie auch Richter (Arzneimittellehre), sind der Ansicht, dafs Kinder vorzugsweise gut das Chlorwasser vertrügen, weil bei ihnen die Lymphgefäfse und Drüsen eine so grofse Rolle spielen.

2) Bei akuten Exanthemen. Ganz besonders wird sie hier im Scharlach von Braithwaite, Kopp, Pfeufer u. A., namentlich in den entzündlichen Formen desselben, empfohlen, wo der Ausschlag brennend roth, das Fieber sehr lebhaft, der Kopf heftig angegriffen ist, so wie in den Fällen, wo die entzündliche Form in die putride überzugehen droht. Braun in Cöthen will die oxygenirte Salzsäure erst dann

im Scharlach angewendet wissen, wenn die erste heftige Reaktionskraft gebrochen ist und sich Hinneigung zum Destruktionsprozeſs zeigt; er nennt sie hier specifisch. Dagegen sahen Sundelin (Pathologie und Therapie der Krankheiten mit materieller Grundlage, 1827) und Ph. Seifert gar keine Wirkung von dem Chlorwasser im Scharlachfieber und Rayer erklärt sie für ein sehr gefährliches Mittel.

3) Bei Ruhren, Durchfällen, überhaupt Leiden der gastrointestinalen Schleimhaut. In diesen Fällen hält Blasius die *Aq. oxymuriatica* für ein Mittel von unschätzbarem Werthe.

4) Capuron empfahl die oxygenirte Salzsäure gegen Syphilis der Neugebornen und Heyfelder (Beobachtungen über die Krankheiten der Neugebornen, 1825) erwartet in der Zellgewebsverhärtung etwas von dieser Säure, die bei so manchen Kinderkrankheiten und bei der in ihren Erscheinungen der *Induratio telae cellulosae* so verwandten Cyanosis mit Vortheil gereicht wird (l. c. S. 54).

Gabe u. Darreichungsform. Innerlich: Pfeufer giebt Kindern von 3 - 6 Jahren ℥β. - j. in 24 Stunden, Kopp giebt ʒij., bei dringenden Zufällen, heftiger Angina, beginnender Betäubung etc. auch wohl ℥β. - ʒvj. in derselben Zeit. Braun räth sie ganz rein, 2 - 3stündlich zu einem Theelöffel bei Kindern von 3 - 5 Jahren zu geben, da sie sich so sehr leicht zersetzt und man deshalb nie weiſs, ob man sie wirklich angewendet, auch die Partialgabe leicht zu heftig wirken könnte. Giebt man sie aber pur, so muſs man sie sehr rasch verschlukken lassen, um den Reiz zum Husten, den der aufsteigende Dunst bewirkt, zu vermeiden. Als das passendste Vehikel für die *Aq. oxymuriatica* da, wo man sie nicht rein geben will, ist die *Aq. destillata* zu empfehlen, da bei allen übrigen schon nach ¼ - ½ Stunde eine Zersetzung statt findet. In jedem Falle ist vorsichtiges Verschlieſsen der Flasche und schwarze Umhüllung unerläſslich. Wittke (medizinisches Conversationsblatt, 1831) giebt ½jährigen Kindern täglich ʒj. in ℥β. *Syr. Althaeae* (besser wohl mit *Syr. simplex*, da in dieser Mischung die Zersetzung am langsamsten erfolgt) (s. Casper's Wochenschrift, 1836. No. 5) 2stündlich einen Theelöffel, 1jährigen ʒiβ., 1½ - 2jährigen ʒij. etc. Zum Getränk siehe unten ℞ 70.

Aeuſserlich: Zu Pinselsäften (mit gleichen Theilen Honig oder Maulbeersaft bei Stomacace, asthenischen Halsentzündungen, Aphthen), Linimenten (bei *Tinea capitis*, Deimann. Breickmann), Mund- und Gurgelwassern (etwa ℥ß. auf ℥vj.).

69.

℞ *Aq. oxymuriat.* ʒij.-iv.-vj.
— *rub. Idaei* ʒiß.
Mucil. Gumm. Mimos.
Syr. Althaeae āā ʒvj.
M. d. in vitro, charta nigra involuto.
S. Alle 1-1½ Stunden einen Theelöffel. (Für Kinder von 3-5 Jahren.) Kopp.

70.

℞ *Aq. oxymuriat.*
Syr. rub. Idaei āā ℥iv.
MDS. Auf ein Glas Gerstenschleim einen starken Efslöffel voll zu nehmen. (Als durstlöschendes Getränk bei Scharlach.) Fischer.

71.

℞ *Aq. oxymuriat.* ʒij.
Syr. Moror. ʒx.
Aq. rosar. ʒij.
MDS. Die kranken Theile damit zu bepinseln und nachher den Saft theelöffelweise verschlukken zu lassen.
Kopp.

72.

℞ *Aq. oxymuriat.* ℥ß.
Mell. rosat. ℥j.
Infus. *Herb. Salviae* (ex ℥ß.) ℥vj.
MDS. Zum Ausspülen und Ausspritzen des Mundes.
Berends.

73.

℞ *Ol. Olivar.* ℥j.
Aq. oxymuriat. gutt. LX.
MDS. Gegen Tinea.
Deimann.

74.

℞ *Ol. Olivar.* ℥j.
Aq. oxymuriat. ʒiß.-ij.
MDS. Gegen Tinea.
Breickmann.
(Von Henke sehr wirksam gefunden.)

Aqua Petroselini. Petersilienwasser. Wirkt diuretisch, daher als Constituens von so wirkenden Mixturen.

75.

℞ *Aq. Petroselin.* ℥iv.
Elaeos. Juniper. ʒij.
Syr. Althaeae ℥ß.
MDS. Zweistündlich einen Efslöffel. (Bei Hydrops nach Scharlach.)
Wendt.

76.

℞ *Aq. Petroselin.*
Syr. de Rheo āā ℥j.
Spir. mur. aether. ʒß.
MDS. Stündlich einen Theelöffel. (Als Diureticum bei *Hydrocephalus congenitus.*)
Wendt.

Aqua rosarum. **Rosenwasser.** Zum Reinigen der Augen und als Constituens von Augenwassern.

77.

℞ *Aq. rosar.* ℥iv.
Mucil. sem Cydonior. ℥j.
MDS. Lauwarm zum Reinigen der Augen.

Argentum nitricum crystallisatum. **Silbersalpeter.** Aeufserlich: 1) Gegen *Blennorrhoea oculi neonatorum* als Augenwasser. J. Ryall (Transactions of the Association of Fellows and Licentiates. Dublin, 1824) glaubt, die Krankheit erfolge durch Inoculation einer krankhaften Absonderung in der Vagina der Mutter bei der Geburt und räth zeitig zusammenziehende und reizende Mittel anzuwenden, da die Beschränkung des Ausflusses ein Haupterfordernifs zur Heilung sei. Unter allen Augenwässern, welche er zur Minderung der abnormen Sekretion anwendete, empfahl er besonders die unten (℞ 78.) näher angegebene Solution, die er mit einer Spritze zwischen die Augenlider bringen liefs.

2) Gegen Croup. Mackenzie (Edinb. medic. and surgic. Journ. Ap. 1825) empfiehlt in denjenigen Fällen, wo die Ausschwitzung der plastischen Lymphe an den Mandeln beginnt, sich von da weiter über den Gaumen, das Zäpfchen, bis zu der Epiglottis und Glottis verbreitet, eine Auflösung von salpetersaurem Silber (℞ 79.), die man 1-2 Mal vermittelst eines feinen, kameelhaarnen Pinsels an die ganze Schleimhaut des Halses, überall, wo man Ausschwitzungen bemerkt, appliziren soll. Der dadurch bewirkte Reiz soll unbedeutend, rein mechanisch und vorübergehend sein, dadurch aber nicht nur die ausgeschwitzte Lymphe entfernt, die Pseudomembran abgestofsen, eine neue Ausschwitzung verhütet werden, sondern auch die anderen Symptome sollen sich rasch mindern. Mehrere Erfahrungen sprechen zu Gunsten dieser Verfahrungsweise. Gendron, Stephen Brown, Guimier fanden im Croup diese Cauterisation mit Silbersalpeter theils als styptisches, theils als perturbirendes Agens nützlich (s. Richter's specielle Therapie, 2. Supplementband).

3) Gegen Pokken. Demiron (Magazin der ausländischen Literatur von Gerson und Julius, 11. Bd. 1826) öffnet bei den Pokken die Pusteln und befeuchtet die kleine Wunde mit einem Pinsel, der in die unten angegebene Mischung (℞ 80.) getaucht ist. Aetzte er am 1sten Tage, wo die Pocken erst durchschienen, so kamen sie fast nie zur Vollkommenheit; das Gesicht schwoll dann gegen den 7ten Tag, bekam kleine Spalten, aber es flofs nichts aus denselben und bei der Desquammation ging die geätzte Oberhaut in Schuppen weg, ohne auf der Haut sichtbare Narben, oder auch nur rothe Flekke zurückzulassen. Aetzte er am 2ten Tage, so wurde die Pustelbildung nicht ganz gehindert, aber die Pusteln entwikkelten sich schwächer und die Narben wurden nur oberflächlich. Später war die Aetzung ohne Erfolg.

78.

℞ *Argent. nitr. crystall.* gr. ij.-iij.
Aq. destill. ℥j.
MDS. Unter die Augenlider zu spritzen. Ryall.

79.

℞ *Argent. nitr. crystall.* ℈j.
Aq. destill. ℥j.
SS. Mit einem kameelhaarnen Pinsel die ganze, den Schlund bekleidende Membran 1-2 Mal zu bestreichen. Mackenzie.

80.

℞ *Argent. nitr. crystall.* gr. xv.
Aq. destill. ℥j.
SS. Zum Betupfen der Pusteln. Demiron.

Argentum nitricum fusum. **Höllenstein.** Nur als Aetzmittel. Gölis betupft die Kopfblutgeschwulst der Neugebornen, so wie den *Naevus maternus* mit *Lapis infernalis*; er sah den letzteren darnach durch Eiterung schwinden. Velpeau (revue médicale française. Paris, 1828) bediente sich nicht, wie Serres und Demiron, einer wässrigen Auflösung des salpetersauren Silbers, sondern er öffnete die schon gebildeten Pusteln mit einem schneidenden Werkzeuge und ätzte, oft ziemlich stark, mit dem festen Höllensteine die Pokken und die umgebende Haut. Diese Behandlung soll die Entwicklung der Pokken, ihre Entstehung auf den Augen hemmen und die Affektion innerer Organe, besonders die des Gehirns, mäfsigen. Andere Aerzte hingegen loben das Verfahren nicht. Husson sah zweimal nach dem Aetzen den Tod erfolgen; auch Heller verlor einen kauterisirten Kranken. Gerardin sah im Kinderhospitale die übelsten Zufälle, besonders Hirnentzündung darauf folgen (Meifsner Forschungen des 19. Jahrhunderts. Bd. 6. 1833).

***Asa foetida depurata.* Stinkender Asand. Teufelsdreck.** Der Asand ist ein kräftig inzitirendes, krampfstillendes Mittel, das auflösend, eröffnend, karminativ und wurmtreibend wirkt. Am besten wird er von reizlosen Individuen, bei trägem Blutumlauf, Verschleimung vertragen, wogegen er bei gereiztem Zustande der Zirkulationswege, Vollblütigkeit, bedeutenden Fieberbewegungen vermieden werden werden mufs. Man hat sich der *Asa foetida* in folgenden Krankheiten des kindlichen Alters bedient:

1) Beim *Asthma Millari.* Millar empfahl ihn in dieser nach ihm benannten Krankheit zuerst; er gab einem $1\frac{1}{2}$jährigen Kinde ℥j. binnen 2 Tagen. Mit Recht warnt Schmidt vor so enormen Gaben, weil er auch in geringeren Dosen asthenischen Individuen in den früheren Lebensjahren immer schlecht bekommt, was auch Wendt bestätigt. Für ganz kleine Kinder pafst er innerlich gar nicht; hier ist die Klystirform vorzuziehen und sehr hilfreich. Der Asand steht in der genannten Krankheitsform zwar dem Moschus nach, kann aber zweckmäfsig gleichzeitig oder abwechselnd mit diesem, ist er den Kindern innerlich nicht beizubringen, was indessen nicht so schwer hält, als einige glauben, wenigstens in Klystiren benutzt werden. Neuerdings theilt C. Vogel (Rust's Magazin, Bd. 26) 2 Fälle von *Asthma Millari* mit, wo die Heilung durch den Asand bewirkt wurde. Er gab das Mittel innerlich (℞ 82.) und auch in Klystiren.

2) Bei Keuchhusten. Hier fand ihn Kopp (Beobachtungen, S. 220) von grofser Wirksamkeit; von 6 Pillen täglich der unten (℞ 83.) näher angegebenen Mischung sah er schon bedeutende Wirkung gegen den Keuchhusten 4jähriger Kinder. Besonders wirksam fand er das Mittel, wenn die Krankheit nicht ganz neu und bereits andere Mittel mit geringem Erfolge gegeben waren. Auch späterhin (Denkwürdigkeiten, S. 129) bestätigte sich ihm auf's neue die ausge-

zeichnete Wirksamkeit des Asands gegen den Keuchhusten, weniger im Steigen, in der Entwicklung desselben, mehr wenn er seine Höhe erreicht hatte. In der 1sten Periode gab er daher Goldschwefel ¼-½ Gr. öfter täglich, Ipecacuanha $\frac{1}{10}$-⅛ Gr. 2stündlich, Schwefelblumen ½-1 Gr. öfter täglich, hatte sich aber das Uebel etwa nach 14 Tagen völlig entwikkelt, so reichte er die unten (℞ 84.) folgende Mischung, welche sehr gut zu nehmen sein soll und fuhr damit so lange fort, als der Husten von Bedeutung war, gab aber in den späteren Zeiträumen den Saft seltener. Das Mittel soll besonders das Gute haben, dafs es nie nachtheilig, sondern vortheilhaft auf den übrigen Gesundheitszustand wirkt, namentlich die Efslust vermehrt und etwanige Unterleibsbeschwerden beseitigt. Neuerlich empfiehlt Dr. Samel (Hufeland's Journal, 1832) Morgens und Abends ein Klystir aus ℈β.-j. *Asa foetida* als sehr wirksam gegen den Keuchhusten.

3) Bei Krämpfen. Hier pafst der Asand besonders in den Fällen, wo die Sensibilität der Organe des Unterleibes krankhaft gesteigert erscheint, wo die Krämpfe durch Stokkungen in den Unterleibsorganen, durch Würmer etc. erregt werden. Vorzugsweise nützlich beweist sich hier die Klystirform und wenig andere Mittel vermögen vom Mastdarm aus ihre Wirkung so allgemein auf den Organismus zu verbreiten. Bei ganz kleinen Kindern ist diese Applikationsart jeder anderen vorzuziehen.

4) Bei Würmern. Auch hier pafst vorzüglich die Klystirform; man verbindet die *Asa foetida* zu diesem Zwekke mit anderen anthelminthischen Arzneien, s. *Rad. Allii*, *Rad. Valerianae.*

Dosis und Darreichungsform. Innerlich: Man giebt den Asand zu 2-5 Gr. 2stündlich in Pillen, Auflösung, Emulsion.

Aeufserlich: Zu Klystiren. Für ganz kleine Kinder etwa gr. vj.-viij. auf ℥j. Flüssigkeit; für 2-3jährige ℈β.-j.; für gröfsere ʒβ. ein- oder mehremal täglich.

81.

℞ *As. foetid. dep.* ʒij.
Solve in
Liq. Ammon. acetic. ℥j.
adde
Aq. Menth. crisp. ℥iij.
Syr. Croc. ℥β.
MDS. Alle 2-1 Stunde einen

Thee- oder Efslöffel nach dem Alter des Kindes. (Bei *Asthma Millari.*)

82

℞ *As. foetid. dep.* ʒij.
Aq. Valerian. ℥ij.
Gumm. Mimos. q. s.
Syr. Croc. ℥β.
MDS. Anfangs ½ stündlich, späterhin alle 2 Stunden einen Kinderlöffel voll.
Vogel.

83.

℞ *As. foetid. dep.* ʒiβ.
Mucil. Gumm. arabic. q. s. ut f. pilul. No. 30. Consp. *Pulv. Irid. florent.*
S. Dreimal täglich 2 Stück in einem Bissen Obstmus zu nehmen. (Für Kinder von 4 Jahren bei Keuchhusten.)
Kopp.

84.

℞ *As. foetid. dep.* ʒij.
Mucil. Gumm. arabic.
Syr. Althaeae āā ℥j.
MDS. Zweistündlich einen Theelöffel. (Für ein 3-4-jähriges Kind.) Kopp.

85.

℞ *As. foetid.* ʒβ.
Moschi genuin. gr. viij.
Mucil. Gumm. Mimos. ℥β.
misce terend. invic. et adde
Aq. flor. Tiliae ℥iiβ.
Sacchar. alb. ʒij.
MDS. Stündlich einen Theelöffel voll. (Bei *Asthma Millari.*) Wendt.

86.

℞ *As. foetid. dep.* gr. vj.-viij.
Infus. *Flor. Chamomill.* ℥j.
Gumm. Mimos. q. s. ad subactionem.
S. Zum Klystir. (Für ein ganz kleines Kind.)

87.

℞ *As. foetid.* ʒβ.
subige
Mucil. Gumm. Mimos.
adde
Aq. destill. ℥iβ.
MDS. Mit warmen Kamillenthee vermischt (etwa eine kleine ½ Tasse zu jedem Klystir) zu 3 Klystiren. (Für Säuglinge.) Wendt.

88.

℞ *As. foetid.* ʒβ.
Infus. *Rad. Valerian.* (ex ʒij.-iij.) ℥iv.
Gumm. arabic. q. s. ad subactionem.
MDS. Zu 2 Klystiren. (Für ein 2 3jähriges Kind.)

89.

℞ *As. foetid.* ʒij.
Vitell. Ov. No. ij.
Ol. Chamomill. aether. gutt. vj.-viij.
tere cum
Aq. Chamomill. ℥iβ.
MDS. Zu 4 Klystiren, alle 3 Stunden eins mit einer Tasse warmen Kamillenthee. (Für gröfsere Kinder.) Casper.

Aurum muriaticum. Aurum muriaticum natronatum. **Salzsaures Goldoxyd-Natron.** Plensicz empfahl zuerst den Goldkalk bei der nach Scharlach entstehenden Wassersucht. Es ist unläugbar, dafs dieses metallische Mittel ungemein wirksam ist und tief in die Ernährung eingreift, allein seine Einwirkungen sind noch nicht genau erkannt und begründet. Die Dosis dieses zwar kräftigen, aber bisher noch problematischen Mittels kann bei Erwachsenen nicht klein genug sein, bei Kindern ist das Mittel kaum zu wagen. In jedem Falle ist das *Aurum oxymuriaticum* dem Goldkalke schon deswegen vorzuziehen, weil das erstere in der Auflösung und folglich in's Unendliche und sehr gleichmäfsig zertheilt, in der möglichst kleinen Gabe gereicht werden kann, wo es dann bei sehr hartnäkkigen, jeder anderen Hilfe widerstehenden Fällen versucht werden kann (Wendt's Kinderkrankheiten, S. 254). Ferner haben die Erfahrungen Chrestiens gelehrt, dafs das salzsaure Gold bei den bedeutendsten Erscheinungen der Skrophelkrankheit eine sichere Hilfe zu leisten vermag. Bei allen Anschwellungen der Drüsen, bei beginnender *Phthisis tuberculosa* vermag es oft allein und ganz besonders in Verbindung mit der *Aq. amygdalarum amararum* die Knoten zu schmelzen und die fernere Ausbildung der Schwindsucht zu verhüten. Ein Gleiches gilt von der *Tabes meseraica*, wenn die Krankheit nicht zu weit gediehen und wenn keine kolliquativen Durchfälle damit verbunden sind. Auch bei der Bildung skrophulöser Geschwülste aller Art kann man, wenn die Kräfte nicht zu sehr zerrüttet sind, günstige Wirkungen von dem hier in Rede stehenden Goldpräparate erwarten (Wendt l. c.).

Dosis und Darreichungsform. Innerlich: Am besten in Auflösung aus den oben angeführten Gründen (etwa gr. $\frac{1}{2}$ in ℥β. Wasser 3-4 Mal täglich 10-20 gutt. zu nehmen). Gröfseren Kindern auch wohl in Pillen (mit *Extr. Dulcamar.*, *Conii*) oder Pulver (mit *Pulv. Liquiritiae*) zu $\frac{1}{12}$-$\frac{1}{10}$-$\frac{1}{8}$ Gr.; immer beginne man mit der kleinsten Gabe.

Aeufserlich: Als Zusatz zu Salben (etwa ℈j. auf ℥j.), als Einreibung zum Schmelzen skrophulöser Drüsengeschwülste, Gliedschwamm etc.

90.

℞ *Aur. oxymuriat.* gr. j.-ij.
Solve in
Aq. flor. Aurant. ℥j.
DS. Zweistündlich 10 Tropfen mit etwas Wasser und bis auf 20 zu steigen.
Wendt.

91.

℞ *Aur. oxymuriat.* gr. iv.
Solve in
Aq. amygd. amar. ℥β.
adde
Aq. flor. Tiliae ℥iβ.
MDS. Täglich 4 Mal 20 Tropfen mit destillirtem Wasser zu nehmen. Wendt.

92.

℞ *Ungt. Digital.* ℥j.
Aur. oxymuriat. ℈j.
M. d. in Vasculo.
S. Zweimal täglich eine Haselnufs grofs in die Geschwulst einzureiben.
Wendt.

Baccae Juniperi. **Wachholderbeeren.** Der Wachholder ist ein gelind balsamisches Mittel, das vorzugsweise stark erregend auf die Haut, die Schleimmembranen der Respirationsorgane, die drüsigen Unterleibsgebilde und die Urinwerkzeuge wirkt. Er reizt weniger als andere Mittel ähnlicher Art und kann da mit Nutzen gegeben werden, wo man von stärkeren balsamischen Mitteln zu heftige Erregung und namentlich Erhitzung fürchtet. Man benutzt die Wachholderbeeren vorzugsweise bei Wassersuchten, die durch unterdrückte Hautfunktion, z. B. in der Abschuppungsperiode nach Scharlach und durch Atonie der Unterleibsorgane bedingt werden. Hier werden sie durch ihr qualitatives Verhältnifs zu den uropoetischen Organen und durch Bethätigung der Hautfunktion wenigstens zu einem schätzbaren Unterstützungsmittel.

Dosis und Darreichungsform. Innerlich: Man giebt die Wachholderbeeren in Aufgufs, etwa ʒij.-℥β. mit ℔j. kochendem Wasser übergossen und die Colatur den Tag über tassenweise getrunken; auch wohl die Abkochung mit Bier (besonders diuretisch), ʒij. mit 16 Unzen bis auf die Hälfte eingekocht, die Colatur in 24 Stunden zu verbrauchen. Aeufserlich: Zerstofsen zu Räucherspezies. Man streut sie allein, oder mit Mastix, Bernstein (℥j. mit ʒj.) vermischt, auf glühende Kohlen, läfst den aufsteigenden Rauch an die leidenden Theile gehen, oder durchräuchert mit ihm Flanell und reibt dann diese damit.

Baccae Lauri. **Lorbeeren.** Dieses Gewürz, das in seiner Wirkung der *Nux moschata* nahe kommt, wie diese erwärmend und nervenstärkend wirkt, wird besonders von Gölis in der Skrophulosis gerühmt und macht einen Bestandtheil seines *Pulvis antihectico-scrophulosus* aus. Um den Lorbeeren die Schärfe zu benehmen, läſst er sie mit Brodteig umgeben und im Backofen der Wärme aussetzen. Er mischt dann gleiche Theile *C. C. raspat.*, *Nux moschat.* und *Bacc. Laur.* zusammen, setzt doppelt so viel *Pulv. Liquirit.* hinzu und giebt hiervon Kindern unter 1 Jahr ½, 2-3jährigen 1 Theelöffel 2 Mal täglich. Nach Umständen verbindet er auch *Aethiops*, *Limatura martis* u. dergl. damit. Ueber die Wirksamkeit dieser Mischung sind die Stimmen getheilt. Meiſsner (Forschungen des 19. Jahrhunderts, Bd. 3) sagt, er habe das in Rede stehende Mittel bei vielen Kranken angewendet, müsse aber gestehen, niemals viel davon gesehen zu haben; denn einmal gab schon Gölis die Vorschrift, dieses Mittel lange Zeit anhaltend fort zu geben, sodann war es nöthig, die Kinder zugleich auf eine gute und passende Diät zu setzen, baden zu lassen u. dergl. mehr, so daſs man, wenn auch wirklich die Kinder sich besserten, nicht wissen konnte, was eigentlich die Besserung bewirkt hatte. Allein diese Bemerkungen Meiſsner's über das *Pulvis antiscrophulosus* lassen sich ja auf alle, als noch so kräftig anerkannten antiskrophulösen Mittel anwenden, da kein Arzt von dem nur flüchtigen Gebrauche irgend einer Arznei, sei sie auch noch so kräftig und ohne die strengste Regelmäſsigkeit in der Diät je eine Heilung der bekanntlich so sehr die Geduld des Arztes und des Patienten in Anspruch nehmenden Krankheit erwarten wird. Dagegen sah Barthel (Diss. sistens conspect. morbor. a 1828-1829 in schola policl. Lipsiensi curat. Lips. 1830) sehr heilsame Wirkungen von dem *Pulvis antihectico-scrophulosus.*

93.
℞ *C. C. rasp.*
Nuc. moschat.
Bacc. Laur. āā ℥j.
Pulv. Liquirit. ℥vj.
M. f. Pulvis.
DS. Nach Verordnung.
Gölis.

Balsamum Copaivae. Copaivbalsam. Aeufserlich bei hydropischen Affektionen der Kinder als Einreibung.

94.
℞ *Ungt. nervin.* ℥j.
Balsam. Copaiv. ʒij.
M. d. in Vasculo.

S. In den Damm und die *Regio pubis* einzureiben. (Bei Wassersucht nach Scharlach.) Wendt.

Balsamum Nucistae. Muskatbalsam. Aeusserlich zu stärkenden Einreibungen in den Unterleib bei Koliken, Durchfällen etc. sehr beliebt.

95.
℞ *Balsam. Nucist.* ℥j.
Mixt. oleoso-balsam. ʒj.
Tinct. Opii simpl. ℈j.

MDS. In den Unterleib einzureiben. (Bei Leibschmerzen der Säuglinge.) Wendt.

Balsamum peruvianum s. Indicum nigrum. Schwarzer peruvianischer Balsam. Aeufserlich als stärkende, krampfstillende Einreibung auf Magen und Unterleib.

96.
℞ *Alcohol. Vin.* ℥j.
Balsam. Peruvian.
Naphth. sulphur.
Tinct. Opii spl. āā ʒj.
MDS. Zum Einreiben. Henke.

Baryta muriatica. Terra ponderosa salita. Salzsaure Schwererde. Der salzsaure Baryt ward zuerst von Hufeland gegen die Skrophelkrankheit empfohlen. Seinen damit angestellten Versuchen nach wirkt das Mittel mit einem eignen durchdringenden Reiz auf das Verdauungs-, Lymph- und Drüsensystem und die Nerven dieser Theile, vermag ungemein kräftig die zähesten Infarkte und Verschleimungen im Darmkanale und Gekröse aufzulösen und mobil zu machen, das Drüsensystem zu öffnen, die Resorption zu befördern und wird so zu einem höchst wirksamen Mittel bei Heilung der wichtigsten Skrophelzufälle, Verstopfungen, Drüsenknoten, Geschwülsten, Augenentzündungen, Ausschlägen etc. Vorzüglich nützlich ist das Mittel nach Hufeland, wenn noch ein inflammatorischer und heftig gereizter Zustand im Lymphsysteme verbreitet ist, wo China, Eisen, Quecksilber u. dergl. die Zufälle vermehren, oder auch wenn die Krankheit vorzüglich reizbare Theile, z. B. Augen, Lungen etc. ergreift. Zu vermeiden ist es dagegen bei skorbutischer Komplikation, skrophulösen Knochenkrankheiten, bei grofser Laxität oder im 2ten fauligten Stadium. Unter den späteren Aerzten, die das Mittel in Gebrauch gezogen, herrscht nun eine grofse Verschiedenheit der Ansicht über die Wirksamkeit desselben. Wendt sieht die Ursache dieses Widerspruches darin, dafs die Fälle, in denen die salzsaure Schwererde mit Nutzen gereicht wurde, nicht genau genug berücksichtigt worden sind. Auch er hält den Baryt in der *Scrophula florida* für ein höchst schätzbares Mittel und er leistete ihm bei chronischen Entzündungen aller Art, bei Verstopfungen der Drüsen, besonders bei Anschwellungen der meseraischen, bei Lungenknoten, bei Geschwülsten, Hautausschlägen und Geschwüren, wo eine *Diathesis phlogistica* unverkennbar mit der skrophulösen Dyskrasie gepaart und die Ernährung nicht zu tief gesunken ist, die herrlichsten Dienste. Auch andere Aerzte stimmen in dies Lob ein. Wallich, Drechsler (allgemeine medizin. Annalen. Ahenburg, 1814), Armstrong, v. Vering (Heilart der Skrophelkrankheit. Wien, 1829) gebrauchten den Baryt mit Erfolg; der letztere giebt an, dafs ein Fieberzustand eintrete, wenn der Organismus von dem Mittel gleichsam gesättigt ist. Dagegen sahen Jörg, Feiler, Richter u. A. keine Wirkung von dem in Rede stehenden Mittel; Fleisch will sogar Arsenik darin entdeckt haben und in Rust's Helcologie wird ein Fall erzählt, wo ein 2 Tage dauernder Wahnsinn darnach erfolgte. Noch ist zu erwähnen, dafs Hufeland, Loder, Buchholz die salzsaure Schwererde in der unten (℞ 101.) angegebenen Mischung gegen Ascariden mit dem besten Erfolge angewendet haben.

Dosis und Darreichungsform. Innerlich: Man giebt den salzsauren Baryt zu $\frac{1}{4}$-$\frac{1}{2}$ Gr. und mehr in vorsichtig steigenden Gaben, am besten in Auflösung, da das Mittel gar zu leicht zersetzt wird. Was die Verbindungen betrifft, in denen man das Mittel gegeben, so empfiehlt sich besonders die mit *Vin. stibiatum* (ʒij.-iij. auf ℥j. der Auflösung) oder der gleichzeitige Gebrauch der Plummer'schen Pulver; auch kann man mit Nutzen noch *Extr. Cicutae* in die Mischung aufnehmen. Weniger zweckmäfsig scheint die von Sulzer, Hufeland und neuerdings von Fischer (Heilart der Skropheln. Prag, 1832) gerühmte Verbindung mit Eisen bei schlaffen, kalten, reizlosen Subjekten. Beide Mittel sind, wie Wendt sehr richtig bemerkt, in ihrer Wirkung so entschieden entgegengesetzt, dafs ihre Verbindung immer ein für die Therapeutik höchst problematisches Gemisch bleibt. Das Eisen leistet bei schlaffen, kalten und reizlosen Individuen so sichere Wirkungen, dafs eine Verbindung desselben mit der *Baryta muriatica* schon aus dem Grunde nicht wünschenswerth erscheint.

Aeufserlich. Auch äufserlich ist die Auflösung der *Baryta muriatica* sehr nützlich bei Hautausschlägen und Flekken der Hornhaut (Hufeland).

97.

℞ *Baryt. muriatic.* ʒβ.
solve in
Aq. destill. ℥j.
MDS. Kindern bis zum 3ten Jahre 5-20, älteren 10-30 Tropfen 3-4 Mal täglich.
Hufeland.

98.

℞ *Baryt. muriatic.* ʒβ.
solve in
Aq. destill. ℥j.
adde
Vin. stibiat. ʒij.
MDS. Alle 3 Stunden 10-15 Tropfen zu nehmen und allmählig die Dosis zu vermehren.
Wendt.

99.

℞ *Baryt. muriatic.*
Ferr. muriatic. āā ʒβ.
solve in
Aq. Menth. pip. ℥j.
adde
Syr. cort. aur. ℥j.
MDS. Kindern von 2-3 Jahren alle 3 Stunden 8-10 gutt. mit Haferschleim, von 4-6 Jahren 12-15 und älteren 20 Tropfen in derselben Zeit.
Fischer.

100.

℞ *Baryt. muriatic.*
Extr. Conii macul. āā ℈j.
Aq. Cinam. s. ℥β.
MDS. 3-4 Mal täglich 10-20

Tropfen zu nehmen. (Für ein Kind von 7-9 Jahren.)

101.

℞ *Baryt. muriat.* ʒß.
Aq. destill. ℥j.
adde
Syr. rub. Idaei ℥iß.
MDS. Täglich 2, 3, 4 Mal einen Theelöffel voll nach Proportion des Alters.

Buchholz.

102.

℞ *Baryt. muriatic.* ℈ß.
solve in
Aq. lauro-ceras. ℥ij.
DS. Zweistündlich einen Tropfen in die Augen zu träufeln. (Gegen Hornhautflekke.)

Hargens.

Borax. Natrum boracicum (natronatum).

Borax. Der Borax eignet sich wegen seiner sanft auflösenden, verflüssigenden Wirkung besonders für die gelinderen Krankheitsformen des kindlichen Alters. Man benutzt ihn jetzt innerlich nur noch bei Säure in den ersten Wegen und bei Aphthen.

Dosis und Darreichungsform. Innerlich: Man giebt den Borax zu 3-5-10 Gr. nach dem Alter in Pulver, Lecksäften (etwa ʒß. für Säuglinge, ʒj. für ältere Kinder, in ℥ij. *Mell. rosat.*, 4 Mal täglich einen Theelöffel voll). Die von Lentin bei bösartigen Aphthen empfohlene Verbindung mit *Lignum Campechianum* s. dort.

Aeufserlich: Zu Streupulvern und Lecksäften bei Schwämmchen (ʒß.-ij. auf ℥j. Saft, *Mell. rosat.*, *Syr. Moror.*; Buchholz glaubt, der Borax verbinde sich mit dem Honig zu einer dem Boraxweinstein ähnlichen Mischung; man kann daher ein anderes Constituens wählen), Mund- und Gurgelwassern (ʒj.-ij. auf ℥vj. *Decoct. Hordei*, *Infus. fol. Salviae*), Augenwässern (bei skrophulöser Lichtscheu ʒß.-j. auf ℥vj.; als Augentropfwasser 3-5 Gr. in ℥j. Wasser gegen Hornhauttrübungen).

103.

℞ *Magnes. carbonic.*
Sacchar. alb. āā gr. v.
Borac. gr. iij.-v.-x.
M. f. Pulv. dent. tal. dos. No. vj.
S. Zweimal täglich ein Pulver. (Gegen Säure.)

Richter.

104.

℞ *Borac.* ʒß.
Sacchar. alb. ʒj.
M. f. Pulvis.

DS. Zweimal täglich eine Messerspitze voll in die Zunge des Kindes einzureiben, auch auf die Brustwarze der Mutter zu streuen. (Gegen Schwämmchen.) Kluge.

105.

℞ *Aq. Salviae*
Mell. rosat. āā ℥ß.
Borac. ℈ß.

MDS. Pinselsaft. Wendt.

106.

℞ *Borac.* ʒij.
solve in
Aq. Salviae ℥ij.
adde
Tinct. Myrrhae ʒij.
Mell. depur. ℥i.

MDS. Pinselsaft. (Bei brandiger Bräune im Scharlach.) Wendt.

107.

℞ *Succ. semperviv. tect.* ʒij.
Aq. Plantagin. ℥ij.
Borac. ℈j.

MDS. Gegen Aphthen. Lentin.

108.

℞ *Borac.* ʒij.
Decoct. Hordei ℥vj.
Mell. rosat. ℥ij.

MDS. Gurgelwasser. (Bei Scharlach.) Wendt.

109.

℞ *Borac.* ʒß.-j.
solve in
Aq. destill. ℥vj.-vij.

DS. Zum Foment. (Bei skrophulöser Lichtscheu. Allmählig kann man die Quantität des Borax verstärken.) Jüngken.

110.

℞ *Borac.* ʒij.
solve in
Aq. destill. ℥iv.
adde
Aq. lauro-ceras. ʒij.-iij.

MDS. Damit Kompressen zu befeuchten und so oft zu wechseln, dafs sie niemals trokken werden. Man achte darauf, dafs nichts in den Mund kommt. Dabei Morgens und Abends ein Pulver aus 1-2 Gr. *Herb. Cicut.* und ½-1 Gr. Calomel. (Gegen skrophulöse Augenentzündung.) Bonorden. (Medizin. Zeitung v. Verein f. Heilk. in Preufs. No. 35.)

Bulbi Allii sativi. Radix Allii. Knoblauch.

Der Knoblauch besitzt bedeutende anthelminthische Kräfte und ist daher ein berühmtes Hausmittel gegen Würmer, besonders Ascariden. Bei seinem Gebrauch ist jedoch zu beachten, dafs er den Würmern eigentlich nur sehr zuwider ist, ohne sie wirklich zu tödten; er macht sie daher oft sehr unruhig, vermehrt die Zufälle und erfordert deshalb bei grosser Empfindlichkeit und Neigung zu Krämpfen grofse Behutsamkeit (s. Richter's Arzneimittellehre). Selten benutzt man ihn innerlich. Man kann zu diesem Zwekke 1-2 Loth mit 3 Tassen kochender Milch übergiefsen und dies den Tag über trinken lassen; des Morgens nüchtern genommen soll er am wirksamsten sein.

Häufiger benutzt man ihn äufserlich in Form von Klystiren (etwa ½ Loth auf ℥iij. kochender Milch) oder zu Dampfbädern; die Würmer gehen oft schon ab, wenn man ein solches Dampfbad von einem frischen Knoblauchaufgufs an den After des Kindes gehen läfst.

111.
℞ *Rad. Allii rec.* ℥β.
c. inf.
Aq. bull. ℔β.
Colatur. adde
As. foetid. in *Vitell. Ovor.* solut. ℈ij.
MDS. Zu 2 Klystiren.

Calcaria muriatica. Calx salita. **Salzsaurer Kalk.** Der salzsaure Kalk ist wie der Baryt ein höchst wirksames Mittel wider die Skrophelkrankheit mit einer *Diathesis florida.* Er vermehrt den Schweifs und Urin, pafst jedoch nicht bei schon sehr gesunkener Verdauung. Hufeland hält ihn für reizender als den Baryt und empfiehlt grössere Vorsicht. Nach Vogt und Herrmann hingegen ist er milder und wirkt weniger feindselig auf die Nerventhätigkeit, bethätigt aber mehr die se- und excernirenden Organe. James Wood (the Edinb. medic. and surg. Journ. 1805) rühmt seine Wirksamkeit gegen Skropheln und zieht ihn allen andern antiskrophulösen Mitteln vor; er soll nicht allein schneller als andere Mittel wirken, sondern auch, in grofsen Gaben gegeben, keinen Nachtheil bringen. Auch J. Heinecken (Beobachtungen und Erfahrungen, gesammelt auf dem Felde der Erfahrung. Bremen, 1832) gab den salzsauren Kalk mit gutem Erfolg in einem aromatischen Wasser und versichert, dafs dies Mittel nicht allein von dem Magen gut vertragen werde, sondern sich auch gegen die hartnäkkigsten Fälle von Skropheln wirksam bewiesen habe.

Dosis und Darreichungsform. Auch hier ist die einfache Auflösung in destillirtem Wasser die beste. Man löst etwa ʒβ.-j. in ℥j. Wasser auf und giebt davon Kindern von 4-6-10 Jahren 15-30 Tropfen alle 3 Stunden.

112.
℞ *Calcar. muriat.* ʒj.
Aq. destill. ℥j.
MDS. Alle 3 Stunden 30 Tropfen. (Für ein Kind von 6 Jahren.)
Hufeland.

113.
℞ *Calcar. muriat.* ʒj.
Tinct. Calam. ℥j.
MDS. 20-30 Tropfen einige Mal täglich. Niemann.

114.
℞ *Calcar. muriat.* ʒj.
Extr. Conii macul. gr. xv.
Aq. Cinamom. s. ℥β.
MDS. 8-16 Tropfen 3 Mal täglich. (Für ein Kind von 10 Jahren.)
Aus Phöbus Receptirkunst.

Calcaria sulphurata. Hepar Calcis. Kalkschwefelleber. Aeufserlich von Hahnemann als Waschung bei *Crusta lactea* empfohlen.

115.
℞ *Calcar. sulphurat.* ʒij.
solve in
Decoct. Althaeae ℥ij.
DS. Den Ansprung öfter damit zu waschen.
Hahnemann.

Calcaria usta. Calx viva. Gebrannter Kalk. Randhan (Rust's Magazin für die gesammte Heilkunde. Bd. 22. 1826) empfiehlt die unten (℞ 116.) näher angegebene Mischung gegen *Tinea capitis*. Er läfst den Kopf täglich mehrmals mit Eibischdekokt waschen und mit Schweinefett einreiben, bis die Krusten erweicht sind, welche dann durch Kämme und Bürsten entfernt werden. Hierauf wendet er die Salbe an, die er zwei Mal 6-7 Minuten lang einreiben läfst. Er sah von diesem Verfahren, das in dem Waisenhause zu Paris üblich ist, immer günstigen Erfolg.

116.
℞ *Calc. viv.* ℨβ.
Tutiae ℨj.
Axung. porc. ℥iv.
M. f. Ungt.
DS. Nach Verordnung.
Randhan.

Camphora. Kampher. Der Kampher gehört zu den ätherisch-öligten Mitteln und wirkt wie diese gleichzeitig stark erregend auf die Irritabilität und Sensibilität. Sein Gebrauch eignet sich für wahre, vitale, vorzugsweise im Peripherischen des Gefäfssystems hervortretende Schwäche, wie sie sich in den höheren Graden des Nerven- und Faulfiebers durch weichen, zitternden Puls, Bewufstlosigkeit, Delirium, Sehnenhüpfen, kühle, schlaffe, welke Haut kund zu geben pflegt. Contraindizirt wird der Kampher durch jeden entzündlichen Zustand und Orgasmus der Blutgefäfse, auch verträgt er sich nicht mit gastrischen Zuständen. Tourtual empfiehlt grofse Vorsicht bei dem Gebrauche des Kamphers in Kinderkrankheiten, da Kinder eine eigne Idiosynkrasie dagegen haben und leicht Unruhe, Angst, Dyspnoe darnach entsteht; er räth deshalb zu seinem äufseren Gebrauch in Form von Salben und Kräuterkissen.

Man hat den Kampher in folgenden Krankheiten des kindlichen Alters benutzt:

1) Bei *Erysipelas neonatorum* (Wendt, Carus). Wendt sagt: Die Verbindung des Kampher mit Calomel ist oft gegen die Rose empfohlen worden. Die Verbindung dieser beiden Mittel hat manches in der Theorie gegen sich, doch würde dieses nicht entscheiden können, wenn uns die Erfahrung darüber reine Resultate lieferte. Der Uebergang von der höchsten Entzündung zur brandigen Entartung mag vielleicht der Zeitpunkt sein, wo diese Verbindung etwas leisten kann. ½ Gr. Calomel und ¼ Gr. Kampher werden dann alle 2 Stunden gegeben. Jörg erklärt sich gegen den Gebrauch des Kamphers bei der in Rede stehenden Krankheit, weil das Mittel dem zarten Alter der kranken Individuen durchaus unangemessen sei.

2) Bei bösartigen Aphthen, brandigen Pokken, nervösem Scharlach. Fliefsen die Pokken zusammen, werden sie schwarz, sinken die Kräfte, entwikkelt sich Fäulnifs in den Pokken, ist

die Haut heifs, der Puls leer, häufig, leicht zusammenzudrükken, oder nimmt beim Scharlach die Schwäche sehr überhand, offenbart sich ein unverkennbares Gesunkensein der Lebenskräfte, ist die Haut mit zähem Schweifs bedeckt, so tritt die Indikation für den Gebrauch des Kamphers ein, den man unter solchen Umständen zweckmäfsig mit anderen ätherisch-öligten Mitteln, Mineralsäuren, Opium und Moschus alternatim reicht.

3) Bei Croup. Home gab ihn mit Salpeter, Olbers in Bremen und Hufeland mit Kermes in Verbindung; der von Wolff empfohlenen Composition aus Kampher und *Ammon. carbonic. pyro-oleos.* geschah schon bei dem letzteren Mittel Erwähnung. Es leuchtet ein, dafs der Kampher in der genannten Krankheit, wie bei allen anderen Entzündungen, nur da passen kann, wo nach den gehörigen Ausleerungen ein passiver Zustand eingetreten ist, wo die gehörige Kraft und Thätigkeit zur völligen Durchführung der Krise zu erlahmen droht, oder wo es dem Nervensystem gleich anfangs an Kraft gebricht; hier befördert er Sputa, zertheilt Stokkungen, macht die Zirkulation gleichmäfsig. Ueber den äusserlichen Gebrauch des Kamphers im Croup s. unten.

4) Im Keuchhusten. Hier empfehlen ihn Jahn und Schäffer, wenn die erste Periode vorüber ist und die konvulsivische eintritt.

5) Bei Durchfällen. Wenn eine katarrhalische Diarrhoe sich in die Länge zieht, so empfiehlt Gölis den Kampher in ganz kleiner Gabe als *Aura camphorata;* in diesen Gaben soll er eine eigne, sehr angenehme Wärme im Magen verbreiten.

6) Bei Würmern. Er schafft bei Wurmbeschwerden oft augenblicklich Erleichterung und stillt die stürmischen Zufälle, welche von Würmern in Fiebern und akuten Krankheiten erregt zu werden pflegen. Man gebraucht ihn hier innerlich, in Klystiren und als Einreibung.

Dosis und Darreichungsform. Innerlich: Man giebt den Kampher Säuglingen zu $\frac{1}{4}$, gröfsern Kindern zu $\frac{1}{2}$-1 Gr. in Pulver (fein zertheilt und mit einigen Tropfen Weingeist abgerieben, *in charta cerata;* als Corrigens pafst am besten *Pulvis gummosus*) oder am zweckmäfsigsten in Emulsionen (mit *Gumm. Mimos.* oder Eigelb).

Aeufserlich: Lentin liefs beim Croup Flanell, mit Kampher stark berieben, auf die Brust legen, sobald die Nase trokken war. Es scheint, sagt er, als wenn sich die Absonderung der Katarrhalmaterie, die sonst in der Nase geschieht, nach der Brust versetzen und man diesen Irrthum der Natur durch obiges Mittel wieder abhelfen könne. Die Erleichterung der Brust ist augenscheinlich (Beiträge, Bd. 1. S. 339). Sachse (das Wissenswürdigste über die häutige Bräune) lobt dies Verfahren aufserordentlich. Den Kindern fing die Nase an zu fliefsen, sie nieseten und bekamen die gröfste Erleichterung, wenn er ihnen Flanell auf die Brust legen liefs, welcher stark mit Kampher berieben war. Er räth daher dringend diese Lentin'sche Anwendungsart des Kamphers im Croup nicht zu verabsäumen. Man benutzt ferner den Kampher zu Kräuterkissen (etwa ℈β.-j. auf ℥ij. *Spec. aromatic.*), zu Einreibungen, Linimenten (man benutzt hier wohl die offizinellen Auflösungen, *Ol. camphor.*, *Spir. camphor.*, *Linimentum saponat. camphor.*, *ammoniat. camphor.*; zweckmäfsiger ist es jedoch in vielen Fällen, statt der letzteren die Auflösung magistrale zu verordnen, etwa ℈j.-ʒβ. in ʒij. eines fetten Oeles (*Ol. Hyoscyam. infus.*) aufgelöst und dazu noch ʒvj. *Ungt. Althaeae* gesetzt, weil jene Salben zu stark reizen und auch wegen des penetranten Geruchs von den Kindern nicht vertragen werden), zu Mund- und Gurgelwässern, s. *Extr. Chinae.*

117.

℞ *Camphor. subact.* gr. β.
Decoct. Althaeae ℥ij.
Laud. liquid. Sydenh.
gutt. j.-ij.

MDS. 1-2stündlich einen Theelöffel. (Für Kinder von 1-2 Jahren bei chronischer Diarrhoe). Gölis.

118.

℞ *Rad. Valerian.* ʒβ.
— *Colomb.* ʒj.
Inf. *Aq. fervid.* q. s. Colatur. ℥v.; adde
Camphor. subact. gr. j.
Laud. liquid. Sydenh.
gutt. ij.-iij.
Syr. cort. aur. ʒβ.

MDS. 2-3stündlich einen Kinderlöffel voll. (Für ein 4jähriges Kind bei chronischer Diarrhoe mit Verdacht von Würmern.) Gölis.

119.

℞ *Camphor.* gr. iv.
Mucil. Gumm. Mimos.
Syr. Althaeae āā ℥β.
Misce terend. invic. et sensim

adde

Aq. flor. aur. ℥j.

MDS. 2stündlich einen Theelöffel. (Für Kinder in der 1sten Lebensperiode, ungefähr ½ Gr. p. dos., bei bösartigen Aphthen.)

Wendt.

120.

℞ *Camphor.* gr. vj.

Mucil. Gumm. Mimos.

Syr. simpl. āā ℥j.

Misce terend. invic. et sensim adde

Emulsio amygdal. ℥iv.

MDS. 2stündlich einen Efslöffel. (Für Kinder in der 2ten Lebensperiode, bei brandigen Pokken.)

Wendt.

121.

℞ *Camphor. trit.* gr. β.-ij.

Pulv. gummos.

Sacchar. alb. āā gr. v.

M. f. Pulv. dent. tal. dos. No. viij.

S. 2stündlich ein Pulver.

122.

℞ *Camphor.* gr. iv.

Mell. despumat. ℥β.

Misce terend. invic. et adde

Aq. Meliss. ℥iiiβ.

DS. 2stündlich einen Efslöffel. (Bei Stomacace.)

Wendt.

123.

℞ *Camphor.* ℥j.

tere cum

Spirit. Sal. ammoniac. volatil. ℥iij.

Solut. adde

Ol. Olivar. ℥β.

MDS. Zum Einreiben. (Als auflösendes und zertheilendes Mittel bei hartnäkkigen Stokkungen.)

Hufeland.

124.

℞ *Sapon. medic. ras.* ℥ij.

Camphor. trit. ʒj.

Liq. Ammon. vinos. ℥β.

Ol. Korismar. gutt. xv.

MDS. Alle 3 Stunden einen Theelöffel voll einzureiben.

Cantharides. Spanische Fliegen. — *Tinctura Cantharidum.* Nächst den englischen Aerzten Lettsom, Armstrong u. A. hat besonders Hufeland die Kanthariden gegen den Keuchhusten empfohlen. Er erwartet von ihnen eine Umstimmung in den Nerven des Magens und der Brust und eine kritische Ableitung des Reizes und der Schärfe nach dem Harnsystem, weshalb er sie auch bis zum gelinden Harnbrennen zu geben räth. Schäffer, Buchholz (siehe ℞ 127.) und in neuerer Zeit Fischer, Clarus, G. v. d. Busch, G. A. Richter bestätigten ihren Nutzen. C. F. Fischer (Hufeland's Journal, 1827. Supplementheft) und Clarus (Annalen, Bd. 2) gaben die *Tinct. Cantharid.* mit *Tinct. thebaica* vermischt im 2ten Zeitraume der Krankheit mit auffallend gutem Erfolg. Gerhard v. d. Busch (Abhandlung über den Keuchhusten von Desruelles, aus dem Französischen übersetzt. Bremen, 1828) leistete die Kantharidentinctur vortreffliche Dienste, selbst in Fällen, die allen anderen Mitteln widerstanden. Er gab die unten (℞ 128.) angegebene Mischung 2stündlich zu einem kleinen Löffel voll. G. A. Richter (spezielle Therapie, 2. Supplementbd. 1831) bewiesen sich die Kanthariden in der späteren Periode der Krankheit häufig ausnehmend nützlich. Stets gab er sie mit einer Chinaabkochung, so dafs nach dem Alter die Kinder auf jede Gabe 4 Mal täglich 3-8 Tropfen der Kantharidentinctur bekamen, womit er bis zur Vermehrung des Harnflusses und leichtem Urinbrennen fortfuhr. In der späteren Periode der Krankheit, wo das Mittel nur allein pafst, vermogte es rascher als irgend ein anderes, das Uebel zu beendigen. Dagegen versichert Ratier (Revue médicale française et étrangère, 1829), dafs die Kanthariden sich ihm immer schädlich im Keuchhusten bewiesen hätten.

Will man nun, gestützt auf jene Empfehlungen, das Mittel in Anwendung bringen, so achte man zunächst auf die Individualität des Patienten und auf das Stadium der Krankheit. Bei hoher Reizbarkeit, grofser Schwäche, ganz jungen Kindern, entzündlichen Zuständen, besonders der uropoëtischen und Geschlechtsorgane passen die Kanthariden durchaus nicht: nur bei chronischer Dauer des Hustens in reizlosen, pastösen Subjekten, da wo im 3ten Stadium des Keuchhustens ein *Status frigidus* vorhanden ist, wo am Ende desselben sich Atonie mit Oedem einfindet und mit dem noch übrigen Schleimhusten paart, nur da tritt eine Indikation für den Gebrauch der Kanthariden ein. Lettsom's Vorschlag, auch in den früheren Perioden des Keuchhustens (wo, wie Marcus bemerkt, dadurch, dafs das Mittel an einem entfernten Orte eine Entzündung hervorruft, leicht eine günstige Veränderung in den leidenden Theilen hervorgebracht werden könnte) die Kanthariden zu geben, ist durchaus verwerflich. Zugegeben, sagt Wendt, dafs eine solche Ansicht richtig sei, so würde doch die planmäfsige Hervorrufung einer solchen inneren Entzündung wegen der damit verbundenen hohen Gefahr gewissenlos sein.

Dosis und Darreichungsform. Innerlich: Man giebt die Kanthariden zu $\frac{1}{12}$-$\frac{1}{8}$-$\frac{1}{4}$ Gr. einigemal täglich, nicht in Pulver, wegen leicht zu heftiger Wirkung, häufiger in Emulsionen (doch sind Oelemulsionen zu vermeiden, weil das Oel die Wirkung der Kanthariden leicht sehr steigern könnte); siehe ℞ 125. und 126., in der letzteren scheint uns die Partialgabe viel zu hoch. Bei weitem häufiger haben die Aerzte die *Tinct. Cantharidum* benutzt. Man giebt von ihr kleineren Kindern 2-3 Tropfen einige Mal täglich in einem schleimigen Vehikel, auch Hühnerbrühe; gröfseren (6-10jährigen) 5-8 Tropfen 3-4 Mal täglich; auch als Zusatz zu Mixturen. Bezüglich der Verbindungen, in denen man die Kantharidentinctur gegeben, so sind besonders die mit Opium und China empfohlen. Bedenkt man, dafs die Kanthariden gewöhnlich in dem Zeitraume des Keuchhustens gegeben werden, wo die krampfhaften Erscheinungen längst aufgehört, wo dagegen die Symptome der Schwäche immer mehr hervortreten, die Kräfte täglich mehr sinken, die Absonderung des Auswurfes immer stärker wird und die Masse des Körpers schwindet, so erscheint die Verbindung mit der China wohl als die zweckmäfsigere. Man kann die *Tinct. Cantharidum* in solchen Fällen in geeigneter Gabe der Chinabereitung zusetzen und diese dann efslöffelweise nehmen lassen, oder man kann auch, was uns zur Erzielung einer genaueren Partialdosis zweckmäfsiger erscheint, die Tinctur besonders verschreiben, sie dann jedes Mal tropfenweise beim Einnehmen des Chinatrankes beimischen lassen. S. oben Richter.

Aeufserlich. Statt des offizinellen spanischen Fliegenpflasters hat Hufeland für kleinere Kinder das *Ungt. epispastic. Ph. P.* (℞ 129.) empfohlen, das sehr gelinde wirkt und mit Nutzen bei langwierigem Husten, zurückgetretenen Ausschlagsschärfen etc. eingerieben wird. Die *Tinct. Cantharidum* gebraucht man als Zusatz zu Linimenten und Einreibungen, wenn man einen recht kräftigen, durchdringenden äufseren Reiz anbringen will.

125.

℞ *Cantharid.* gr. j.
Sacchar. alb.
Pulv. Gumm. Mimos. āā ʒij.
Misce terend. invic. et sensim

adde
Emuls. amygd. dulc. ℥v.
MDS. 2stündlich einen Efslöffel voll.

126.

℞ *Cantharid.* ℈j.
Amygd. dulc. excort. ℥iß.
Sacchar. alb. ℥ß.
in mortario. marmor. probe conterantur et lenta *Aq. calid.* ℥x. affusione f. emulsio. Colatur. s. express.
DS. Nach Verschiedenheit des Alters alle 3-4 Stunden ½-1 Efslöffel. Hervig.

127.

℞ *Cort. peruv.* ℥ß.
Aq. font. ℥v.
Coq. ad reman. ℥iij.; adde
Syr. Althaeae ℥j.
Tinct. Cantharid.
Laud. liquid. Sydenh. āā gutt. xv.
MDS. Einen halben, auch nach Proportion des Alters einen ganzen Theelöffel voll täglich 4 Mal. Buchholz.

128.

℞ *Emuls. amygd. dulc.* ℥iv.
Syr. amygd. ℥j.
Tinct. Cantharid. gutt. iij.
MDS. 2stündlich einen Kinderlöffel voll. v. d. Busch.

129.

℞ *Ungt. pomat.* ℥ß.
Pulv. Cantharid. ℈j.-ʒß.
MDS. Einer Erbse oder Bohne grofs in die Haut einzureiben. Hufeland.

130.

℞ *Spirit. camphor.*
— *Angelic.* āā ℥j.
Tinct. Cantharid. ʒj.
Liq. Ammon. caustic. ʒij.
Aq. Coloniens. ℥ij.
MDS. In Brust und Rückgrath einzureiben. (Bei *Asthma Millari.*) Casper.

Carbo animalis. Thierkohle. Die Thierkohle soll bei ihrer innerlichen Anwendung besonders auf die drüsigten Organe wirken und sogenannte Stokkungen derselben zu heben vermögen. Vorzüglich hat die Fleischkohle durch Weise's Empfehlung (über die Zurückbildung der Scirrhen und Polypen und über die Heilung der Krebsgeschwüre, von F. A. Weise. Leipzig, 1829) die Aufmerksamkeit der Aerzte auf sich gezogen. Sie wird nach Weise in folgender Art bereitet: Man nimmt Kalbfleisch mit den Rippen, so dafs die Knochen ⅓ des Gewichtes des Ganzen betragen, zerhackt es in mäfsig kleine Stükke und brennt es in einer Kaffeetrommel unter Umdrehen über gehörig starkem Feuer. Wenn sich die brennbare Luft zu zeigen anfängt, was man an den um die Trommel spielenden Flämmchen sieht, so mufs man das Brennen noch eine Viertelstunde fortsetzen; längeres Brennen soll das Präparat unwirksam machen. Gesunde sollen von kleinen Gaben der auf diese Weise bereiteten Kohle schmerzhafte Knoten in den Brüsten, Verhärtung und Anschwellung der Ohrendrüsen und Kupferausschlag im Gesicht bekommen, was sich jedoch allmählig wieder verliert. Vorzüglich wirksam ist sie bei skrophulösen Drüsengeschwülsten. Knoten am Halse und Kopfe skrophulöser Kinder, besonders letztere, erweichen, öffnen sich und heilen bei ihrem Gebrauche sehr bald von selbst. Weise giebt die Fleischkohle Morgens und Abends zu ½ - 2 Gr.; man verbindet sie nach ihm entweder mit Zukker oder besser mit *Pulv. rad. Althaeae* oder *Liquiritiae*, läfst die bestimmte Gabe trokken in den Mund nehmen, langsam niederschlukken und etwas Wasser nachtrinken. So lange der Kranke die thierische Kohle gebraucht, darf derselbe keine erhitzenden Speisen und Getränke geniefsen und mufs sich entweder auf eine Obst- oder auf eine leichte Mehl- oder Milchdiät beschränken. Gumpert (Rust's Magazin, Bd. 25) wendete die Thierkohle ebenfalls mit Nutzen bei verhärteten skrophulösen Halsdrüsen an, will dieselbe aber in gröfseren Gaben ℈ʒ.-j. 2-4 Mal täglich und zwar so lange geben, bis der Puls stärker und schneller wird. A. Duplan (Annales de Medecine physiologique par Magendie. 1830) stellte einen Säugling, der gleich nach der Geburt einen aufgetriebenen Leib, skrophulöse innere und äufsere Geschwülste und eine Gastroenteritis bekam, durch Blutegel und den Gebrauch der thierischen Kohle schnell und sicher her; er gab täglich 15-72 Gran. Ganz, wie es Weise angegeben, entwikkelte sich auf dem ganzen Körper, besonders im Gesicht, ein kupferiger Ausschlag, aufserdem aber noch kleine erbsgrofse Furunkeln, die aufbrachen und eben so, wie die Exkremente, einen starken Geruch nach verbranntem Fleisch verbreiteten. Auch Kopp (Denkwürdigkeiten in der ärztlichen Praxis. 1830) wendete die thierische Kohle in Fällen von Drüsengeschwülsten an und beobachtete bereits in der ersten Woche nach der Anwendung eine Verkleinerung derselben. Dagegen fand Baudelocque die thierische Kohle ganz indifferent, selbst nachdem er sie 2 Monate lang in 10 Mal stärkerer Gabe, als der angerathenen, hatte nehmen lassen. Man sieht also hieraus, dafs die Akten über die Wirksamkeit des Mittels keinesweges geschlossen sind und dafs es dazu noch fernerer zahlreicher Versuche bedarf. So viel indessen hat sich ergeben und neuere damit in Bezug auf andere Krankheiten im Charité-Krankenhause zu Berlin angestellte Versuche bestätigen es, dafs das Mittel selbst in enormen Dosen, ohne alle Trübung eines Systems, vertragen werden kann und dafs man nicht nöthig hat, dasselbe mit einer so grofsen Aengstlichkeit zu reichen, als es von den ersten Empfehlern geschehen ist. Man erhält dadurch zugleich den Beweis, dafs man keinen Grund hat, in dem *Carbo animalis* ein *Principium narcoticum*, welches Einige für Hydrocyansäure, Andere für das Radikal derselben (Cyanogenium, Kohlenstoff-Stickstoff) halten, zu vermuthen.

Carbo praeparatus s. purus. Präparirte vegetabilische Kohle. Wird innerlich von Gölis bei langwierigem Husten mit schlechtem, riechendem Auswurf empfohlen. Er verbindet in diesen Fällen gleiche Theile Kohlenpulver und *Pulv. Liquiritiae* und läfst davon täglich ein Paarmal einen Theelöffel voll nehmen.

Aeufserlich gebraucht man die Kohle als Einstreupulver in skrophulöse Geschwüre (für sich allein oder mit Rheum verbunden), bei Kopfgrind (Thomann). Bei feuchtem Grinde streut man das Pulver auf, bei trocknem reibt man eine Kohlensalbe ein (1 Theil Kohle auf 6 Theile *Axung. porc.*). Meifsner (Forschungen des 19. Jahrhunderts, Bd. 6) hat sich häufig statt der vegetabilischen Kohle mit glänzendem Erfolge der thierischen Kohle zum innerlichen und äusserlichen Gebrauche bedient. Casper (Rust's und Casper's kritisches Repertorium, Bd. 23) empfiehlt die unten (℞ 133.) angegebene Mischung als besonders hilfreich in der *Tinea capitis.*

131.

℞ *Pulv. carbon.*
— *Liquirit.* āā ℥β.
MDS. Viermal täglich einen Theelöffel voll. (Für ein Kind von 4-5 Jahren.)

Gölis.

132.
℞ *Pulv. rad. Rhei*
— *carbon.* ăā ʒiβ.
MDS. Zum Einstreuen.
Gölis.

133.
℞ *Pulv. carbon. Tiliae*
Natr. carbon. sicc. ăā ʒij.
Ungt. rosat. ℥j.
(Man läfst die kranken Stellen kahl scheeren, Abends die Salbe einreiben, den Kopf mit einer Nachthaube oder einem Tuche bedekken und am folgenden Morgen mit konzentrirter Auflösung von schwarzer Seife abwaschen.)

Carbo Spongiae. Spongia usta. **Gebrannter Schwamm.** Man hat verschiedene Grade der durch das Feuer veränderten Schwämme in Anwendung gesetzt, die Erfahrung hat jedoch gelehrt, dafs die in einer Kaffeetrommel bis zur Entfernung des Rauches gerösteten Schwämme, *Spongiae tostae*, die wirksamsten sind.

In dem gebrannten Meerschwamm scheinen weniger die thierische Kohle und die in ihm enthaltenen Salze wirksam zu sein, es liegt vielmehr seine Kraft hauptsächlich in der in ihm befindlichen Jodine. Er wirkt kräftig auf die Lymphgefäfse und das Drüsensystem, erhöht die Resorption, befördert die Serumabsonderung und ist nicht ohne diuretische Kräfte; doch greift er leicht den Magen an, reizt das Blutsystem und mufs daher mit vieler Vorsicht angewendet werden. Bei reizbaren Individuen, schwachen und empfindlichen Lungen, hektischer Anlage, ist es gerathener, seinen Gebrauch ganz zu unterlassen. Vorzüglich hat man ihn gegen den Kropf empfohlen und er ist in dieser Krankheit, seit Villeneuve ihn anrieth, häufig mit dem günstigsten Erfolge gegeben worden. Auch gegen Drüsenanschwellungen, Hautausschläge und andere in der Skrophelsucht begründete Krankheiten hat man ihn mit Nutzen gegeben. Das langsame Niederschlukken des Mittels soll seine Heilkraft wesentlich vermehren; auch soll dasselbe schneller und sicherer bei abnehmendem Monde, als bei zunehmendem wirken, was, wie Wendt bemerkt, für den, der die Abhängigkeit des menschlichen Organismus von der Aufsenwelt kennt, nichts so Unbegreifliches haben kann.

Dosis und Darreichungsform. **Innerlich:** Man giebt den gebrannten Meerschwamm kleinen Kindern zu 5 Gr., gröfseren zu ℈ß. - j. 2 Mal täglich mit *Aethiops mineral.*, *Digital.* etc. in Verbindung in Pulver, Zukkerwerkformen, Pillen. Um die nachtheilige Wirkung auf die Brustorgane zu verhüten, räth Hufeland zum Gebrauch der Schwammlauge (℞ 138.), weil diese, weniger als das Pulver, die Lungen reizen soll. Fischer (über die Skrophelkrankheit Prag, 1832) räth, den Meerschwamm immer in Verbindung mit Salmiak anzuwenden, wodurch er nicht nur wirksamer werden, sondern auch seine üble Wirkung auf die Lungen verlieren soll (℞ 135.).

Aeufserlich. Morand wendete den gebrannten Schwamm bei Kröpfen auch äufserlich an. Er liefs gleiche Theile Schwammkohle, abgeknistertes Kochsalz und Salmiak auf Baumwolle streuen, in Mousselin binden, um den Hals legen und das Ganze mit einem schwarz seidenen Tuche befestigen.

134.

℞ *Spong. tost.* ℈j.
Conch. ppt.
Aethiop. mineral. āā ℈ß.
Elaeos. Anis. ℈j.
M. f. Pulv. dent. tal. dos. No. vj.
S. Früh und Abends ½ Pulver. (Für ein Kind von 8 - 10 Jahren.)

135.

℞ *Spong. tost.*
Sal. ammoniac. āā ℈ß.
Herb. Cicut. gr. iv.
Sulphur. aurat. ant. gr. j.
Elaeos. Foenicul. ℈ß.
M. f. Pulv. dent. tal. dos. No. xij.
S. Morgens und Abends grösseren Kindern 1, kleineren ½ Pulver. Fischer.

136.

℞ *Carb. Spong.* ʒij.
Pulv. herb. Digital. purp. gr. ij.
Elaeos. Foenicul. ʒj.
M. f. Pulv divid. in part. aeq. No. xij.
S. Täglich 3 Mal ein Pulver. (Für ein Kind von 6 - 8 Jahren.) Rust.

137.

℞ *Carb. spong.*
Chocol. pulv.
Sacch. alb. āā ℥ß.
Mucil. Gumm. Tragac. q. s. ut f. l. a. Trochisci No. 48.
S. Täglich 3 Mal 1 - 2 Stück.
Aus Phöbus Receptirkunst.

138.

℞ *Carbon. Spong.* ℥j.

Aq. commun. ℔j.
Ebulliant paulisper, postea diger. vase claus. loc. tepid. per 12 hor. Colat. admisce
Aq. Cinamom. s. ℥ij.
DS. 3stündlich einen Efslöffel. Hufeland.

Chinium sulphuricum. Schwefelsaures Chinin.

Das Chinaalkaloid hat für die Kinderpraxis einen um so grösseren therapeutischen Werth, da man mit wenigen Granen schon viel ausrichten kann und die Rinde in Substanz so oft von Kindern schwer, von Säuglingen gar nicht vertragen wird. Indessen ist nicht zu übersehen, dafs dies Mittel von den balsamisch tonischen, zusammenziehenden Kräften der China eigentlich nur wenig besitzt, dagegen aber die Einwirkung auf die Funktionen des Nervensystems, die Umstimmung derselben und dadurch die Kraft, der Periodizität entgegenzuwirken, mit der China in hohem Grade theilt. Wenn daher auch das Chinin in vielen Krankheitsformen des kindlichen Alters die Rinde ersetzen kann, so können doch auch Fälle vorkommen, wo man bei hoher Erschlaffung der Faser und Entmischung der Säfte, bei auszehrenden Krankheiten, starken Eiterungen etc. zur China, als dem allein kräftigen Mittel, greifen mufs.

Unter den Krankheiten, gegen die man das schwefelsaure Chinin angewendet, stehen die intermittirenden Fieber der Kinder obenan. Hier, wo die kruderen Chinapräparate gar nicht vertragen werden, wo man zur Beseitigung des Fiebers schon voluminöse Gaben reichen müfste, zeigt sich das schwefelsaure Chinin besonders hilfreich. Sundelin (Archiv für mediz. Erfahrung von Horn. 1823) bezwang dadurch bei Kindern eine einfache und doppelte Tertiana, bei welcher letzteren die China, selbst in einer gewürzten Abkochung, nicht vertragen wurde. Bei einfachen intermittirenden Fiebern kleinerer Kinder reicht es gewöhnlich hin, Morgens und Abends ½-1 Gr. zu geben, bei hartnäkkigeren Formen und bei gröfseren Kindern kann man auch alle 2 Stunden ¼-½ Gr. in der Apyrexie reichen. Zu grofse Gaben machen zuweilen Beängstigung, Kopfschmerzen, Erbrechen; auch will Menard (Gerson's und Julius Magazin. Bd. 7) von zu starken Dosen, zumal bei Kindern, eine Zunahme von

Wassersüchtigen beobachtet haben. Allein die Wassersucht möchte in solchen Fällen wohl weniger dem Chinin an und für sich, als der zu raschen Suppression des Fiebers durch jene starken Gaben zuzuschreiben sein, da es nicht zu läugnen ist, dafs die Vorsicht hier noch gröfser sein mufs, als wenn man die China in einer anderen Form giebt, weil hier eben die Wirkung gegen das Periodische der Krankheit besonders sicher und rasch erfolgt. Zu erwähnen sind hier noch die endermatischen Versuche des Dr. Liber (s. Casper's Wochenschrift. 1832) mit dem schwefelsauren Chinin zur Heilung der *Febris intermittens* der Kinder. Derselbe legt ein Blasenpflaster von der Gröfse eines Achtgroschenstücks in die Herzgrube, läfst am Morgen in der fieberfreien Zeit 2 Gr. *Chin. sulphuric.* einstreuen und die Stelle darauf mit einem Klebepflaster bedekken. Das Einstreuen macht Brennen, das aber bald wieder nachläfst. Einige Stunden nach der Inspersion zeigt sich Magendrükken, *Conatus vomendi* und vermehrte Speichelabsonderung. Oft blieb der nächste Anfall schon aus, zuweilen trat er aber (wie dies auch bei der inneren Anwendung der Fall oft ist) stärker ein; dann blieb jedoch der nächstfolgende gewifs aus. Das Klebepflaster bleibt einige Tage liegen. Diese Methode bewies sich in mehr als 60 Fällen hilfreich und wäre allerdings, da das Mittel wegen seines üblen Geschmakkes den Kleinen oft schwer beizubringen ist, sehr erwünscht bei Kindern.

Aufserdem giebt man noch das schwefelsaure Chinin bei *Erysipelas neonatorum* (John Miles, the London medical Repository, 1824, versichert, das *Chinin. sulphur.* hier aufserordentlich wirksam gefunden zu haben; er gab einem 3 wöchentlichen Kinde davon täglich $\frac{1}{2}$ Gr. auf einmal) im letzten Stadio der *Tussis convulsiva*, bei krampfhaften Krankheitsformen mit vorherrschender asthenischer Reizbarkeit, bei *Fluor albus* kleiner Mädchen, wo Würmer nicht Schuld sind, in rothem Weine (Tourtual), bei durch Skropheln bedingtem Zehrfieber, wo die China nicht vertragen wird, in der Rekonvalescenz nach schweren Krankheiten etc.

Dosis und Darreichungsform. Man giebt das schwefelsaure Chinin (über die Gabe als Febrifugum s. oben) zu $\frac{1}{2}$-1 Gr. 2-3 Mal täglich in Pulver (mit einem Oelzukker, schmeckt aber intensiv bitter), Auflösungen (hier ist besonders der Syrup von Magendie zu erwähnen, 8 Gr. gepülvertes Chinin auf ℥iij. Syrup, wonach also ℥j. beinahe 3 Gr., der Theelöffel also ungefähr ½ Gr. enthält; er eignet sich besonders für die Kinderpraxis und soll namentlich einen günstigen Einfluſs auf den Verlauf der Skrophelkrankheit haben), Pillen.

139.

℞ *Chin. sulphur.* gr. iij.-vj.
Sacchar. alb. ʒij.
M. f. Pulv. divid. in part. aequal. No. xij.
S. 2stündlich ein Pulver. (Bei Intermittens eines Säuglings, eines Kindes von 2-5 Jahren. — Am 10ten Tage nach dem Ausbleiben des Fiebers muſs man die Gabe wiederholen.)

140.

℞ *Chin. sulphur.* gr. vj.-xij.
Elaeos. Cinamom. ʒij.
M. f. Pulv. divid. in part. aequal. No. xij.
S. Täglich 3 Mal ein Pulver in spanischem Wein. (In der Rekonvalescenz nach schweren Krankheiten.)
Tourtual.

141.

℞ *Chin. sulphur.* gr. v.
Succ. Liquirit. ʒj.
M. f. Pilul. No. xxx.
S. Täglich 2 Mal einem 8jährigen Kinde 3 Stück.
Sundelin.

142.

℞ *Chin. sulphur.* gr. iv.
solve in
Aq. Cinamom. ℥ij.
DS. Einem 2jährigen Kinde 4 Mal täglich einen Thee-, gröſseren einen Kinderlöffel voll.

Chlorum Calcariae. Calcaria chlorinica s. oxymuriatica. Chlorkalk. Der Chlorkalk ist, sowohl innerlich als äuſserlich angewendet, ein reizend-auflösendes, aber zugleich auch antiseptisches und antimiasmatisches Mittel; doch treten die zuletzt genannten Eigenschaften mehr nur bei seiner äuſserlichen Anwendung hervor. Seine Wirkungen beim innerlichen Gebrauch scheinen mehr denen des salzsauren Kalkes zu gleichen. F. Cima (Giornale di Fisica, Chimica etc. Pavia, 1825) war der erste, welcher die Wirkung des Chlorinkalkes in skrophulösen Krankheiten rühmte. Zuerst lieſs er eine Salbe bereiten (aus ℈j. bis ʒj. Chlorinkalk mit ℥j. ungesalzener Butter) und lieſs sie auf skrophulöse Geschwülste einreiben, welche davon roth wurden, Jukken bewirkten, sich erweichten und verkleinerten. Da Cima hieraus auf grofse Wirksamkeit bei Atonie und Schwäche des lymphatischen Systems schliefsen zu können glaubte, wendete er dasselbe Mittel auch innerlich an, wobei er sich schon nach 4 wöchentlichem Gebrauche überzeugen konnte, dafs die verstopften Drüsen sich verkleinert hatten und dafs überhaupt die Funktionen des lymphatischen Systems wieder in Ordnung kamen (Meifsner Forschungen des 19. Jahrhunderts. Bd. 3). Auch Feiler (Pädiatrik. 1814) erkennt die Wirksamkeit dieses Mittels an. In neuerer Zeit jedoch scheint man den Chlorkalk nur selten innerlich angewendet zu haben, und er kann auch als ein rohes Mittel innerlich nur mit grofser Vorsicht in Gebrauch gezogen werden.

Dosis und Darreichungsform: Innerlich: Man giebt den Chlorkalk zu 1-2-4 Gr. in Auflösung ein Paarmal täglich.

Weit ausgebreiteter und auch sicherer und zweckmäfsiger ist die äufserliche Anwendung des Chlorkalkes. Man bedient sich seiner in Form von Mundwässern (bei Stomacace, riechendem Athem), Verbandwässern (bei skrophulösen Geschwüren etwa ʒβ.-j. auf ℥vj. Wasser), Pinselsäften, Linimenten, Salben (bei *Tinea capitis*). F. J. Barthel (l. c.) berichtet, dafs Cerutti in der Poliklnik zu Leipzig sich mit dem entschiedensten Vortheile des *Ungt. oxymuriaticum* (℞ 148.) bedient und mit diesem Mittel die hartnäkkigsten und bösartigsten Formen der Tinea bekämpft habe. Dagegen bewährte sich die von Willmann gegen dieselbe Krankheit empfohlene Auflösung von ℥β. Chlorkalk in 3 ℔. *Aq destill.* in der Berliner Charité nicht (Medizin. Zeitung v. Verein f. Heilkunde in Preufsen. No. 13).

143.

℞ *Chlor. Calc.* ℈j.
solve in
Aq. destill. ℥vj.
Solut. filtrat. adde
Syr. simpl. ℥β.
MDS. 3stündlich 1-2 Efslöffel voll. (Bei skrophulösen Drüsenleiden.) Cima.

144.

℞ *Chlor. Calc.* ʒβ.
solve in
Aq. destill. ℥iv.

DS. Auf die Geschwüre mittelst Charpie zu appliziren.

145.

℞ *Chlor. Calc.* ʒij.
Tere in mort. vitreo et sensim affunde
Decoct. rad. Ratanh. ℥viij. (ex ʒij.)
stent per ½ hor. dein limpid. decantetur.
S. Mundwasser. Trusen.
Casper's Wochenschr. 1834.

146.

℞ *Calc. chlor.* ʒβ.
Tere in mort. vitreo et sensim affunde
Aq. rosar. ℥j.
et post limp. clarific. admisce
Ol. amygd. dulc. s. Nuc. Jugland. ℥j.
DS. Mit dem Pinsel aufzustreichen. Trusen. (l. c.)

147.

℞ *Chlor. calc.* ʒij.
Ungt. rosat. ℥β.
MDS. Stellenweise alle Abend auf die Krusten einzureiben. (Bei Tinea.)

148.

℞ *Liq. Calc. oxymuriat.* ℥β.
Ol. Olivar. ʒj.
MDS. Täglich 2 Mal den Kopf damit einzureiben.
Cerutti.

Conchae praeparatae. Präparirte Austerschalen. Die präparirten Austerschalen (das Gehäuse der Austern) sind ein die erhöhte Nervenempfindlichkeit abstumpfendes, krampfstillendes Mittel. Die antispasmodische Wirkung scheint vorzüglich von ihrer absorbirenden, die Säure (eine so häufige Ursache der Krämpfe kleiner Kinder) neutralisirenden Eigenschaft abzuhängen, doch könnte auch ihr eigenthümlicher abstumpfender Nerveneindruck auf die peripherischen Nervenenden der ersten Wege hier mit wirksam werden. Sie passen bei Apepsie, Sodbrennen, grünen, wie gehackten Stühlen, auch vermehren sie die Wirksamkeit mancher Antispasmodica, wie der *Flor. Zinci*, der *Ipecacuanha* etc. Gölis empfiehlt das Pulver aus den Schnekkenhäuschen (*Pulvis ostracodermatis*). Er läfst sie trocknen, bis sie zu einem feinen Pulver zerstofsen werden können und empfiehlt dasselbe als vorzüglich wirksam gegen Fallsucht, Veitstanz, Wechselfieber, Rhachitis, bei letzterer Krankheit gerne in Verbindung mit *Limatura martis.* ʒij.-iij. waren beim Wechselfieber, ℥j.-ij. beim Veitstanz zur Heilung hinreichend.

Dosis und Darreichungsform. Man giebt die *Conchae ppt.* kleinen Kindern zu 3-5, gröfseren zu 10 Gr. ein Paarmal täglich in Pulver, in vielseitigen Verbindungen mit abführenden, krampfstillenden, alterirenden Arzneien; auch in Schüttelmixturen.

149.

℞ *Conch. ppt.* gr. v.
Elaeos. Foenicul. ℈β.
M. f. Pulv. dent. tal. dos.
No. xij.
S. Täglich 4 Mal ein Pulver.
(Für ein Kind von 3-4 Jahren bei Säure.)

150.

℞ *Conch. ppt.* gr. ij.
Sacchar. alb. ℈j.
M. f. Pulv. dent. tal. dos.
No. viij.
S. Täglich 3 Mal ein Pulver.
(Für ein Kind von 1 Jahre.)

151.

℞ *Gumm. Mimos. pulv.* ʒj.
solve in
Aq. Foenicul. ℥j.
adde
Conch. ppt. ʒβ.
Syr. Althaeae ℥j.
MDS. Umgeschüttelt alle 2 Stunden einen Theelöffel.
(Bei Durchfall eines Säuglings.)

152.

℞ *Pulv. ostracodermat.* ℥β.
— *Limatur. mart.* ʒβ.
Sacchar. alb. ʒvj.
M. f. Pulv.
DS. Kindern unter 2 Jahren 2 Mal täglich, Kindern von 2 Jahren 3 Mal und denen von 3-6 Jahren 6 Mal täglich eine Messerspitze voll (etwa 10 Gr.). Gölis.

Cortex Cascarillae. Kaskarillrinde. Die Kaskarille wird, wie alle aromatischen Bitterkeiten, unter den tonischen Mitteln am leichtesten verdaut, und pafst besonders in den Fällen, wo aufser reiner Schwäche und Unthätigkeit der Digestionsorgane keine weitere Störung in denselben obwaltet. Gleichzeitig erregt sie aber auch kräftig die Muskelfaser, das Gefäfs- und Nervensystem, hält zu starke Sekretionen in der Schleimhaut des Darmkanals, wenn diese in Atonie und Erschlaffung begründet sind, an und vermag überhaupt zugleich mit der reellen Steigerung der Kraft auch vermöge ihres flüchtigen Prinzips eine Ermunterung und Belebung der Thätigkeit hervorzurufen. Wird sie auch von der

China an tonischen, die organische Kohäsion steigernden Kräften etc. übertroffen, so hat sie doch wieder den Vorzug vor ihr, dafs sie bei weitem weniger die Verdauung belästigt, nicht so leicht Erbrechen macht und daher von Kindern mit schwachen und reizbaren Verdauungsorganen weit besser vertragen wird. Nur hohe Grade von Obstipation, Verstopfung der Eingeweide und entzündliche Zustände kontraindiziren ihren Gebrauch.

Man benutzt die Kaskarille bei allen asthenischen Fiebern, wenn die Verdauung sehr darnieder liegt, die Reizbarkeit des Nervensystems sehr gesteigert und gleichzeitig Diarrhoe vorhanden ist; bei Wechselfiebern der Kinder, die oft in gestörten Verrichtungen der Unterleibsorgane ihren Grund haben, wo China nicht vertragen wird; bei Zehrkrankheiten, chronischen Verdauungsstörungen der Kinder, für welche reine Bitterkeiten schon zu krude sind; langwierigen Diarrhöen skrophulöser, atrophischer Kinder, mit Atonie, Erschlaffung, erhöhter Empfindlichkeit der Gedärme etc.

Dosis und Darreichungsform. Man giebt die Kaskarille zu 5-10-15 Gr. einigemal täglich in Pulver (wegen der Holzfaser sehr schwer verdaulich), Aufgufs, Abkochung (etwa ℥ij.-iij. auf ℥vj. Colatur mit einem wohlschmekkenden Syrup versüfst, kinder- und efslöffelweise). Man hat nicht zu fürchten, dafs bei der Abkochung die flüchtigen Theile des Mittels verloren gehen. Ja, die auflöslichen Theile werden selbst so schwer aufgeschlossen und die flüchtigen sind mit den fixen so fest verbunden, dafs eine Abkochung deshalb vor dem Aufgufs den Vorzug zu verdienen scheint (siehe Richter's Arzneimittellehre). Kräftig ist auch ein weiniger Aufgufs, besonders zweckmäfsig aber ein Infuso-Decoct.

153.

℞ *Flav. cort. aurant.*
Cort. Cascarill. āā ℥v.
— *Cinamom. acut.* ℥j.
C. m. f. spec.
DS. Mit ½ Quart Wein 24 Stunden zu digeriren, dann durchzuseihen und auszupressen; 4 Mal täglich einen Efslöffel voll. (Für ein Kind von 5-8 Jahren.) Vogt.

154.

℞ *Cort. Cascarill.* ℥ß.
Aq. commun. q. s. macera, subinde terendo per

nychthemeron, Colatur. express. ℥viij., adde
Aether. sulphur. ℈j.
Syr. Cinamom. ℥j.
MDS. 2stündlich einen Kinder- bis Efslöffel voll.

155.

℞ *Cort. Cascarill.* ʒiij.
Coq. c. *Aq. font.* q. s. per ½ hor. Sub finem coct. adde
Pulv. rad. Salep. ℈j.
Colatur. ℥vj., adde
Liq. Ammon. anisat. ʒß.-j.
Syr. Cinamom. ℥ß.
MDS. 2stündlich einen Efslöffel voll. (Für Kinder in den ersten Lebensjahren bei Diarrhoe.) Nach Vogt.

156.

℞ *Pulv. cort. Cascarill.* ℥ß.
Inf. c. *Aq. bullient.* ℥v.
digere per ¼ hor. vase clauso, cola; residuum pulver. coq. c. *Aq. font.* q. s. ad remanent. ℥iij. Liquor. colat. misce et adde
Tinct. aromatic. ʒiß.
Mucil. Gumm. Mimos. ℥ß.
MDS. Alle 2 Stunden einen Efslöffel voll.
Nach Richter.

Cortex Chinae fuscus s. officinalis. Cortex Peruvianus. **Braune Chinarinde.** Die China gehört zu den kräftigsten Arzneisubstanzen, die wir besitzen; sie ist unter allen tonischen Mitteln das sicherste und in seiner Wirkung vielseitigste, indem sie nicht allein die Faser kräftig zusammenzieht und ein allgemeines Stärkungsmittel für das Muskelsystem ist, sondern auch, vermöge eines ihr inwohnenden eigenthümlichen Prinzips, nach Art der flüchtigen Reizmittel das Nervensystem zu erregen und die Thätigkeit der sensiblen Sphäre zu erhöhen vermag. Diese ihre nervenstärkende Kraft, ihre eigenthümliche Beziehung zum Typus der Krankheit, so wie ihre der organischen Zerstörung widerstrebende antiseptische Wirkung sind es zunächst, welche die China zu einem so mächtigen Heilmittel bei allen auf Schwäche beruhenden Krankheiten machen.

Was nun die Anwendung der China in Krankheiten des kindlichen Alters betrifft, so ist hier vor Allem, ehe man zu ihrem Gebrauch schreitet, der Zustand der Digestionsorgane scharf in's Auge zu fassen. Die China erfordert auch bei Erwachsenen, viel dringender aber noch bei Kindern, eine gewisse Integrität der Verdauung, ja selbst bedeutende Digestions- und Assimilationskräfte. Fehlt es an diesen, so erregt sie Verdauungsbeschwerden, Ekel, Erbrechen, Durchfall, Angst etc. und bleibt unverarbeitet in den ersten Wegen liegen. Grofse Schwäche der Digestionsorgane, *Sordes primarum viarum* mit Neigung zur Diarrhoe kontraindiziren daher ihren Gebrauch. Allein wo diese anomalen Zustände auch nicht stattfinden, bleibt es doch immer unerläfslich, die Gabe und Darreichungsform dem kindlichen Alter anzupassen, nur die leichter assimilirbaren Formen zu wählen, wie z. B. die des Extractes, des Aufgusses, dagegen die des Pulvers ganz zu vermeiden und solche Zusätze zu machen, welche die Verdauung bei Verarbeitung der China gehörig unterstützen. Dafs ferner *Diathesis inflammatoria*, wirkliche Entzündung, gehinderte Se- und Exkretionen, Stokkungen und Obstruktionen in den Brust- und Unterleibsorganen, wenn sie nicht eben in Schwäche ihren Grund haben, den Gebrauch der China verbieten, versteht sich hier, wie bei den Krankheiten Erwachsener, von selbst. Noch ist zu bemerken, dafs man nach schweren entzündlichen Krankheiten der Kinder nicht zu früh zur Wiedererlangung der verlorenen Kräfte die Stärkungsmittel, besonders mit erhitzenden Zusätzen, reiche, weil so gar leicht ein Rezidiv der kaum überstandenen Krankheit hervorgerufen werden könnte. — Man hat die China in folgenden Krankheiten des kindlichen Alters benutzt:

1) Bei Wechselfiebern. Nicht leicht wird man jetzt noch, nachdem man in den Chinaalkaloiden so kräftige Mittel gegen das intermittirende Fieber entdeckt, die China bei Bekämpfung dieser Krankheit anwenden; man wird dies um so weniger bei Kindern thun, als eigentlich nur die Rinde in Substanz sich gegen die genannte Krankheit hilfreich erweist, diese aber von Kindern gar nicht vertragen wird.

2) Bei Rose der Neugebornen. Undervood, Gartshore u. A. empfehlen den Gebrauch der China innerlich und in Klystiren mit Zusatz von aromatischen Mitteln und das Waschen der entzündeten Theile mit Kampherspiritus. Lodemann (Hufeland's Journal. 1811) versichert, in 5 Fällen dies Verfahren mit günstigem Erfolge angewendet zu haben; Heim (Horn's Archiv. 1809) verwirft es hingegen als nachtheilig. Fleisch will die China nur dann angewendet wissen, wenn die Krankheit in Brand überzugehen droht, und

auch Wendt räth hier zu ihr in Verbindung mit Moschus, Wein, aromatischen Bädern etc.

3) Bei Fiebern und akuten Exanthemen mit dem Karakter des Typhus, Neigung zu brandiger Entartung, Fäulnifs etc. In diesen Fällen vermag sie als Antisepticum einerseits der entstehenden Fäulnifs Gränzen zu setzen, andererseits als ein *Tonicum adstringens* die irritable Thätigkeit in der Ernährung kräftig hervorzurufen und die organische Kohäsion zu verdichten. Sie pafst daher bei entarteten Aphthen, Pokken, die brandig zu werden drohen, bei bösartigem und fauligem Scharlach mit brandiger Bräune, überhaupt bei allen jenen Formen von Fiebern und Exanthemen, bei denen das irritable Leben ganz zu erlöschen und sich Sphacelus auszubilden droht. Indessen ist nicht zu übersehen, dafs in solchen Stunden der höchsten Gefahr ihre Wirkung für sich allein weder schnell noch erregend genug ist, und es daher zweckmäfsig wird, sie in diesen Fällen mit flüchtig erregenden Mitteln zu verbinden und ihren Gebrauch mit anderen Excitantibus, Kampher, Moschus etc. alterniren zu lassen. Auch beachte man, besonders beim fauligen Scharlachfieber, den Zustand der ersten Wege; ist hier, was eben nicht selten ist, faulige Saburra, so sei man mit ihrer Anwendung vorsichtig, da sie leicht gefährliche Verstopfung oder plötzlich hervorbrechende, erschöpfende Durchfälle macht.

4) Bei chronischen Kachexien, wenn sie auf Schwäche und Atonie beruhen und mit Entmischung der Säfte verbunden sind. Vor Allem ist hier die Skrophelkrankheit zu erwähnen, für welche die China unter gewissen Bedingungen ein vorzügliches Heilmittel wird. Ist die allgemeine Schwäche sehr prävalirend, ist durch den länger fortgesetzten Gebrauch der sogenannten alterirenden, mischungsverändernden Mittel, wie des Merkurs, der Antimonialia etc., der eigentlich specifische Karakter der Krankheit schon getilgt, oder ist das Uebel bereits so weit gediehen, dafs der allgemeine kachektische Zustand mit zunehmendem Mangel an Faserstoff im Blute, vielfacher Säfteverlust und Kolliquation vor Allem bekämpft werden müssen, so tritt die Indikation für die roborirenden Heilmittel und unter diesen für die China ein. Hufeland erinnert mit Recht, dafs es oft höchst nothwendig wird, die China gleich mit den eigentlichen Auflösungs-

mitteln zu verbinden, oder durch sie den Auflösungsprozefs zu beendigen. Sehr oft, sagt er, hat man die wirksamsten Mittel der Art angewendet, man hat die zähe Materie mobil gemacht oder den einsperrenden Krampf gehoben und dennoch weicht die Stokkung oder Verhärtung nicht. Die Ursache ist, dafs man nun zwar den Grund der Stokkung gehoben, dafs es aber den Gefäfsen an Kraft gebricht, sich hinlänglich zusammenzuziehen, auf die Contenta kräftig zu reagiren und so die Anhäufung völlig zu zertheilen. Das Uebel dauert blofs aus Atonie fort. Hier nun wird man vergebens die auflösenden Mittel fortsetzen. Die nämlichen Mittel, die im Anfange herrliche Dienste thaten, werden nun durch eben diese Kräfte das Uebel unterhalten, ja vermehren. Hier gebe man China oder ein anderes schickliches Roborans und man wird erstaunen, wie schnell die Stokkung verschwinden wird. Der nämliche Fall tritt ein, wenn gleich Anfangs ein hoher Grad von Schwäche oder Schlaffheit da ist. Hier thut man sehr wohl, sogleich die Auflösungsmittel mit China zu verbinden. Dies ist besonders nöthig, wenn die Krankheit von Erbschaft oder sehr geschwächten Eltern, sehr verzärtelter Erziehung oder feuchter Luft entstanden ist. — Wie überhaupt, erfordert auch in der Skrophulosis der Gebrauch der China eine beständige Rücksicht auf den Zustand der ersten Wege. Sie bekommt nie, wenn ein materieller Stoff dieselben belästigt; man wende also vorher gehörige Ausleerungsmittel an und auch im Verlaufe der Kur setze man, wenn dieser Umstand eintritt, lieber aus und gebe zwischendurch Ausleerungsmittel. Auch empfehlen sich in solchen Fällen die Verbindungen der China mit *Rhabarbarinis*, *Kali tartaric.*, *Kali aceticum* etc. — Unter den Kachexien ist ferner noch die Wassersucht zu erwähnen, gegen welche die China oft viel auszurichten vermag. Beruht die Wassersucht auf Atonie des Gesammtorganismus und der Haut und tritt demnach die Indikation ein, zur Steigerung der Kraft und des Tonus stärkende, die Dichtigkeit in der Faser vermehrende Mittel anzuwenden, so steht die China unter den Heilmitteln oben an. Man verbindet sie in solchen Fällen zweckmäfsig mit diuretischen Mitteln, Salzen, als *Kali aceticum*, *Tart. depuratus* etc. Bemerkt mufs jedoch werden, dafs, worauf Wendt besonders aufmerksam macht, die China nie dort in Gebrauch gezogen werden darf, wo bereits Extravasate die Brust bedrohen, weil eine vielfältige und unter den verschiedenartigsten Formen der Wassersucht gemachte Erfahrung bewiesen hat, dafs die China bei bedrohter Brust in der Wassersucht keinen Segen bringt.

5) Bei Keuchhusten. Rosenstein und in neuerer Zeit Löbenstein-Löbel empfahlen die China bei der in Rede stehenden Krankheit aufs dringendste. Wahrscheinlich glaubten sie in der scheinbaren Periodizität des Keuchhustens einen hinreichenden Grund zur Aufstellung dieser Indikation zu finden; doch hat die Erfahrung solche Ansichten nicht bestätigt. Die China vermag nur in den späteren Stadien des Keuchhustens etwas zu leisten, wenn der Zustand mehr chronisch geworden, die Anfälle seltener kommen und nicht mehr so krampfhaft sind, die Absonderung des Auswurfs immer kopiöser wird, die Kräfte täglich mehr sinken und das Volumen des Körpers sichtbar abnimmt. Die Verbindung mit Antispasmodicis, Amaris, Aromaticis ist oft zweckmäfsig, besonders empfiehlt sich aber ein Zusatz von Kantharidentinctur, worüber dort schon das Nähere angegeben worden ist.

Man giebt die China:

1) In Substanz zu 5-10-15 Gr. ein Paarmal täglich. In dieser Form ist die China zwar am wirksamsten, weil hier ihre sämmtlichen Bestandtheile vereinigt sind; doch erfordert sie, wegen der Holzfaser, sehr gute Verdauungskräfte und möchte daher von Kindern wohl schwerlich in dieser Form vertragen werden.

2) Im Infusum. Man unterscheidet die kalte und warme Infusion. Die erstere wird besonders gut vertragen, leicht assimilirt, wirkt kräftig und rasch, aber nicht recht anhaltend und tonisch; sie eignet sich besonders gut für die kindliche Individualität. Man rechnet für etwas gröfsere Kinder etwa ℥ß. auf ℥vj. Wasser, läfst beides wenigstens ½ Stunde (besser noch länger) digeriren oder maceriren und giebt 2stündlich einen Efslöffel voll. Sehr kräftig ist auch ein *Infusum vinosum;* man kann dies im Hause des Kranken bereiten lassen, nehme jedoch weifsen Franzwein, nicht Rothwein, um eine Präzipitation des Alkaloids zu vermeiden.

3) Im Decoct. Diese Form empfiehlt sich besonders da, wo es sich um die adstringirende und tonische Wirkung

handelt; man rechnet auch hier ℥β. China auf ℥vj. Colatur. Gölis hält die Milch für das passendste Vehikel, weil das Decoct sich so am leichtesten den kleineren und gröfseren Kindern in Gestalt eines Kaffees beibringen läfst. Die Milch soll, wo möglich, jedesmal frisch von der Kuh kommen und nicht gekocht, sondern nur auf jenen Grad warm gemacht werden, dafs sie angenehm zum Trinken ist. Die Gabe der China ist bei einem Kinde unter und bei einem Jahre ʒj. auf ℥ij. Colatur, von welcher die eine Hälfte Vor-, die andere Nachmittags gegeben wird. Auf einen Theil Chinadecoct werden gewöhnlich 3-4 Theile Milch gerechnet und mit Zukker versüfst dem Kinde gereicht. Bei gröfseren Kindern wird das Mittel auf dieselbe Art in einer gröfseren Menge gegeben (etwa ʒij. auf ℥iv. Colatur täglich verbraucht), auch weniger Milch, gewöhnlich zu gleichen Theilen, beigemischt.

Hufeland empfiehlt nachstehende Mischung als diejenige, welche die China in flüssiger Form am vollkommensten darstellt: Man lasse ℥β. China mit ℥viij. kalten Wassers einige Stunden lang infundiren und herumschütteln, sodann abseihen und nun ein Decoct von ℥j. China mit ℥xij. Wasser, bis zu ℥vj. eingekocht, bereiten und, nachdem es colirt, beides vermischen und von beiden zusammen alle zwei Stunden einen Löffel nehmen.

Aeufserlich benutzt man die China zu Einstreupulvern (z. B. 1 Theil arabischen Gummi mit 3 Theilen China, bei *Tinea capitis*, wenn die Borken weggenommen und sich eiternde Flächen zeigen), Klystiren (wo man schnell dem Organismus eine gewisse Quantität China einverleiben will, oder die innerliche Anwendung gehindert ist; etwa ʒij. auf ℥iij. Wasser), Mund- und Gurgelwassern (bei brandiger Entartung der Mundparthien), Bädern (bei Wechselfiebern kleiner Kinder täglich ℥iij. mit 1½ Quart Wasser gelind gekocht, die Colatur zum Bade: Stiebel (kleine Beiträge zur Heilwissenschaft. 1823).

157.

℞ *Cort. Chin. rud. contus.* ℥β.
Inf. c. *Aq. font.* s. q. macerentur per nychthemerum loco frigido saepe agitando. Colatur. ℥vj. fort. express., adde
Spirit. sulph. aether. ʒβ.
Syr. cort. aur. ℥vj.
MDS. 2stündlich einen Efslöffel voll.

158.
℞ *Cort. Chin.* ℥β.
Inf. *Aq. fervid.* per hor.
Colatur. ℥vj. refriger., adde
Aq. Cinamom. s.
Syr. balsam. Peruvian.
āā ℥β.
MDS. 2stündlich einen Efslöffel voll. (Bei Keuchhusten.) Wendt.

159.
℞ *Cort. Chin. rud. tus.* ℥β.
Inf. in *Aq. fervid.* q. s. per ½ hor. Colatur. ℥vj., adde
Tart. depurat. ʒij.
MDS. Umgeschüttelt alle 2 Stunden 2 Efslöffel. (Bei Hydrops nach Scharlach.)
P. Frank.

160.
℞ *Cort. Chin. rud. tus.* ℥β.
Coq. c. s. q. *Aq.* per hor. sub finem coct. inf. per ¼ hor.
Flor. Cass. Cinamom. ʒiβ.
Colatur. ℥vj. adde
Syr. flor. aur. ℥β.
MDS. Stündlich einen Kinderlöffel voll. (Für Kinder von 2-5 Jahren.) Wendt.

161.
℞ *Cort. Chin.* ℥β.-j.
Coq. c. *Aq.* s. q. sub finem coct. infund.
Rad. Valerian. ʒiβ.-iij.
Colatur. ℥viij. refriger., adde
Spir. sulph. aeth. ʒβ.-j.
Syr. flor. aurant. ℥j.
MDS. 2stündlich zwei volle Efslöffel voll. (Für gröfsere Kinder bei nervösen Exanthemen.) Henke.

162.
℞ *Cort. Chin.* ʒiij.
Coq. c. *Aq. font.* ℥viij.
sub finem coct. adde
Rad. Seneg. ʒij.
Herb. Digital. ℈j.
Colatur. ℥vj. adde
Spirit. nitr. dulc. ʒj.
Rooh Juniper.
Syr. cort. aurant. āā ℥β.
MDS. Alle 2 Stunden einen Kinder- bis Efslöffel voll. (Bei atonischer Wassersucht nach Scharlach.) Henke.

163.
℞ *Cort. Chin.* ℥j.
— *aurant.* ʒij.
Macid. ʒj.
C. C.
MDS. Mit ½ Quart (℔j.) weissen Franzwein zu übergiessen, nach 48 Stunden durchzuseihen und auszupressen. Täglich 3 Mal ½-2 Efslöffel. (Für ein Kind von 2-6 Jahren bei Skrophulosis.)
Hufeland.

164.
℞ *Cort. Chin.* ℥j.
Coq. c. s. q. *Aq.* per ½ hor.
Colatur. ℥viij., adde
Pulv. Gumm. Mimos. ʒij.
misce solvendo.
MDS. Den 4ten Theil mit ½ Tasse Wasser zum Klystir

und dies 3-4 Mal täglich zu wiederholen. (Bei nervösen Pokken.) Wendt.

165.

℞ *Cort. Chin.* ℥j.
Coq. in s. q. *Aq.* per ½ hor. Colatur. refr. ℥viij, adde
Spirit. Cochlear. ℥ß.
Tinct. Myrrhae ʒij.
Mell. rosat. ℥j.
MDS. Gurgelwasser. (Bei brandiger Halsentzündung.)

Cortex Mezerei. **Seidelbastrinde.** Die Seidelbastrinde wird äufserlich als Epispasticum benutzt, um von edlen Theilen abzuleiten, besonders bei Kindern, die zum Hydrocephalus hinneigen. Hufeland empfiehlt hier vorzugsweise den *Cortex Mezerei*, der die gesammte Hautorganisation in einen gereizten Zustand versetzt und oft allgemeine metastatische Ausschläge hervorruft, die zur Ableitung werden. Bei grofser allgemeiner Reizbarkeit oder örtlicher Empfindlichkeit der Haut vermeide man jedoch den Seidelbast und bediene sich lieber des Fontanells.

Anwendungsart. Man wählt gewöhnlich die Stelle der Insertion des *Musculus deltoïdeus* am Oberarm; auch kann man, wenn man eine allgemeine Reizung beabsichtigt, mit der Stelle wechseln und eine neue belegen, wenn die erstere in Eiterung steht. Man schneidet von der frischen oder getrockneten, in Essig oder lauwarmen Wasser einige Stunden eingeweichten Rinde Stükke 1-1½ Zoll lang und 8-12 Linien breit, legt sie mit der glatten Seite auf die bestimmte, vorher mit Essig gewaschene Stelle auf und befestigt darüber ein Stückchen feiner Wachsleinwand und eine Kompresse mittelst mäfsig fest angelegter Zirkelbinde. Nach 10-12 Stunden entsteht starkes Jukken. Man wiederholt Morgens und Abends das Auflegen eines neuen Stükkes, bis ein Pustelausschlag erscheint, der nach und nach die Epidermis zerstört und eine purulente Sekretion zurückläfst. Ist diese eingetreten, so braucht der Verband nur ein Mal täglich erneuert zu werden, wobei man nach Reinigung der Eiterfläche entweder mit reizenden Salben, *Ungt. digestivum*, *Elemi basilicum*, oder bei starker Reizung mit milden Salben, *Ungt. simpl.*, Milchrahm, Kohlblätter u. dgl. verbindet. Bei heftigem Schmerz dient kaltes Wasser, Bleiwasser, *Ungt. nutritum.*

Crocus. **Safran.** Der Safran gehört den narkotischen Mitteln an; er beruhigt, besänftigt Schmerzen und Krämpfe, ohne zu verstopfen, noch zu betäuben, und löst zugleich die Verschleimung in Brust und Unterleib. Indessen erregt er doch das Gefäfssystem etwas und erfordert daher einige Vorsicht in fieberhaften Krankheiten. Er ist ein Bestandtheil des Rosenstein'schen und Hufeland'schen Kinderpulvers. Jahn (medizin. Conversationsblatt. 2. Jahrgang. 1831) nennt den Safran das kräftigste Mittel in der Reihe der Arzneistoffe, welche auf die Kindernerven beschwichtigend wirken. So wie in Krämpfen der Erwachsenen Opium, so ist ihm in Krampfbeschwerden zarter Kinder Safran die *sachra anchora*, und wo immer reiner Krampf in irgend einem Systeme, namentlich aber im Respirationssysteme, waltet, da ist er an seinem Platze. Nie hat er unangenehme Zufälle auf den *Crocus* entstehen gesehen, Betäubung etc.; er fordert also dringend zu seinem häufigern Gebrauch auf.

Dosis und Darreichungsform. Man giebt den *Crocus* Neugebornen und Säuglingen zu $\frac{1}{8}$-$\frac{1}{6}$-$\frac{1}{2}$ Gr., gröfseren wohl zu 1-2 Gr. in Pulver, mit anderen krampfstillenden, absorbirenden Mitteln in Verbindung.

166.

℞ *Lapid. Cancr. ppt.* gr. iij.
Moschi optim. gr. β.
Croc. gr. j.
M. f. Pulv. dent. tal. dos. No. vj.
S. Stündlich ein Pulver. (Für ein Kind von $\frac{1}{2}$-1 Jahre.)

167.

℞ *Rad. Irid. florent.*
— *Paeoniae*
— *Liquirit.* āā ʒj.
Croc. gr. x.
Sulph. aur. antim. gr. ij.
M. f. Pulv.
S. Messerspitzenweise zu nehmen. (Bei Katarrhalhusten mit vielem Schmerz und Krampf.) Jahn.

168.

℞ *Croc.* gr. xv.
Rad. Irid. florent. ʒj.
Semin. Carv. ʒiβ.
Magnes. carbonic. ʒij.
M. f. Pulv.
S. 5-6 Mal täglich eine kleine Messerspitze voll in Fencheltliee zu nehmen.
Rosenstein.

169.

℞ *Rad. Valerian.* ʒj.
— *Irid. florent.* ʒiβ.
— *Liquirit.* ʒij.

Semin. Anisi ℨß.
Croc. optim. gr. viij.
Magnes. carbonic. ℨj.
M. f. Pulv.

S. 1-2 Messerspitzen 2-3 Mal täglich. (Bei Milcherbrechen und Krampfzufällen im Unterleibe.) Hufeland.

Cuprum sulphurico-ammoniatum. Cuprum ammoniacale. **Kupfersalmiak.** Unter den einzelnen Kupferpräparaten ist es besonders der Kupfersalmiak, den man von jeher gegen chronische Krampfformen in Gebrauch gezogen. Namentlich sind es Veitstanz und Epilepsie der sich den Jahren der Pubertät nähernden Knaben und Mädchen, gegen welche man das Mittel auch in neuerer Zeit besonders wirksam gefunden haben will. So erzählt unter anderen Dr. Tott (allgemeine medizinische Zeitung. Januar) mehrere Fälle von durch Kupfersalmiak geheiltem Veitstanz, und auch dem Dr. Cramer (medizin. Zeitung vom Verein für Heilkunde. No. 18) bewährte sich das Mittel bei jungen Mädchen, die an der genannten Krankheit litten. Er gab von einer Mischung von gr. iij. *Cupr. sulphurico-ammoniat.* in ℥iij. Wasser 3 Mal täglich 12 Tropfen (also etwa $\frac{1}{40}$ Gr. gewiſs keine zu groſse Gabe!!) in Haferschleim und lieſs alle 3 Tage die einzelne Dosis um 3 Tropfen vermehren.

Dosis und Darreichungsform. Man giebt den Kupfersalmiak zu $\frac{1}{8}$ - $\frac{1}{4}$ - $\frac{1}{2}$ Gr. in vorsichtig steigenden Gaben mehrmals täglich (Jahn stieg bei einem 14jährigen Mädchen bis zu 3 Gr. p. dos.) in Pillen und Auflösung. Man gebe das Mittel nie bei nüchternem Magen.

170.
℞ *Cupr. sulphurico-ammoniat.* gr. v.
Aq. destill. ℥ß.
Liq. C. C. succinic. ℨij.
MDS. 4 Mal täglich 10 Tropfen in etwas Haferschleim (etwa $\frac{1}{8}$ Gr. *Cupr. sulphurico-ammoniat.*) und alle 3 Tage um 2-3 Tropfen jede Dosis zu vermehren.
Vogt.

171.
℞ *Cupr. sulphurico-ammoniat.* gr. xv.
Aq. Cinamom. ℥j.
MDS. 3 Mal täglich 5 Tropfen. In der Gabe allmählig zu steigen.
Niemann.

172.
℞ *Cupr. sulphurico-ammoniat.* gr. iv.
solve in
Aq. destill. q. s.
adde
Succ. Liquir. depur. q. s.
ut f. Pilul. No. 32.
S. 2 Mal eine Pille und allmählig zu steigen.

Cuprum sulphuricum. Kupfervitriol. Das schwefelsaure Kupfer ist in neuerer Zeit durch seine große Heilkraft beim Croup besonders berühmt geworden. Hoffmann war der erste, der es in der genannten Krankheit statt des Calomel empfahl. Zur Zeit der epidemischen Croupkonstitution gab er bei Bronchitis und Tracheitis $\frac{1}{4}$-$\frac{1}{2}$ Gr. nach dem Alter in Zwischenräumen von 2 Stunden. Gesellte sich Laryngitis hinzu, so reichte er das schwefelsaure Kupfer nach der Blutentziehung zu 3-4 Gr., um Erbrechen zu erregen und gab es dann in der genannten kleinen Dosis alle $\frac{1}{4}$ oder $\frac{1}{2}$ Stunde weiter. Seit dieser Zeit haben nun mehrere glaubwürdige Beobachtungen den großen Nutzen des *Cupr. sulphur.* im Croup entschieden festgestellt. Dr. Serlo (Hufeland's Journal. Bd. 78) behandelte viele Kinder auf das glücklichste mit dem in Rede stehenden Mittel. Einem $1\frac{1}{2}$jährigen Kinde gab er zuerst, um Erbrechen zu erregen, 3 Gr. *Cupr. sulphur.* mit 6 Gr. Zukker und dann 2stündlich $\frac{1}{4}$ Gr. mit 5 Gr. Zukker. Bei einem $2\frac{1}{2}$jährigen gab er ebenfalls erst 3 Gr. und dann alle 2 Stunden $\frac{1}{3}$ Gr.; es wurden im Ganzen bis zur Genesung 25-30 Gr. konsumirt. Die Beobachtungen des Dr. Malin (ebendaselbst) gaben ein eben so günstiges Resultat. Staatsrath Hufeland freut sich über die Entdekkung des Kupfers als Heilmittel gegen den Croup, indem die Aerzte dadurch dem Dienste des Merkurs entzogen würden und nicht mehr nöthig hätten, ein Kind schon im zarten Alter einer organisch zerstörenden Quecksilberkur zu unterwerfen, wovon oft die traurigsten Folgen für das Verdauungs-, lymphatische und Drüsensystem, für Assimilation und Reproduktion Jahre lang fortdauern, ja in manchen Fällen nie wieder aufzuheben sind. Er räth daher dringend zur Anwendung des Kupfers in Verbindung mit Blutegeln und Klystiren. Eine ähnliche günstige Empfehlung des genannten Mittels findet sich in den Heidelberger klinischen Annalen, 10. Bd., 1834, von Dr. Droste; auch er heilte damit viele Croupfälle. G. R. Karlefs bemerkt hierzu, dafs, unbeschadet der Nützlichkeit des in Rede stehenden Kupfersalzes in dazu geeigneten Fällen, das Calomel doch in ausgezeichnet katarrhalisch-entzündlichen Formen des Croups, oder wo das ausgeschwitzte Coagulum noch ganz fest und membranös ist, vermöge seiner so ausgezeichnet antiplastisch auflösenden Kraft noch immer *primo loco* stehen dürfte. Dr. Korting (Hufeland's Journ. Bd. 79. 1834) gab einem 10monatlichen Kinde stündlich einen Theelöffel von der unten (℞ 175.) angegebenen Mischung; das Kind erbrach nach jeder Gabe und genas. Dreijährigen Kindern gab er stündlich, später 2stündlich, $\frac{1}{2}$ Gr. p. dos. Dr. Dürr (Würtembergsches medizin. Conversationsblatt. 3. Jahrg. 1834) giebt $\frac{3}{4}$jährigen Kindern $\frac{1}{8}$ Gr., 4jährigen $\frac{1}{6}$ und 7jährigen $\frac{1}{4}$ Gr. Anfangs alle Viertelstunde, und wenn hinreichendes Erbrechen erfolgt ist, alle $1\frac{1}{2}$-2 Stunden. Zugleich reicht er einen Linctus aus *Ol. amygd.*, *Vitell. Ov.* āā ℥ij., *Syr. Althaeae* ℥iß. S. Theelöffelweise.

Dosis und Darreichungsform. Innerlich: Man giebt das *Cupr. sulphur.* Kindern unter und bei einem Jahre zu $\frac{1}{8}$-$\frac{1}{6}$ Gr.; Kindern von 1-4 Jahren zu einem $\frac{1}{6}$-$\frac{1}{4}$-$\frac{1}{3}$ Gr. und älteren $\frac{1}{3}$-$\frac{1}{2}$ Gr. $\frac{1}{4}$-2stündlich in Pulver oder Auflösung. Will man gleich im Anfang ein wohlthätiges Erbrechen erregen, so giebt man eine Dosis von 2-3 Gr. mit einigen Granen Zukker auf Einmal und setzt dann das Mittel 2stündlich in *refracta dosi* fort. Denselben Zweck erreicht man, wenn man das Mittel im Anfange in der kleinen Dosis alle Viertelstunde reicht, und wenn Erbrechen erfolgt ist, es alle $1\frac{1}{2}$-2 Stunden fortsetzt. Zeigt sich im Verlaufe der Krankheit neue Indikation zum Erbrechen, so wiederholt man dies Verfahren.

Aeufserlich benutzt man den Kupfervitriol als Verbandwasser bei skrophulösen Geschwüren.

173.

℞ *Cupr. sulphuric.* gr. iij.
Sacchar. alb. gr. vj.
M. f. Pulv. dent. tal. dos. No. ij.

S. Anfangs ein Pulver auf Einmal und wenn Erbrechen erfolgt ist, so löst man das andere in 12 Theelöffeln Wasser auf und giebt von dieser Auflösung alle 1-2 Stunden einen Theelöffel voll. (Bei Croup 2-3 jähriger Kinder.)

174.

℞ *Cupr. sulphur.* gr. j.-iß.-ij.
Succ. Liquirit. insp.
Sacchar. alb. ãã ℈j.
M. f. Pulv. divid. in part. aequal. No. viij.
S. Anfangs alle Viertelstunde, später alle 1½-2 Stunden ein Pulver. (Bei Croup eines Kindes von 1-7 Jahr.)

176.

℞ *Cupr. sulphuric.* gr. v.
Decoct. rad. Althaeae ℥iß.
Syr. Althaeae ℥ß.
MDS. Stündlich einen Theelöffel voll. (Für ein 10 monatliches Kind.)

176.

℞ *Cupr. sulphuric.* ℈ß.
solve in
Aq. destill. ℥x.
DS. Aeufserlich anzuwenden.
White.

Electuarium e Senna s. lenitivum. Ein sicheres Abführmittel, das Kindern pur (etwa alle 2 Stunden einen kleinen Theelöffel voll) oder in Schüttelmixturen kinder- und efslöffelweise gegeben wird.

177.

℞ *Electuar. lenitiv.* ʒiij.
Kal. tart. ʒß.
Aq. Foenicul. ℥iv.
Elaeos. Foenicul. ʒij.
MDS. Stündlich einen Kinderlöffel. (Für ein Kind von 1½-2 Jahren.)

178.

℞ *Electuar. lenitiv.* ℥ß.
Tart. natronat. ʒij.
Aq. flor. aur. ℥v.
Elaeos. Foenicul. ʒij.
MDS. Stündlich einen Efslöffel voll. (Für ein Kind von 3-4 Jahren.)

Elixir e Succo liquiritiae. **Brustelixir.** Eine zweckmäfsige Mischung aus *Liq. Ammon. anisat.*, *Succ. Liquirit.* und *Aq. Foenicul.*, die bei nicht entzündlichen Brustzufällen kleiner Kinder recht gute Dienste leistet. (Es enthält jetzt kein Opium mehr.)

Dosis und Darreichungsform. Theelöffelweise öfters täglich pur oder mit einem Syrup vermischt, auch als Zusatz zu einem Linctus.

179.

℞ *Vin. stibiat.* gutt. xx.
Elix. e Succo liquir. ʒß.
Aq. Foenicul. ʒiv.
Syr. Althaeae ℥j.
MDS. 1½ stündlich einen Theelöffel. (Für ein Kind von 6 Monaten bei Brustaffektion.)
Vogt.

180.

℞ *Elix. e Succo liquir.*
Syr. Althaeae āā ℥j.
MDS. 2stündlich einen Theelöffel. (Für ein Kind von ein Paar Jahren.)

Emplastrum Cantharidum (vesicatorium) ordinarium. **Gewöhnliches Spanischfliegenpflaster.** Die Kanthariden erregen, längere Zeit mit der Haut in Berührung gebracht, Prikkeln, Brennen, leichte Röthung, Spannung und Geschwulst, und rufen eine seröse Sekretion hervor, durch welche die Oberhaut blasenartig in die Höhe gehoben wird. Hinsichtlich der Schnelligkeit der Wirkung auf die Haut, stehen sie den roth machenden Mitteln nach; doch wirken sie als blasenziehende Mittel auf die peripherischen Nerven anhaltender, eindringender und nehmen gleichzeitig das vegetative Leben durch die Entleerung seröser Stoffe und die Erwekkung neuer Sekretionsflächen bedeutend in Anspruch. Grade dieser letztere Umstand, die spezielle Beziehung zur Vegetation ist es, der die Vesicantien zu einem so kräftigen Heilmittel für die Kinderwelt macht.

Man hat sich des Spanischfliegenpflasters in folgenden Krankheiten des kindlichen Alters bedient:

1) Bei akuten Entzündungen (wenn die passende Blutentleerung vorhergegangen), besonders solchen, die in der vegetativen Sphäre des befallenen Gebildes fast allein wurzeln, bei allen sogenannten katarrhalischen Entzündungen, wie sie vorzugsweise im kindlichen Alter vorkommen.

a) Bei Meningitis und Encephalitis mit Neigung zur wässrigen Ergiefsung. Hier empfehlen v. Portenschlag, Fischer, Baillie die Blasenpflaster und rathen sie auf den Kopf, in den Nakken oder hinter die Ohren zu legen und sie längere Zeit in Eiterung zu erhalten. Bestimmter spricht sich der erfahrne Gölis über den Ort und die Zeit der Anwendung des Blasenpflasters aus. Auch er zählt die Zugpflaster bei der Heilung der hitzigen Gehirnhöhlenwassersucht zu den vorzüglichsten äufseren Mitteln, denn sie erhöhen die gesunkene Thätigkeit der Haut und unterstützen die Wirkung der ableitenden innerlichen Arzneien auf das thätigste. Ihre Wirkung mufs da beginnen, wo man den Blutentleerungen Einhalt thut. Da aber die Zugpflaster nur im 1sten und 2ten Stadio der Krankheit, wie überhaupt jedes Mittel, Hilfe bringen können, in diesem Zeitpunkte aber ein jeder Reiz auf den kranken Theil, von dem man ableiten soll, den Orgasmus nach demselben offenbar vermehren mufs, so spricht er sich entschieden gegen die Applikation des Vesikatoriums auf den Kopf oder in die Nähe desselben aus und bezeichnet die Waden, Schenkel oder Oberarme als den passendsten Ort für die Anwendung des Mittels.

b) Bei Croup. Auch hier sind sie in vielfacher Hinsicht wichtig. Sie leiten den Reiz nach aufsen, sie fördern eine der inneren sehr analoge vicariirende Thätigkeit und wirken vortrefflich krampfstillend. Immer jedoch mufs vorher Blut entleert worden sein, sonst stiften sie nach den besten Beobachtern keinen Nutzen. Bezüglich der Applikationsstelle, so legt man sie dem leidenden Orte so nahe als möglich; vorn als Halsband, in den Nakken, an den obern Theil des Sternums, oberhalb der Anfügung der Clavicula. Die letztere Stelle scheint die zweckmäfsigste, da bei der Applikation auf den Hals die Blutegelwunden störend wirken, auch etwanige Einreibungen gehindert werden, bei der Anwendung in den Nakken aber sehr leicht Brand entsteht, weshalb schon Lentin empfahl, den *Processum spinosum* der ersten Vertebra bei Kindern mit Spanischfliegenpflastern zu verschonen.

c) Bei Entzündungen der Lungen, der Pleura. Hier legt man sie nach beseitigtem phlogistischem Zustande auf die Brust oder zwischen die Schultern.

2) Bei chronischen Nervenkrankheiten. Sie passen bei allgemeinen Krämpfen und Lähmungen vorzugsweise, wenn sie durch zurückgehaltene materielle Krankheitsreize entstehen und wenn sie aus einer mehr örtlichen Störung des Gehirns und Rükkenmarkes hervorgehen. Im Keuchhusten legt man sie auf die Herzgrube und zwischen die Schultern, beim *Asthma Millari* auf die Brust etc.; bei der letzteren Krankheit will Stiebel, gestützt auf die Ansicht, dafs das *Asthma*

Millari von einer Affektion der *Medulla oblongata* herrühre, die Blasenpflaster in die Gegend des obersten Halswirbels gelegt wissen. Ueber diesen Ort sehe man das oben Gesagte.

3) Bei Dyskrasieen und unter diesen ganz besonders bei der Skrophulosis. Bleiben die Vesikantien bei der Radikalkur der Dyskrasieen auch nur Beihilfsmittel, so können sie doch vieles zur Ab- und Ausscheidung der dyskrasischen Krankheitsprodukte beitragen. Sie leiten 1) von edlen Theilen ab und werden daher bei metastatischer Affektion wichtiger Organe, der Augen, Lungen etc. unentbehrlich; 2) vermögen sie topische Stokkungen, Einsperrungen, Drüsenknoten etc. zu zertheilen, indem sie theils durch Gegenreiz den einsperrenden Reiz heben, theils eine gröfsere Oscillation der Gefäfse erregen, wodurch die Resorption und Zertheilung der stokkenden Materie befördert wird; 3) endlich vermögen sie noch hartnäkkige Hautkrankheiten zu beseitigen. Sie wirken hier als topische Reizmittel der Haut und haben noch überdiefs den Vortheil, durch ein neues pathologisches Sekretionsorgan der Natur einen neuen Ausweg zur Entleerung der Schärfen zu eröffnen (Hufeland). Allein so entschiedenen Nutzen auch ableitende Gegenreize bei den verschiedenen Formen der Skrophulosis, der Augenentzündung, Tinea etc. leisten, so ist es doch keinesweges gleichgültig, auf welche Weise und durch welches Mittel dieser Reiz hervorgerufen wird. Jüngken spricht sich besonders gegen das Etabliren künstlicher Sekretionsstellen aus; sie entziehen dem Körper Säfte, stimmen dadurch die ohnehin schwache Vegetation noch mehr herab und bewirken, dafs die Skrophulosis um so hartnäkkiger fortbesteht. — Bei weit gediehener Skrophulosis, hohen Graden von Atonie und Schlaffheit, beginnender Abmagerung etc. ist es gewifs nicht rathsam, noch durch künstliche Mittel einen Säfteverlust herbeizuführen und so die Schwäche zu vermehren; in den ersten Stadien der Krankheit hingegen, bei noch gut genährten, mehr pastösen Individuen möchte es denn doch aber in manchen Fällen von Nutzen sein, durch ein neues pathologisches Sekretionsorgan der Natur einen Ausweg zu eröffnen. Wo man also die schwächende Wirkung der längere Zeit offen erhaltenen Blasenpflaster fürchten zu müssen glaubt und wo man doch eines Gegenreizes nicht entbehren kann, da empfiehlt sich vor Allem

der *Tartarus stibiatus*, der die Hautthätigkeit kräftig anregt, Schmerz bewirkt und da, wo es nöthig ist, Ausschlag hervorruft, ohne den Körper zu schwächen. Bonorden (medizin. Zeitung vom Vereine für Heilkunde in Preufsen. No. 35) warnt, bei skrophulösen Augenentzündungen die Vesikatorien in den Nakken oder hinter die Ohren zu legen, da sie hier statt ableitend, eher zuleitend wirken; er bezeichnet die Waden als den passendsten Ort.

4) Bei Enuresis der Kinder räth Capuron Blasenpflaster an die Schenkel und Hinterbakken zu legen.

Anwendung. Sie hat von der bei Erwachsenen nichts verschiedenes, aufser dafs man natürlich die kleinere Form wählt und das Pflaster nicht so lange liegen läfst. Soll es die Haut nur rötken, so läfst man es 1-2 Stunden, soll es Blasen ziehen 4-6 Stunden liegen. Sehr wirksam ist auch die Anwendung in Form von fliegenden Blasenpflastern, wo man einen kräftigen, eindringenden Reiz braucht; man legt ein kleines Vesikatorium bis zur hohen Röthe, nimmt es dann ab, legt nun an einen andern Ort ein zweites und so fort. Die Wirkung durch Aufstreuen von Kantharidenpulver zu vermehren, ist bei Kindern verwerflich, da man tödtlichen Brand darnach erfolgen sah (Latour). Bei sehr empfindlicher Haut legt man Milchflor unter, oder einfacher, man läfst das Pflaster weniger lang liegen. Lentin räth, bei Kindern das Vesikatorium nur so lange liegen zu lassen, bis es die Haut geröthet hat; man bedeckt dann die Stelle mit Wallrathpflaster und die Blase hebt sich darunter ohne allen Schmerz (Beiträge. S. 338). Ein Kohlblatt, oder ein Läppchen mit Talg, oder *Ol Cacao*, dienen zur Verheilung der eiternden Stelle. Wo das Offenerhalten, eine ergiebigere Absonderung und Eiterung erzielt werden sollen, da verbindet man täglich 1-2 Mal mit *Ungt. basilicum*, *Elemi*, oder wo diese Salben zu schwach wirken und man die feindliche Beziehung des *Ungt. cantharidum* zu den uropoëtischen Organen fürchtet, mit folgender Salbe:

181.

℞ *Ungt. basilic.* ℥β.
Pulv. herb. Sabin. ʒj.
MDS. Zum Verband.

Extractum aurantiorum corticum. Pomeranzenschalenextrakt. Als gelind reizendes, stärkendes Mittel bei Säureerzeugung und Schwäche des Darmkanals, Durchfall etc., wo sein Gebrauch durch Erhöhung des Tonus in den kompromittirten Organen besser wirkt, als die blofs chemisch neutralisirenden Absorbentien.

Dosis und Darreichungsform. Bei kleineren Kindern etwa ʒj., bei gröfseren ʒij., in ein Paar Unzen eines aromatischen Wassers aufgelöst, 2stündlich einen Thee- oder Kinderlöffel voll, in Verbindung mit *Extr. Chinae*, flüchtigen Zusätzen etc.

182.

℞ *Extr. cort. aur.* ʒj.
Aq. Foenicul. ℥ij.
MDS. 3stündlich einen Theelöffel voll. (Bei Durchfall und Säure Neugeborner.)
Jörg.

183.

℞ *Extr. cort. aur.* ʒij.
Aq. Menth. pip.
Tinct. Rhei vinos. āā ℥j.
MDS. Täglich 3-4 Mal einen Theelöffel voll. (Für Kinder von 3-4 Jahren.)

184.

℞ *Extr. cort. aur.*
— *Chin.* āā ʒj.
Aq. Foenicul.
— *Chamomill.* āā ℥β.
Tinct. Valer. anodyn. ℈j.
Syr. Cinnamom. ℥j.
MDS. 2stündlich 1-2 Theelöffel voll.
Henke.

Extractum Belladonnae. Tollkirschenkrautextrakt. Man hat sich dieses Präparates der Belladonna in folgenden Krankheiten des kindlichen Alters bedient:

1) Als Prophylacticum bei Scharlach. Seitdem Hahnemann die Belladonna in der bekannten homöopathischen Gabe als Schutzmittel gegen die Anstekkung des Scharlachfiebers empfohlen, haben viele Aerzte Versuche mit diesem Mittel angestellt, die theils zu Gunsten der angerühmten Schutzkraft ausfielen, theils aber auch die Unzulänglichkeit des empfohlnen Mittels erwiesen haben. Die Zahl der Aerzte, welche die Belladonna mit Erfolg anwendeten, ist grofs, so grofs, dafs das Mittel gewifs einige Aufmerksamkeit verdient und es nicht räthlich erscheint, dasselbe, wie z. B. Meifsner

(s. Forschungen des 19. Jahrhunderts. Bd. 3) gethan, ein völlig grundloses, erträumtes zu nennen, da, wenn auch andere Aerzte (und es bilden diese offenbar die geringere Zahl) in den von ihnen beobachteten Epidemieen das Mittel ohne Erfolg angewendet, daraus noch immer nicht seine absolute Unwirksamkeit hervorgeht, sondern nur, dafs dasselbe nicht bei jeder epidemischen Konstitution und in jedem Individuum seine schützende Kraft zu entwikkeln vermag. Hufeland, Zeuch, Gumpert, Berndt, Pittschaft und viele Andere (s. Meifsner l. c.) bewiesen die Schutzkraft der Belladonna durch sehr im Grofsen angestellte Erfahrungen; alle gaben das Mittel in stärkeren Gaben als Hahnemann (man sehe unten ℞ 185., 186., 187., 188.) und liefsen es längere Zeit fortbrauchen, um den Organismus beständig in einer Stimmung zu erhalten, wodurch die Empfänglichkeit für die Anstekkung getilgt wird. Unter den neueren Aerzten sah Dr. Hillenkamp (Hufeland's Journal. 1832) beim Gebrauche der Belladonna (2 Gr. Extrakt in ℥j. *Aq. Cinnamomi*, 2 Mal täglich so viel Tropfen, als das Kind Jahre zählt) von 120 Kindern nur 5 erkranken und eben so fand Dr. Serlo (ebendaselbst) in einer weit verbreiteten Epidemie die schützende Kraft bestätigt. Dr. Kaiser (Heidelberger Jahrbücher. 17. Bd.) erhielt bei seinen Versuchen folgende Resultate: 1) kleine Gaben schützen vor der Anstekkung, können aber bei schon erkrankten Individuen den Ausbruch nicht verhüten; 2) ein milderer Verlauf bei den trotz der Belladonna erkrankten Individuen zeigte sich nicht.

Zu den Gegnern der Belladonna gehören Lehmann (Rust's Magazin. Bd. 22), Teuffel (Annalen für die gesammte Heilkunde, unter Redaktion der Badischen Sanitätskommission. 2. Jahrgang. 1825), Wagner (Horn's Archiv. 1825) und andere Aerzte (s. Meifsner's Forschungen. 3. und 6. Bd.), welche die Belladonna unwirksam gefunden, indem der dritte bis vierte Theil aller Derer, welche das Mittel genommen hatten, dennoch vom Scharlach ergriffen wurde. Wagner macht darauf aufmerksam, und dies scheint allerdings der Berücksichtigung bei Würdigung des Mittels werth, dafs die Anlage zur Skarlatina nie so allgemein, die Kraft des Anstekkungsstoffes nie so intensiv grofs, wie z. B. bei den Pokken sei, und dafs eben so Viele, als man durch jenes

Mittel geschützt glaubt, auch ohne dasselbe verschont geblieben wären, ja Randel (Dissertatio de Scarlatina. Jenae, 1828) behauptet gradezu, dafs es bei allen denjenigen Individuen, welche angeblich durch die Belladonna vor dem Scharlach geschützt geblieben sind, an Rezeptivität für dieses Exanthem gefehlt habe. Zu diesen für die schützende Kraft der Belladonna allerdings nicht günstig sprechenden Erfahrungen tritt nun noch der bedeutungsvolle Umstand, dafs das in Rede stehende Mittel keineswegės ein indifferentes genannt werden kann, dafs es vielmehr ein höchst kräftiges, heroisches Mittel ist und dafs die diesem Mittel zu unterwerfenden Individuen Kinder sind. Die nicht zu berechnende Wirkung einer längere Zeit fortgesetzten narkotischen Arzneisubstanz auf den kindlichen Organismus scheint, ganz abgesehen von der schützenden oder nicht schützenden Kraft der Belladonna, besondere Beachtung zu verdienen und mufs zur gröfsten Behutsamkeit auffordern, und v. Stosch (Casper's Wochenschrift. 1833) hat gewifs Recht, wenn er sagt, dafs der anhaltende Gebrauch eines heroischen Mittels, selbst in geringer Dosis, besonders bei Kindern, viel zu wenig gleichgültig ist, als dafs man es auf die bestehenden Erfahrungen hin ohne weiteres anzuwenden berechtigt wäre. Es möchte daher gerathen sein, den Gebrauch der Belladonna als Prophylacticum gegen Scharlach zwar nicht als ganz unnütz zu verwerfen und aufzugeben (denn, wie schon oben erwähnt worden, zu viel Beobachtungen bewährter Aerzte sprechen für ihre Wirksamkeit in manchen Epidemieen), dieselbe jedoch nur da in Anwendung zu ziehen, wo bösartige Epidemieen hohe Gefahr bringen und eine Unterdrükkung der Anstekkung auf jedem Wege und durch jedes Mittel versucht werden mufs. Bei gutartigen Epidemieen das Mittel zu gebrauchen, erscheint schon deshalb nicht zweckmäfsig, weil ein Ueberstehen des Scharlachfiebers in einer solchen, durch Gutartigkeit und Milde sich auszeichnenden Epidemie gar so unerwünscht nicht ist, da nur die überstandene Krankheit, nicht aber das Mittel eine Immunität gegen ein späteres Erkranken an demselben Exanthem in einer vielleicht bösartigeren Epidemie verleiht. Zu erwähnen ist noch, dafs Dr. Kühlbrand (Casper's Wochenschrift. 1833) beim Gebrauche der Belladonna Morgens und Abends Stirn und Schläfen mit *Acetum camphoratum* kalt zu waschen anräth, um so den etwanigen nachtheiligen Folgen des Mittels zu begegnen.

2) Bei Keuchhusten. Die früher von Schäffer und Anderen empfohlene Belladonna ist auch in der neuern Zeit sehr gerühmt worden. So grofs auch die Wirksamkeit dieses Mittels den bestehenden Erfahrungen nach ist, so erfordert es doch stets die gröfste Behutsamkeit bei seiner Anwendung. Die Belladonna, sagt Wendt, verlangt gröfsere Rücksichten, als vielleicht irgend ein anderes Mittel, da ihre nachtheilige Wirkung auf das sensible Leben des Kindes leicht tiefe, nicht mehr gut zu machende Folgen herbeiführen kann. Eben so empfiehlt Gölis die gröfste Vorsicht mit dieser heftig wirkenden Arzneisubstanz, da leicht starker Blutandrang nach dem Kopfe, Betäubung, Gehirnwassersucht und Geistesstumpfheit bei unvorsichtigem Gebrauche sich entwikkeln können. Nie gebe man daher, wie Einige angerathen, die Belladonna, bis sie Trokkenheit im Halse und Flimmern vor den Augen macht, kurz, die eigenthümlichen Erscheinungen der Narkose hervorruft; nie gebe man sie sehr plethorischen, wohlgenährten Kindern und nie bei noch vorhandenem Fieber. Die erste Bedingung, sagt Wendt, ist, dafs die Belladonna beim Keuchhusten nie gegeben werde, so lange der Zustand noch fieberhaft ist; nur in voralteten, ganz fieberlosen Formen ist der Gebrauch dieses Mittels gerechtfertigt. Die meisten Aerzte haben beim Keuchhusten das Pulver der *Radix Belladonnae* in verschiedenen Verbindungen benutzt; man sehe deshalb auch diesen Artikel. Thomson (the London medical Gazette. 1831) giebt dem *Extractum Belladonnae* den Vorzug und hat viele Fälle beobachtet, in denen das Mittel beim Keuchhusten sich äufserst wirksam bewiesen.

3) Bei Skropheln. Die Belladonna ergreift das Sensible in dem System der Ernährung und vermag daher bei Drüsenverhärtungen, Scirrhus und Carcinom heilsame Wirkungen zu entwikkeln. Hufeland empfiehlt sie bei sehr hartnäkkigen Drüsenknoten, die an Scirrhus gränzen, bei hartnäkkigen kallösen Geschwüren und bei konvulsivischen Krankheiten aus Skrophelreiz (s. auch *Radix Belladonnae*).

Dosis und Darreichungsform. Innerlich: Man giebt das *Extractum Belladonnae* in kleinen Gaben vorsichtig; bei ganz jungen Kindern bis zu 2 Jahren zu $\frac{1}{96}$, bei

2-4jährigen zu $\frac{1}{12}$ Gr., 3-4 Mal täglich (Wendt; s. ℞ 189.). Gröfseren Kindern kann man $\frac{1}{10}$-$\frac{1}{8}$-$\frac{1}{4}$ Gr. öfters täglich geben und vorsichtig steigen. Sollte durch zu grofse Gaben eine Intoxikation herbeigeführt worden sein, so gebe man, wenn nicht Blutentziehungen indizirt sind, zunächst ein Emeticum, wozu es oft des Kupfer- oder Zinkvitriols bedürfen wird; man interponire auch kleine Gaben Aether und lege Senfteige auf die Magengegend. Erst nach Entleerung des Giftes schreite man zur Anwendung der vegetabilischen Säuren, besonders des Essigs, den man innerlich und in Klystiren, auch in Form von kalten Fomentationen um den Kopf anwendet. Später schwarzen Kaffee, Wein u. dergl. Bei sehr heftigen Delirien Blutegel an den Kopf und kalte Umschläge.

Aeufserlich bedient man sich des *Extr. Belladonnae* als Einreibung. Ph. A. Pieper (Harlefs Rheinische Jahrbücher. Bd. 10. 1825) machte, seiner besondern Ansicht zufolge, dafs das Gangliensystem der Sitz des Keuchhustens sei, einen ganz von der gewöhnlichen Anwendung verschiedenen Gebrauch von der Belladonna; Kindern von $\frac{1}{2}$ Jahre liefs er gleich Anfangs $1\frac{1}{2}$ Gr. *Extr. Belladonnae* mit Speichel in die Herzgrube einreiben und jeden Abend die Dosis, nach Umständen meist erhöht, einreiben. Bei gröfseren Kindern wurde mit gröfseren Gaben angefangen und bald bedeutend gestiegen. Der Erfolg dieser Behandlungsweise soll augenscheinlich gewesen, der fast immer krampfhaft harte Leib weich geworden, Stuhlgang, Schlaf, grofse Intermission des Hustens, freiere Respiration etc. erfolgt sein (s. Meifsner Forschungen. Bd. 3).

185.

℞ *Extr. Belladonn.* gr. iij.
Aq. destill. ℥j.
Spirit. Vin. rectificat. ℈j.
MDS. Täglich 2 Mal so viel Tropfen als Jahre.
Hufeland.

186.

℞ *Extr. Belladonn.* gr. iv.
Aq. Cinnamom. c. v. ℥iij.
DS. Jedem Kinde vor dem Frühstück 1 Tropfen mehr als es Jahre zählt, auf Zukker. (Es wurde 24 Tage fortgesetzt. Von 61 Kindern zwischen 6-17 Jahren erkrankten nur 2.)
Zeuch.

187.

℞ *Extr. Belladonn.* gr. j.

Aq. Cinnamom. ℥ß.
DS. Kindern von 1 Jahre früh und Abends 2-3 Tropfen, älteren auf jedes Jahr 1 Tropfen mehr. (Er stieg nie über 12 Tropfen.)
Berndt.

188.

℞ *Extr. Belladonn.* gr. j.
solve in
Aq. flor. aur. ℥iv.
adde
Spirit. Vin. rectific. ʒj.
Syr. simpl. ℥ß.
MDS. Jüngeren Kindern $\frac{1}{2}$ ($\frac{1}{12}$ Gr.), älteren 1 Theelöffel Morgens und Abends.
Pittschaft. Gumpert.

189.

℞ *Extr. Belladonn.* gr. j.
Aq. destill. ℥j.
MDS. Kindern bis zu 2 Jahren 5, von 2-4 Jahren 10 Tropfen 4 Mal täglich. (Bei Keuchhusten.) Wendt.

190.

℞ *Extr. Belladonn.*
— *Hyoscyam.* āā gr. iij.
Oxymell. Squill. ℥ß.
Syr. Althaeae ℥ij.
MDS. 2stündlich 1 Theelöffel. (Bei Keuchhusten eines 8jährigen Kindes.)
Aus Phöbus Rezeptirkunst.

Extractum Cascarillae. **Cascarillextrakt.** Ein kräftiges, gewürzhaft bitteres Mittel, das wohlthätig auf Magen und Darmkanal wirkt und besonders da pafst, wo die Schleimhaut des Darmkanals zu stark secernirt, die Ausleerungen durch Atonie sehr vermehrt sind und die Verdauungsorgane leiden.

Dosis und Darreichungsform. Bei Säuglingen ʒj., bei gröfseren Kindern ʒij. in ein Paar Unzen eines aromatischen Wassers aufgelöst, 2-3stündlich einen Thee- oder Kinderlöffel.

191.

℞ *Extr. Cascarill.* ʒj.
Aq. Foenicul ℥ij.
DS. 3stündlich einen Theelöffel. (Bei Durchfall der Neugebornen.) Jörg.

192.

℞ *Extr. Cascarill.* ʒij.
— *Colomb.* ʒß.
solve in
Aq. Chamomill. ℥iv.
adde
Gumm. arabic. ʒiij.
Syr. cort. aur. ℥j.
MDS. Kindern von 2-3 Jahren 2stündlich 1 Theelöffel, älteren 1 Kinderlöffel voll.

Extractum Chinae fuscae und ***Extractum Chinae frigide paratum.*** **Chinarindenextrakt.** Wird in den Krankheiten gebraucht, in denen China überhaupt pafst (s. *Cortex Chinae*). Es ist ein kräftiges, leicht verdauliches Präparat und verdient besonders bei Kindern den Vorzug vor andern Chinabereitungen.

Dosis und Darreichungsform. Innerlich: Etwa ʒj.-ij. in ℥iij.-iv. Wasser oder Wein aufgelöst, kleineren Kindern thee-, gröfseren kinderlöffelweise mehrmals täglich, in Verbindung mit flüchtigen, krampfstillenden etc. Zusätzen.

Aeufserlich: Zu Pinselsäften und Gurgelwassern bei brandigen Geschwüren, brandiger Bräune etc. (man nimmt hier das wohlfeilere *Extr. Chinae fuscae*).

193.

℞ *Extr. Chin. frig. parat.* ʒj.
Pulv. Gumm. Mimos. ℈ij.
Aq. flor. Tiliae ℥iij.
Spirit. mur. aether. ʒß.
Syr. cort. Citr. ℥j.
MDS. Stündlich 2 volle Theelöffel. (Bei bösartigen Aphthen etc. der Säuglinge.)
Wendt.

194.

℞ *Extr. Chin. frig. parat.*
— *lign. Campech.* āā ʒj.
Borac. ʒß.
solve in
Decoct. Salep. tenuior. ℥iv.
Syr. Althaeae ℥j.
MDS. Stündlich 1 Theelöffel voll. (Bei bösartigen Aphthen.) Lentin.

195.

℞ *Extr. Chin. frig. par.* ʒj.
Aq. Foenicul. ℥iij.
Syr. Seneg. ℥j.
MDS. 2stündlich 1 Kinderlöffel. (Bei Keuchhusten.)
Wendt.

196.

℞ *Extr. Chin. frig. parat.* ʒij.
Aq. Cinnamom. ℥ij.
adde
Spirit. sulph. aether. ℈j.
Tinct. thebaic. gutt. x.
Syr. cort. aur. ℥j.
MDS. Stündlich 1 Theelöffel voll. (Bei nervösen Pokken, Keuchhusten. Für ein Kind von 5-7 Jahren.)
Henke.

197.

℞ *Extr. Chin. frig. parat.* ʒiß.
solve in
Vin. malacens. ℥ij.
Syr. Cinnamom. ℥j.
MDS. Alle 2-3 Stunden 2

Theelöffel voll. (Für ein Kind von 5 Jahren.)
Vogt.

198.

℞ *Extr. Chin. fusc.* ʒij.
solve in
Aq. Rut. ℥ij.
Spirit. mur. aether. ʒij.
Mell. rosat. ℥j.
MDS. Pinselsaft. (Bei brandiger Bräune.) Wendt.

199.

℞ *Camphor. trit.* gr. iv.
Gumm. Mimos. pulv. ʒß.
Terend. sensim misce c.
Aq. Salviae ℥viij.
ut f. Emulsio, in qua solve
Extr. Chin. fusc. ʒiij.
MDS. Zum Einspritzen. (Bei brandiger Bräune.)
Wendt.

Extractum Cicutae s. Conii maculati. Schierlingsextrakt. Der Schierling wirkt kräftig auf das vegetative Leben, vermag Abnormitäten desselben, besonders wenn sie im Lymphsystem und in drüsigten Gebilden wurzeln, zu beseitigen und wird so für die Kinderwelt zu einem schätzbaren Heilmittel. Man hat sich des *Extr. Cicutae* in folgenden Krankheiten des kindlichen Alters bedient:

1) Bei Skropheln. Wenn auch der Schierling nicht Hauptmittel bei der Skrophelkrankheit genannt werden kann, da er den Grundkarakter, die Atonie der Lymphgefäſse, nicht zu beseitigen vermag, so steht er doch unter den narkotischen Mitteln, die man als antiskrophulöse empfohlen, als das der Vegetation am entschiedensten zugewandte oben an. Er greift die Nerven weniger als Opium, Belladonna etc. an, schwächt die Verdauungskraft weniger, reizt und erhitzt nicht und paſst daher besonders gut bei den sogenannten Reizskropheln, wo mehr Spannung und entzündliche Reizung, als eigentliche Entzündung statt findet, bei einer feinen, reizbaren Konstitution, bei skrophulösen Hautaffektionen und wenn überhaupt die Krankheit mehr den Karakter des Erethismus an sich trägt. — Bei skrophulösen Drüsengeschwüren verbessert der Schierling offenbar den dünnen scharfen Eiter. Eben so wohlthätig wirkt er auf skrophulöse Absonderungen anderer Art, z. B. bei dergleichen Blennorrhöen des Auges, der Respirationsorgane, der Haut. Kräftig befördert er oft die Zertheilung skrophulöser Drüsengeschwülste, beschleunigt aber

auch zuweilen die Eiterung derselben, weshalb er bei Affektionen der inneren Theile, besonders der Mesenterialdrüsen, grofse Vorsicht erheischt. Bei der skrophulösen Lichtscheu empfiehlt Dzondi das *Extr. Cicutae* in steigender Gabe; er fängt gleich mit 2-3 Gr. täglich 3 Mal an und steigt jedes Mal mit 1 Gran, bis nach 7-21 Tagen die Wirkung erfolgt. Die Wirksamkeit dieses Verfahrens bestätigen G. A. Richter, Kopp und Schindler (v. Gräfe und Walter's Bd. 18.; s. ℞ 206.); Richter räth, noch damit ein Augenfoment aus Kirschlorbeerwasser zu verbinden. Meifsner sagt wohl nicht mit Unrecht, dafs, wenn auch Dzondi nie ungünstige Folgen von seinem Verfahren gesehen, er sich doch nie habe entschliefsen können, Kindern narkotische Mittel in so verwegener Gabe zu reichen. Es ist ja auch überhaupt die Lichtscheu kein besonderes Uebel, sondern nur ein Symptom der skrophulösen Augenentzündung, das sich mit Heilung des eigentlichen Hauptübels auch gewifs ohne weitere Kunsthülfe verlieren wird.

2) Beim Keuchhusten. Hier wird auch das *Extr. Cicutae* neben so vielen anderen Mitteln als Sedativum empfohlen, nur soll es das Unangenehme haben, dafs es die Expektoration hemmt. Jahn will den Schierling nur in der 2ten und 3ten Periode der Krankheit und bei gleichzeitiger Skrophelschärfe angewendet wissen. Schlesinger (Hufeland's Journal. Bd. 40) rühmt die Verbindung mit *Tartarus stibiatus* (s. ℞ 205.) als ganz besonders hilfreich im Keuchhusten.

Dosis und Darreichungsform. Innerlich: Man giebt das *Extr. Cicutae* Kindern bis zu 2 Jahren zu ½, von 2-4 Jahren zu 1, von 4-8 Jahren zu 2 Gr. 3-4 Mal täglich, nach und nach zu höheren Gaben steigend, in Pulver, Pillen, Auflösung (etwa ℈j. *Extr. Cicutae* in ℥β. Wasser zu 5-10-20 Tropfen, ½-1-2 Gr. ein Paarmal täglich). Man verbindet das Mittel mit eröffnenden, auflösenden, alterirenden Arzneien, *Pulvis Plummeri* (s. ℞ 200.), *Baryta muriatica* (s. dort), *Calcaria muriatica* (s. dort).

Aeufserlich bei Skrophelgeschwüren in Verbindung mit China von Bell und Richter empfohlen.

200.

℞ *Calomelan.*
Sulph. aur. antim. āā gr. j.
Extr. Conii macul. gr. j.
Sacchar. alb. ℈j.
M. f. Pulv. dent. tal. dos.
No. xij.
S. Kindern bis zu 2 Jahren Morgens und Abends ½ Pulver, älteren ein ganzes zu geben und mit der Dosis des *Extr. Cicutae* allmählig zu steigen.

201.

℞ *Extr. Conii macul.*
Pulv. herb. Conii āā ʒß.
M. f. Pilul. No. 60.
S. Früh und Abends 1 Pille und alle 2 Tage mit einer zu steigen. Störck.

202.

℞ *Extr. Cicut.* ʒj.-iß.
Aq. Cinnamom.
Syr. cort. aur. āā ℥ß.
MDS. Täglich 2 Mal ½-1 Theelöffel (5-10-15 Gr. p. dos., eine enorme Gabe!). (Bei Atrophie der Kinder.) Feiler.

203.

℞ *Extr. Cicut.* gr. viij.
Aq. Foenicul. ℥iv.
Liq. Kal. acetic. ʒiß.
Oxymell. Squill. ʒij.
MDS. Stündlich 1 Kinderlöffel voll (etwa ½ Gr. p. dos.). (Bei Hydrops mit Skropheln für ein Kind von 3-4 Jahren.) Gölis.

204.

℞ *Extr. Cicut.* gr. iij.-vj.
solve in
Aq. Meliss. ℥ij.
adde
Tinct. Rhei vinos. ℥j.
MDS. Täglich 3 Mal ½ Efslöffel voll. (Bei *Tabes meseraica* aus Skropheldyskrasie.) Hecker.

205.

℞ *Extr. Cicut.* gr. ij.
Tart. stibiat. gr. j.
Aq. destill. ℥ij.
Syr. Croc. ℥ß.
MDS. In 2 Tagen theelöffelweise zu verbrauchen. (Bei Keuchhusten kleiner Kinder von ½-1 Jahre.) Schlesinger.

206.

℞ *Extr. Conii* ʒj.
solve in
Aq. Cinnamom. ℥ß.
MDS. Täglich 3 Mal 5 Tropfen und täglich um 5 Tropfen zu steigen, bis zu 20 bis 30. (Bei skrophulöser Lichtscheu.) Kopp. Schindler.

207.

℞ *Cort. Chin.* ʒj.
Coq. c. s. q. *Aq.* per hor. in Colatur. ℔j., solve
Extr. Cicut. ℈j.
DS. Aeufserlich.

Extractum Colombo. Kolomboextrakt. Ein leicht verdauliches, blandes, auflösend bitteres Mittel, das bei hervorstechender Muskelschwäche des Magens und Darmkanals und daher rührender Diarrhoe etc. mit Nutzen gegeben wird.

Dosis und Darreichungsform. ʒj.-ij. *Extr. Colombo* in ein Paar Unzen eines aromatischen Wassers aufgelöst, kleinen Kindern thee-, gröfseren efslöffelweise (Verbindung mit *Extr. Cascarillae* s. dort).

208.

℞ *Extr. Colombo* ʒj.
Decoct. Salep. tenuior. ℥iij.
Elaeos. Foenicul. ℈ij.
MDS. Stündlich 2 volle Theelöffel voll. (Gegen anhaltende erschöpfende Durchfälle der Kinder. Nebenbei gewürzhafte Umschläge auf den Leib.) Wendt.

209.

℞ *Extr. Colombo* ʒij.
solve in
Aq. Cinnamom. s. ℥ij.
adde
Spirit. sulph. aether. ℈j.
Tinct. Rhei aquos. ℥j.
MDS. Täglich 3 Mal 1 Efslöffel. Richter.

Extractum Dulcamarae. Bittersüfsextrakt. Gölis empfiehlt das *Extr. Dulcamarae* bei katarrhalischer Diarrhoe und *Catarrhus pulmonum* kleiner Kinder. Gabillot (Compte rendu des travaux de la société de Medecine de Lyon. 1831) liefs mit Erfolg *Extr. Dulcamarae* (℈j. in Wasser aufgelöst binnen 24 Stunden zu verbrauchen) im Keuchhusten nehmen und heilte mit diesem schweifstreibenden Mittel oft binnen 6-7 Tagen den heftigsten Stickhusten.

210.

℞ *Extr. Dulcamar.* gr. viij.
Decoct. Althaeae ℥iij.
Laud. liquid. Sydenh. gutt. ij.
Syr. Althaeae ℥ß.
MDS. Stündlich 1 Theelöffel voll. Gölis.

211.

℞ *Decoct. Althaeae* ℥iij.
Extr. Dulcamar. ℈ß.
Laud. liq. Sydenh. gutt. ij.
Oxymell. simpl. ʒiij.
MDS. Theelöffelweise. (Bei langwierigem Husten. Für ein Kind von 2 Jahren.) Gölis.

Extractum Filicis aethereum. Oleum Filicis maris. Farrnkrautöl. Peschier will in der fettig harzigen Materie der *Rad. Filicis maris*, durch Destillation mit Aether ausgezogen, das Bandwurm tödtende Prinzip derselben gefunden und damit 25 Kranke geheilt haben. Mehrere andere Beobachtungen bestätigen die Wirksamkeit dieses Präparats. Hufeland hält das *Extr. Filicis* für ein Mittel, das an Schnelligkeit, Zuverlässigkeit und Gelindigkeit in der Wirkung alle bisher bekannt gewordenen Wurmmittel übertrifft, ein Lob, in das auch Ebers in Breslau (Hufeland's Journal. 1828) einstimmt. In neuerer Zeit giebt Dr. Tott (Casper's Wochenschrift. No. 34. 1833) eine neue Bestätigung der heilsamen Wirkung des *Extr. Filicis aether.* bei einer Bandwurmkranken, einem Mädchen von 11 Jahren. Er liefs 3 Gr. Extrakt mit der hinreichenden Menge *Pulv. rad. Filicis* zu 30 Pillen machen und von diesen Abends 9 Uhr 15 Stück und um 9½ Uhr die andere Hälfte in einem Theelöffel gewöhnlichen Syrups nehmen. Am anderen Morgen gab er nüchtern alle ½ Stunde ½ Tasse *Infus. Sennae compositum* und schon um 9 Uhr ging der Wurm (*Taenia cucurbitina*) ab.

Dosis und Darreichungsform. Man giebt das *Extr. Filicis* 5-10jährigen Kindern zu ℈β. (auch kleinere Quantitäten wirken oft schon, wie die oben angeführte Beobachtung lehrt) Abends in 1 oder 2 Portionen, nachdem der Kranke vorher nur wenig gegessen, in Pillen (mit *Pulv. rad. Filicis* q. s.), oder da Kinder die etwas grofse Quantität Pillen nicht gut verschlukken, blofs mit einem Syrup oder *Mel rosatum* vermischt. Am anderen Morgen *Infus. Sennae compos.* oder *Ol. Ricini.*

212.

℞ *Extr. Filic. aether.* ℈β.
Pulv. rad. Filic. q. s.
M. f. Pilul. No. 10.
S. In 2 Portionen Abends zu verbrauchen.

213.

℞ *Extr. Filic. aether.* ℈β.
Mell. rosat. ℥β.
MDS. Die Hälfte auf Einmal und nach ½ Stunde die andere Hälfte.

Extractum Fumariae. Erdrauchextrakt. Als stärkendes, die Atonie der Digestionsorgane, die sich in Säure,

Flatulenz etc. ausspricht, beseitigendes Mittel, von Henke in Verbindung mit *Extr. Tarax.*, *Trifolii fibrini* empfohlen.

Dosis und Darreichungsform. In Mixtur, ʒij. auf ℥iij.-iv. Wasser, thee- oder kinderlöffelweise.

214.

℞ *Extr. Fumar.*
— *Tarax.*
— *Trifol. fibr.* āā ʒj.
solve in
Aq. Cinnamom. ℥iij.
Tinct. Rhei aquos. ʒij.-iij.
Syr. cort. aur. ℥j.
MDS. 2stündlich 2 Theelöffel voll. (Für Kinder in den ersten Jahren.)

Henke.

Eben so werden die anderen bitteren Extrakte, *Extr. Gentianae*, *Quassiae*, *Trifolii Fibrini* etc. gebraucht und verordnet, jedoch ist dabei nicht zu übersehen, was Wendt über den Gebrauch der rein bitteren Mittel in der Kinderpraxis sagt. Er fürchtet mit Johann Adam Schmidt die feindliche Beziehung der reinen Amara zu der Sensibilität des Magens und verwirft deshalb alle dahin gehörenden Arzneisubstanzen zum längeren Gebrauch bei Kindern. Gewürzhafte und adstringirende Mittel sind nach ihm diejenigen, von denen sich in den Krankheitsformen des kindlichen Alters, wo überhaupt stärkende Arzneien angezeigt sind, das Meiste erwarten läfst.

Extractum Graminis liquidum. Mellago Graminis. Queckenhonigsaft. Ein sanft auflösendes, gelind nährendes Mittel, das bei Stokkungen in den Unterleibsorganen und daher rührenden Krankheitsformen, Skropheln etc. mit grofsem Nutzen gereicht wird. Je mehr hier ein gereizter Zustand die Anwendung kräftiger Resolventien verbietet, desto eher pafst die Graswurzel; man verbindet sie in solchen Fällen mit kühlenden Mitteln, zumal Salzen, *Liq. Kal. acetic.*, *Kali tartaricum*, auch wohl *Tinct. Rhei aquos.* etc.

Dosis und Darreichungsform. Zu ℥β.-iβ. täglich, selten pur, meist als Zusatz zu Mixturen, etwa ℥β.-j. auf ein Paar Unzen Wasser, kleinen Kindern thee-, gröfseren efslöffelweise.

215.

℞ *Extr. Gramin. liquid.* ʒiβ.
Aq. Foenicul. ℥iij.
Tinct. Rhei aquos.
Syr. cort. aur. āā ℥β.
MDS. 2stündlich 1 Efslöffel voll. Gölis.

216.

℞ *Extr. Gramin. liquid.*
Syr. de Rheo āā ℥β.
Kal. tart. ʒij.
Aq. destillat. ℥ij.
MDS. Stündlich 1 Kinderlöffel voll. (Abführmittel für einen Säugling.) Wendt.

217.

℞ *Extr. Gramin. liquid.* ʒvj.
Extr. Taraxac. ʒij.
Tinct. Rhei aquos.
Aq. Menth. pip.
Syr. cort. aur. āā ℥β.
MDS. Säuglingen 3stündlich 1 Theelöffel, Kindern von 2-5 Jahren 1 Kinder- und älteren einen mäfsigen Efslöffel voll. (Als Resolvens bei Skropheln.) Fischer.

Extractum Hyoscyami. Bilsenkrautextrakt.

Ein krampfstillendes, schmerzlinderndes, gelind kühlendes Mittel, das von Kindern sehr gut vertragen wird und ihnen ohne alle Gefahr gereicht werden kann, da es das einzige Narkotikum ist, das bei einem hohen Grade von besänftigender und die Sensibilität herabstimmender Kraft durchaus gar keine Erhöhung der Irritabilität und des Blutumlaufs mit sich führt, auch keine Se- und Exkretionen hemmt, wie es das Opium thut. Es pafst auch bei entzündlichen Zuständen und Fiebern; in letzteren namentlich dann, wenn, wie so häufig beim Dentitionsprozesse, die Funktion des Nervensystems unmittelbar und übermäfsig gesteigert ist, oder wenn das Fieber von schmerzhaften und konvulsivischen Anfällen begleitet ist (Tourtual). Man reicht es daher bei Zukkungen und Eklampsieen kleiner Kinder (mit *Flor. Zinci*, sehr wirksam), bei katarrhalischem Reizhusten in Verbindung mit demulcirenden, eröffnenden Arzneien (*Manna*, *Kali tartaricum*, *Nitrum* etc.), bei Entzündungen der Luftwege als Zusatz zu antiphlogistischen Mixturen, in erethisch entzündlichen Zuständen überhaupt, nach vorausgeschickter Blutentziehung mit Calomel in Verbindung. — Zu erwähnen ist noch die Anwendung des *Extr. Hyoscyami* in grofsen Gaben. Dr. v. Tribolet in Bern empfiehlt im 43. Bande des Hufeland'schen Journals das *Extr. Hyoscyami* in grofsen Gaben als das sicherste Mittel gegen Entzündungen der Kinder, besonders aber gegen Croup. Er gab einem Kinde von 3 Jahren in Zeit von 3 Stunden 20 Gr. *Extr. Hyoscyami* bei Croup; ein 2jähriges erhielt in 5 Stunden 26 Gr. Bei dem letzteren entstand heftige Auftreibung des Leibes, anscheinende Lähmung der unteren Extremitäten, aber keine Betäubung. Die genannten Zufälle schwanden sehr bald wieder. Er räth, das Mittel beim Croup zu reichen, noch ehe sich polypöse Konkremente gebildet; sind diese einmal da, so schadet es. Kindern von 2-3 Jahren mufs man wenigstens 2 Gr. alle 2 Stunden geben. Aufserdem giebt er noch *Vinum stibiatum* und legt Senf- und Blasenpflaster auf die Beine.

Dosis und Darreichungsform. Man giebt das *Extr. Hyoscyami* Säuglingen zu ¼ Gr., gröfseren Kindern zu ½-1 Gr. 3-4 Mal täglich, in Pulver (bei Zukkung und Krampf mit *Flor. Zinci*, s. dort; bei Entzündung mit Calomel, s. dort; bei Brustleiden mit *Sulphur. aur.*, s. dort), Auflösung (in *Vin. stibiat.*, s. ℞ 219.), als Zusatz zu Mixturen (mit *Manna*, s. dort, *Kali tart.*, *Nitrum* etc.), Lecksäften (mit *Extr. Belladonnae*, s. dort; auch ℞ 218.), Emulsionen (s. ℞ 220.).

218.

℞ *Aq. Foenicul.* ℥iv.
Vin. stibiat. ℥j.
Extr. Hyoscyam. gr. iij.
Syr. Althaeae ℥iß.
MDS. 2stündlich 1 Theelöffel voll. (Auf 12 Gaben für ein Kind von 6 Monaten bis zu 1 Jahre bei Husten.)

Vogt.

219.

℞ *Extr. Hyoscyam.* gr. x.
solve in
Vin. stibiat. ℥ij.
DS. Einem Kinde von 1 Jahre so viel Tropfen, dafs es täglich 2 Gr. Extrakt bekommt, also 4 Mal täglich 8 Tropfen (etwa ½ Gr.). (Bei Keuchhusten.)

Hufeland.

220.

℞ *Gumm. arabic.* ℥j.
Ol. amygdal. dulc. ℥j.
Extr. Hyoscyam. gr. iv.
Syr. emulsiv. ℥vj.
MDS. Oefters 1 Theelöffel voll. (Bei Reizhusten, z. B. in den Masern.)

Hufeland.

221.

℞ *Extr. Hyoscyam.* gr. v.

Extr. Valerian. ℈ij. *Aq. Meliss.* — *Cinnamom.* āā ℥β. *Tinct. Valerian. aether.* gutt. xx.	MDS. Stündlich 1-2 Theelöffel voll. (Bei Krämpfen aus Flatulenz, Kolikschmerzen etc.) Henke.

Extractum Juglandis nucum. Wallnufsextrakt. Als Wurmmittel von Rosenstein und Fischer, besonders gegen Spulwürmer, empfohlen. Da dies Mittel mit dem scharfen Prinzip den bitteren Extraktivstoff vereinigt, so wirkt es zugleich als angemessenes Tonicum für den erschlafften Zustand des Darmkanals im *Status verminosus* jeder Art.

Dosis und Darreichungsform. Innerlich: Man giebt das Mittel gewöhnlich in der von Fischer (℞ 222.) angegebenen Auflösung, täglich 3 Mal Anfangs zu 20, dann allmählig bis zu 60 Tropfen gestiegen (für Kinder von 2-3 Jahren). Am 6ten Tage läfst man ein Laxans aus Calomel und Jalappe nehmen. Die Verbindung mit *Sem. Cinae* und *Rad. Valerian.* s. dort.

Aeufserlich: Zu Salben, s. *Ol. Tanaceti.*

222. ℞ *Extr. nuc. Jugland.* ʒij. *Aq. Cinnamom.* ℥β.	*Mell. despumat.* ʒj. MDS. Täglich 3 Mal 30-60 Tropfen. Fischer.

Extractum Lactucae virosae. Giftlattigextrakt. Der Giftlattig hat narkotische Kräfte, wirkt schmerzlindernd und krampfstillend, ohne die Gefäfsthätigkeit zu steigern, und hat in so fern viel Aehnlichkeit mit dem Hyoscyamus. Man rühmt besonders seine auflösenden Kräfte auf die Brust und den Unterleib; bei längerem Gebrauche treibt er den Urin und Schweifs, erleichtert den Auswurf und bewirkt häufigere Stuhlentleerungen.

Das *Extract. Lactucae virosae* ist vornehmlich gegen krampfhafte Brustbeschwerden, verbunden mit Abnormität der Schleimsekretion, gegen Asthma, Brustwassersucht, wenn sie sich mit spastischen Erscheinungen komplizirt, namentlich aber gegen Keuchhusten empfohlen worden. Gumprecht (Hufeland's Journal. Bd. 39) und nach ihm Hufeland, Osann, Krukenberg u. A. wendeten das Mittel beim Keuchhusten mit Erfolg an. Es wirkt als sedatives, die Heftigkeit der Anfälle milderndes Mittel, das, wenn es auch den Verlauf des Uebels nicht bedeutend abzukürzen vermag (eine Inkonvenienz, die es mit allen übrigen angerühmten Heilmitteln theilt), doch der ganzen Krankheit einen milderen Karakter zu verleihen scheint. Dabei hat es das Gute, dafs es, wie der Hyoscyamus, sich selbst mit Fieberbewegung und Gefäfsreizung verträgt, ein Umstand, wegen dessen es namentlich der Belladonna vorgezogen zu werden verdient.

Dosis und Darreichungsform. Die Gabe des *Extr. Lactucae virosae* hat viel Unbestimmtes; Einige geben sie sehr hoch, Andere sehr niedrig an. Krukenberg (s. dessen klinische Jahrbücher. 1. Bd.) bestimmt die Dosis folgendermafsen: Einem Kinde von 3-6 Monaten giebt er ½ Gr. Extrakt auf den Tag, in 3 Theile getheilt, also ⅙ Gr. p. dos., später ¼ Gr. und nach 14 Tagen 2 Gr. auf den Tag. Kindern von 1-3 Jahren giebt er gleich Anfangs ½ Gr. 4 Mal täglich und steigt dann; bei älteren, 6-8jährigen, giebt er 3 Mal täglich 1 Gr. und steigt bis auf 6 Gr. für den Tag. Man giebt das Mittel in Pulver, Mixturen (etwa ℈β. Extrakt in ℥iβ. *Aq. lauro-ceras.* zu 5 Tropfen (½ Gr.) 4 Mal täglich). Meyer (Annalen für die gesammte Heilkunde. Karlsruhe) lobt die Verbindung mit *Flor. Zinci* als besonders wirksam im Keuchhusten.

223.
℞ *Extr. Lactuc. viros.* gr. iij.-vj.-xij.
Sacchar. lact. ℥ij.
M. f. Pulv. divid. in part. aequal. No. xij.
S. Täglich 4 Mal 1 Pulver.

Extractum ligni Campechiani. Campechenholzextrakt. Gegen hartnäkkigen Durchfall und gegen brandige Entartung der Aphthen in Verbindung mit China von Lentin empfohlen.

Dosis und Darreichungsform. Etwa ℥j. in ein Paar Unzen Wasser, kleineren Kindern thee-, gröfseren kinderlöffelweise. Verbindung mit *Extr. Chin.*, s. dort.

224.
℞ *Cort. Chin. reg.* ℥β.
Inf. *Aq. fervid.* q. s. per ¼ hor. in Colatur. ℥iij., solve
Extr. lign. Campech. ʒj.
Aq. Cinnamom.
Syr. flor. aurant. āā ℥β.
MDS. Stündlich 1 Kinderlöffel voll. (Bei Durchfall.)
Wendt.

Extractum Myrrhae. Myrrhenextrakt. Die Myrrhe ist ein balsamisch tonisches Mittel, welches das gesammte vegetative Leben erhöht, den Verflüssigungsprozefs beschränkt und der organischen Zersetzung entgegenwirkt. Einen grofsen Ruf hat es sich in der Schleimschwindsucht erworben und auch im Keuchhusten ist es empfohlen worden. Es leuchtet ein, dafs es nur da passen kann, wo durch die Länge der Dauer des 3ten Zeitraumes ein wirklich atonischer Zustand eingetreten und die Spur einer phlogistischen Diathesis längst verschwunden ist, wo das äufsere Ansehn aufgedunsen, leukophlegmatisch ist und die sehr profuse Absonderung der Lungen schon an Colliquation gränzt. Jede Reizung des leidenden Organs kontraindizirt seinen Gebrauch; auch sollte das Mittel nur gröfseren Kindern gegeben werden (Wendt).

Dosis und Darreichungsform. Man giebt das *Extr. Myrrhae* zu 1-2 Gr. 3stündlich Kindern von 6-8 Jahren, in Pulver oder Mixtur.

225.
℞ *Extr. Myrrhae* gr. xij.
Lapid. Cancr. ppt. ʒβ.
Sacchar. alb. ʒiβ.
M. f. Pulv. divid. in xij. part. aequal.
S. 3stündlich 1 Pulver.
Wendt.

226.
℞ *Extr. Myrrhae* ℈β.
Sacchar. lact. ʒβ.
solve in
Inf. *Sem. Phellandr.* (ex ʒβ.) ℥v.
MDS. 3stündlich 1 Efslöffel voll.

Extractum Nucis vomicae. Krähenaugenextrakt. Obschon das *Extr. Nucis vomicae* als ein bittergiftiges narkotisches Mittel keine der kindlichen Individualität angemessene Arzneisubstanz genannt werden kann, so giebt es doch eine Krankheit, die, wie bei Erwachsenen, auch bei Kindern nicht selten vorkommt, in der es wegen seiner grofsen Heilkraft angewendet zu werden verdient. Es sind dies jene chronischen, symptomatischen, nicht von schadhaften Stoffen abhängenden, durch Erschlaffung bedingten Diarrhöen, die mit grofser Schwäche, vorwaltender Nervosität, heftigen Unterleibskrämpfen verbunden sind. Hier verdient die *Nux vomica* um so mehr den Vorzug vor dem Opium, als sie erfahrungsgemäfs bei Kindern keinesweges wie dieses auf das Sensorium wirkt, sondern mehr das Rükkenmark und die von ihm ausgehenden Nerven afficirt.

Dosis und Darreichungsform. Man giebt das *Extr. Nucis vomicae* zu 1 Gr. auf ℥iv. einer *Emulsio arabica* 2stündlich 1 Theelöffel für Kinder von 1-3 Jahren; bei älteren kann man auf 2 Gr. für die ganze Mischung steigen.

227.

℞ *Extr. Nuc. vomic.* gr. j.-ij.
Mucil. Gumm. Mimos. ℥β.
Aq. destillat. ℥iij.
Syr. emulsiv. ʒvj.
M. f. Emuls.
DS. 2stündlich 1 Theelöffel voll.

Extractum Opii. **Opiumextrakt.** In dieser Form wird das Opium von Cruveilhier gegen Gastro- und Enteromalacie sehr kleiner Kinder empfohlen. Er giebt von einer Auflösung von ¼ Gr. in ℥iij. Wassers 2stündlich einen Theelöffel und läfst zu gleicher Zeit Klystire aus ⅛ Gr. Opium mit etwas Amylum 2 Mal täglich gebrauchen. Ueber die Zulässigkeit und Gabe des Opiums in Kinderkrankheiten siehe Opium.

Extractum Pulsatillae. **Küchenschellenextrakt.** Die Küchenschelle gehört zu den scharfen Narkoticis. Sie vermehrt besonders die Absonderungen, namentlich die der Nieren, der Schneider'schen Haut, der Lungen, der äusseren Haut. — Unter den Krankheiten des kindlichen Alters ist es der Keuchhusten, gegen den sie als hilfreich empfohlen worden. Löbenstein-Löbel will durch das Extrakt in 3-7 Tagen den Keuchhusten geheilt haben. Niemals aber wagte er es bei Kindern unter 2 Jahren zu reichen und gebrauchte es nur in den späteren Zeiträumen in der unten (℞ 228.) angegebenen Form; es leistete ihm mehr als irgend ein anderes Mittel. In neuerer Zeit ist das *Extr. Pulsatillae* auch von v. Ramm als Heilmittel gegen die *Tussis convulsiva* gerühmt worden. Er giebt es auch den kleinsten Kindern, ½jährigen ¼ Gr., 1jährigen ½ Gr., 1-3jährigen 1 Gr. und 4-7jährigen 1½ Gr. 3-4 Mal täglich. Es ist jedoch zu bemerken, daſs v. Ramm das Extrakt der um Riga wildwachsenden Pflanze verordnete.

Dosis und Darreichungsform. Man giebt das *Extr. Pulsatillae* in der angegebenen Dosis in Pulver und Auflösung (z. B. in *Vin. stibiatum*, s. ℞ 229.).

228.

℞ *Extr. Pulsatill.* gr. ⅛-¼.
Pulv. rad. Valerian. gr. iij.-iv.
Elaeos. Foenicul. ℈β.
M. f. Pulv. dent. tal. dos. No. xij.
S. Täglich 3-4 Mal 1 Pulver. (Für ein Kind von 2-4 Jahren.)
Löbenstein-Löbel.

229.

℞ *Extr. Pulsatill.* ℈β.
Vin. stibiat. ℥ij. (= 160 Tropfen)
MDS. Zu 4-8-16 Tropfen (¼-½-1 Gr.) 3-4 Mal täglich.

Extractum Taraxaci liquidum. *Mellago Taraxaci.* **Löwenzahnhonigsaft.** Wird ganz so gebraucht wie *Mellago Graminis*, s. dort.

Fel Tauri (recens). *Bilis bovina.* **Ochsengalle.** Von Rosenstein und Jahn in Verbindung mit *Sapo venetus* und *Rad. Ari* gegen Verstopfung innerlich empfohlen, möchte sich aber schwerlich für die Kinderpraxis eignen.

Aeuſserlich in Verbindung mit Seife, Kampher, Steinöl etc. als Einreibung (s. ℞ 230. 231. 232.). Diese Salben sind kräftig auflösende und zertheilende Mittel bei inneren und äufseren Skrophelverhärtungen, so wie sie auch ausgezeichneten Nutzen bei der Atrophie von Verhärtung der Gekrösdrüsen leisten, wenn man sie oft in den Unterleib einreibt. Eben so dienen sie trefflich, den Abgang der Würmer zu befördern, besonders wenn man noch ʒβ. *Ol. Tanaceti* hinzusetzt.

230.

℞ *Ungt. Althaeae* ℥j.
Fell. Taur. rec.
Sap. venet. āā ʒiij.
Petrol. ʒij.
Sal vol. C. C. ʒβ.
Camphor. ʒj.
M. f. Ungt.
S. Täglich 3 Mal 1 Theelöffel voll einzureiben. (Bei Würmern *Ol. Tanac.* ʒβ.)
Hufeland.

231.

℞ *Fell. Taur.* ℥iv.
Sal culinar. ʒvj.
Ol. nuc. Jugland. ℥j.
Diger. leni calore f. Linim.
S. Zum Einreiben. (Gegen Stokkungen, besonders skrophulöse Drüsengeschwülste.)
Roncalli.

232.

℞ *Fell. Taur. rec.* ℥ij.
Ammon. carb. pyro-oleos. ʒβ.
Aq. destill. ℥ij.
Spir. Vin. saponat. ℥iij.
MS. Täglich 3 Mal erwärmt in den Unterleib einzureiben. (Bei Atrophie der Kinder.)
Vogt.

Ferrum et Ferri praeparata. **Eisen.** Das Eisen ist ein äufserst wirksames stärkendes, roborirendes Metall, das in den geeigneten Fällen grofse Heilkräfte zu entwikkeln vermag, aber auch zugleich bei seiner Anwendung in Krankheiten des kindlichen Alters die gröfste Aufmerksamkeit und Vorsicht erheischt.

Allgemeine Indikation für den Gebrauch des Eisens und seiner verschiedenen Präparate geben zunächst Krankheitszustände, die auf Atonie und Schlaffheit der Faser, auf Reizlosigkeit, Mangel an Cruor im Blute, wodurch dasselbe wässrig, leukophlegmatisch und zum plastischen Prozesse unbrauchbar wird, auf geminderter Lebenskraft und Wärme beruhen.

Schädlich ist dagegen der Gebrauch des Eisens als eines adstringirenden, die Gefäfsthätigkeit stark aufregenden Mittels bei vollblütigen, zu aktiven Kongestionen und Entzündung geneigten Kindern, bei gastrischen Zuständen, zäher Verschleimung, fester, unbeweglicher Verstopfung, wirklicher Verderbnifs der Eingeweide, besonders aber endlich bei tuberkulösem, subinflammatorischem Ergriffensein der Lungen, grosser Reizbarkeit derselben mit Neigung zur *Phthisis florida* und bei fieberhaften Bewegungen.

Grofse Rücksicht verdient noch der Zustand der Verdauung und die Wahl des Präparats. Wo die Digestion darniederliegt, da müssen stärkende Vorbereitungskuren, Verbindung des Eisens mit aromatischen Substanzen, Körperbewegung in freier Luft etc. den Gebrauch des Eisens einleiten und unterstützen. Eben so beginne man mit kleinen Dosen und den milder wirkenden Präparaten, und gebe das Eisen weder bei ganz leerem, noch vollem Magen. Schwarzgefärbte Ausleerungen pflegen bei fortgesetzter Anwendung des Eisens ein günstiges Zeichen der erfolgenden Wirkung zu sein.

Die Eisenmittel werden in den Krankheitsformen des kindlichen Alters angewendet:

1) Bei skrophulösen und damit verwandten rhachitischen Leiden der Kinder mit blassem, aufgedunsenem Gesicht, grosser Weichheit und Laxität der Muskel- und Gefäfsfaser, mit beständiger Neigung zu serösen und schleimichten Profluvien. Hat man bei der Kur der Skrophulosis schon lange resolvirende Mittel, besonders aus der Klasse der antiphlogistischen und narkotischen gegeben und wollen sie nicht mehr wirken, dann wende man das Eisen an, das, obschon seine eigentliche Wirkung eine adstringirende und styptische ist, doch in diesen Fällen, wo eben die Atonie die Verstopfung der Drüsen und Eingeweide unterhält und bedingt, zu einem herrlichen Auflösungsmittel wird. Bei schleimigen Ausflüssen aus den Genitalien, bei wässrigen Geschwülsten an den Extremitäten, bei der *Spina ventosa* und der Pädarthrocace bringt das Eisen oft sichere Hilfe, doch dürfen diese Formen von keinem Zehrfieber begleitet sein, daher denn auch in der *Phthisis tuberculosa* und der *Tabes meseraica* das Eisen nicht angewendet werden darf.

2) In allen Kachexieen und Dyskrasieen, denen eine wässrige, leukophlegmatische Beschaffenheit des Blutes und der lymphatischen Säfte zum Grunde liegt. Hier beseitigt es die Atonie und Laxität der Muskel- und Gefäfsfaser, wirkt tonisch auf das Lymph- und Drüsensystem, macht das Blut röther, dichter und zum plastischen Prozefs in der Vegetation geeigneter, und giebt dem ganzen Organismus überhaupt mehr Festigkeit und Derbheit.

3) Nach überstandener Wurmkrankheit und vorhergegangener Reinigung des Darmkanals ist zur Stärkung der Muskel- und Schleimhaut des Darmkanals und zur Tilgung der Disposition zu abermaliger Wurmerzeugung das Eisen das wirksamste Mittel (Tourtual).

Ferrum muriaticum oxydulatum und *Liquor Ferri muriatici oxydulati.* Salzsaures Eisen.

Das salzsaure Eisen gehört schon den stärker eingreifenden Eisenmitteln an und wirkt merklich adstringirend. v. Pommer (Heidelberger klinische Annalen. 2. Heft) empfahl es gegen die Magenerweichung ganz kleiner Kinder und gab es in der unten (℞ 233.) näher angegebenen Mischung. Dr. Hergt (Annalen für die gesammte Medizin. Karlsruhe, 1828) und Dr. Camerer rühmen es gleichfalls in der genannten Krankheit und bei chronischen Diarrhöen der Kinder (℞ 234.).

Dosis und Darreichungsform. Man giebt das *Ferrum muriaticum* zu ½-1-2 Gr. mehrmals täglich in Auflösung, oder den *Liquor Ferri muriatici* (ʒj. auf ℥ij.) zu 10-15 Tropfen 2stündlich in Wasser oder als Zusatz zu Mixturen.

233.

℞ *Decoct. Althaeae* (ex ʒj.) ℥ij.
Gumm. Mimos. ʒij.
Ferr. muriat. ℈β.
Syr. Althaeae ʒvj.
MDS. Wohl umgeschüttelt alle Stunden 2 Theelöffel voll. v. Pommer.

234.

℞ *Liq. Ferr. muriat.* ℈β.
Aq. Cinnamom. ℥iβ.
Syr. Althaeae ℥β.
MDS. Stündlich 2 Theelöffel voll.

Ferrum oxydulatum nigrum. Aethiops martialis. **Schwarzes Eisenoxydul.** Es wird dies Präparat weniger angewendet und steht der *Limatura martis* nach, weil es in dem Magensafte weniger auflöslich und deshalb minder verdaulich sein soll. Dagegen rühmen Einige als eine besondere Tugend dieses Präparats, dafs es nicht, wie die Eisenfeile, Aufblähen und fauliges Aufstofsen veranlassen, und es deshalb geeigneter als diese zum inneren Gebrauche sei.

Dosis und Darreichungsform. Kindern von 2-5 Jahren zu 1, älteren zu 2 Gr. ein Paarmal täglich in Pulver, Trochisken.

235.

℞ *Ferr. oxyd. nigr.* gr. xij.
Elaeos. Macid. ʒij.
M. f. Pulv. divid. in xij. part. aequal.
S. Täglich 3 Mal 1 Pulver.
(Bei Skropheln.)

Wendt.

236.

℞ *Ferr. oxydul. nigr.*
Cass. Cinnamom. āā ʒβ.
Sacchar. alb. ʒvj.
Mucil. Gumm. Tragac. q. s. ut f. Trochisci No. 30.
S. Täglich 3 Mal 1-2 Stück.

Ferrum pulveratum s. limatum. **Eisenfeile.** Die Eisenfeile stellt das Eisen am reinsten und einfachsten dar und wird daher in allen Fällen angewendet, in denen Eisen überhaupt angezeigt ist. Sie wird von den Kindern gern genommen und auch von den schwächsten vertragen. Ausgezeichneten Erfolg leistet dieses Mittel bei Schwäche und Verschleimung des Darmkanals mit Magensäure, Blähungen, Diarrhoe etc., desgleichen gegen schleimige Ausflüsse aus den Genitalien. Die Wirkung des Eisens, so wie dessen anthelminthische Kraft, wird erhöht durch die Verbindung mit gewürzhaften und bitteren Substanzen.

Dosis und Darreichungsform. Kindern bis zu 2 Jahren etwa ½ Gr. 3 Mal täglich, 2-4jährigen 1 Gr. 2-3 Mal und älteren 2 Gr. 2 Mal täglich in Pulver (in Verbindung mit Gewürzen, Rheum, Magnesia, Guajak etc.), auch zur Bereitung von Eisenweinen (℥j. *Limatura martis* mit

1 Quart Rheinwein mehrere Tage im Sandbade digerirt, s. Verbindung mit *Vin. antimon.*, ℞ 243.).

237.

℞ *Pulv. antihect. scroph.* ℥j.
(s. *Bacc. Lauri*)
Pulv. Liquirit. ℥ij.
Limatur. mart.
Resin. Guajac. āā gr. xv.
M. f. Pulv. d. in scatul.
S. 2 Mal täglich 10 Gr. (etwa 1 Messerspitze voll, 1 Gr. Eisen und eben so viel Guajak). (Bei Skropheln und Rhachitis.) Gölis.

238.

℞ *Limatur. mart.* gr. iij.-xij.
Conch. ppt.
Elaeos. flaved. Citr. āā ℥β.
M. f. Pulv. divid. in vj. part. aequal.
S. Täglich 2 Mal 1 Pulver. (Bei Rhachitis.)
Berends.

239.

℞ *Limatur. mart.*
Conch. ppt.
Cort. Cinnamom āā gr. viij.
Sacchar. alb. ℈iv.
M. f. Pulv. divid. in part. aequal. No. viij.
S. Täglich 2 Mal 1 Pulver.
Tourtual.

240.

℞ *Limatur. mart.* gr. j.
Cass. Cinnamom. gr. ij.
Magnes. carb. gr. v.
Sacchar. alb. ℈j.
M. f. Pulv. dent. tal. dos. No. vj.
S. Morgens und Abends ½ Pulver. (Für ein Kind von 1 Jahre.)
Pulvis antatrophicus Pharmac. Paup.

241.

℞ *Limatur. mart.*
Rad. Rhei
Cinnamom. acut. āā gr. j.
Magnes. carb. gr. ij.
Sacchar. alb. ℈β.
M. f. Pulv. dent. tal. dos. No. vj.
S. Morgens und Abends 1 Pulver.

242.

℞ *Magnes. carbon.*
Sem. Foenicul. āā ℥ij.
Rad. Rhei ℥j.
Limatur. mart. ℥β.
Cort. Cinnamom. ℈j.
Sacchar. alb. ℥j.
M. f. Pulv.
S. Täglich 4 Mal 2 Messerspitzen voll (etwa 1 Gr. Eisen p. dos.). (Für ein Kind von 2½ Jahren.)
Hufeland.

243.

℞ *Vin. mart.* ℥β.
— *antimon.* ℥j.
MDS. Täglich 4 Mal 20-25 Tropfen mit spanischem Weine zu geben.
Tourtual.

Ferrum sulphuricum crystallisatum. Schwefelsaures Eisen. Das *Ferrum sulphuricum* ist unter den Eisensalzen das am meisten adstringirende, es hält die Ab- und Aussonderungen zurück und belästigt sehr bald die Verdauung. Wo man also blofs die tonische Kraft des Eisens beabsichtigt, da wird man nicht bei Kindern zu diesem Präparate greifen, da es als ein heftig wirkendes, krudes Mittel, der kindlichen Individualität durchaus nicht angemessen ist und sein Gebrauch überhaupt, wie es doch zur Erzielung einer Einwirkung auf die gesammte Konstitution nothwendig wird, nie lange fortgesetzt werden kann. Nur die höheren Grade von Atonie und Laxität mit träger Zirkulation und Neigung zur Zersetzung, mit profusen Profluvien, Blutungen etc., rechtfertigen bei Kindern seinen Gebrauch. Die meisten Empfehlungen hat es da erhalten, wo man kräftiger in den Darmkanal eingreifen will, wie z. B. beim Bandwurm; hier wird es besonders von Rosenstein, Selle u. A. gerühmt, nach welchen es sich auch gegen Askariden wirksam erweisen soll. Allein gegen letztere giebt es andere eben so sicher, aber viel milder wirkende Mittel, und es möchte daher sein Gebrauch als Anthelminthicum wohl nur auf den Bandwurm, der überhaupt nur selten im kindlichen Alter vorzukommen pflegt, zu beschränken sein.

Dosis und Darreichungsform. Innerlich: Man giebt das schwefelsaure Eisen Kindern von 3-4 Jahren (jüngeren wird man es nicht leicht geben) etwa ½ Gr. 3-4 Mal täglich, Kindern von 4-6 Jahren ½-1 Gr. 5-6 Mal täglich und noch älteren 3-4 Gr. 2 Mal täglich, in Pulver, Latwerge, Zukkerwerkformen, in Verbindung mit anderen anthelminthischen, abführenden Mitteln.

Aeufserlich: Zu Bädern, etwa ℥ij.-℥β. zu einem Bade; man läfst es darin auflösen.

244.

℞ *Ferr. sulphur. cryst.* gr. j.-ij.
Rad. Jalapp. gr. iv.
— *Valerian.*
Kali sulph. dep. āā ℈β.
Sem. Cinae ℈j.
M. f. Pulv. dent. tal. dos. No. xij.
S. Täglich 5-6 Mal ½ Pulver mit Syrup oder dergl. angerührt. (Für ein Kind von 6-8 Jahren.)

Richter.

245.

℞ *Pulv. flor. Tanacet.*
— *sem. Santon.* āā ʒj.
Ferr. sulphur. ℈ij.
Ol. Valer. aether. gutt. x.
Misc. terend. invic. et div. in part. aequal. No. x.
S. Täglich 3 Mal 1 Pulver mit Pomeranzenblüthenthee. (Für ein Kind von 10 Jahren.) Rosenstein.

246.

℞ *Ferr. sulphur. pulv.* ʒiβ.
Pulv. sem. Cinae ʒiij.
— *Sacchar. alb.* ℥iβ.
Mucil. Gumm. Tragac. q. s. ut f. Trochisc. No. 60.
S. Täglich 3 Mal 2 Stück. (Für ein Kind von 8 Jahren.)
Aus Phöbus Receptirkunst.

247.

℞ *Sacchar. alb.* ℥vj.
Coq. c. *Aq. commun.* q. s. ad consistent. tabul., adde
Amygd. dulc. excort. ℥β.
Ferr. sulphur. cryst. ℈j.
Rad. Jalapp. ʒβ.
Sem. Cinae ℥β.
Ol. Tanacet. gutt. xx.
M. f. Morsuli No. 30.
S. Täglich 3 Mal 1 Stück. (Für ein Kind von 4 Jahren.)
Aus Phöbus Receptirkunst.

248.

℞ *Ferr. sulphur. cryst.*
Extr. Chin. āā gr. xv.
Pulv. sem. Santonic. ʒβ.
Syr. Cinnamom. q. s. ut f. Electuar.
S. Täglich 2-3 Mal einen vollen Theelöffel. (Mufs mehrere Wochen fortgesetzt werden.)

Flores Arnicae. **Wohlverleiblumen.** Die Arnika entspricht im Allgemeinen dem Trägheitszustande und der torpiden Schwäche, es mögen diese Zustände nun im Nervensystem als verminderte Empfänglichkeit, als Stumpfheit, Stupor, in der irritablen Faser als Mangel an Erregbarkeit, oder im Gefäfs- und Kapillarsystem, in den secernirenden Membranen und Organen als Unthätigkeit, Stokkung, Verschleimung erscheinen (Sundelin). — Man bedient sich ihrer als reizendes, die Lebensthätigkeit wekkenden Mittels bei nervösen, fauligen, von kolliquativen Erscheinungen, schmelzenden Diarrhöen etc. begleiteten Krankheitsformen, Fiebern, Exanthemen etc. Zu gleicher Zeit erhöht sie kräftig die Resorptionsthätigkeit und ist eins der wirksamsten Mittel, um Extravasate wieder zur Einsaugung zu bringen. Jörg und

Gölis empfehlen sie daher in den späteren Zeiträumen des Hydrocephalus, wenn sich Symptome von Exsudat und ein an Lähmung gränzender Zustand kund geben.

Dosis und Darreichungsform. Man giebt die *Flores Arnicae* Kindern unter 1 Jahre und bis zu 2 Jahren zu ℥ß. auf ℥iij.-iv. Colatur, in 24 Stunden zu verbrauchen, älteren ʒj. auf ℥iv.-vj. Colatur in derselben Zeit zu nehmen, im Aufgufs, mit flüchtigen, krampfstillenden u. dergl. Zusätzen in Verbindung. Man greife die Gaben der Arnika nicht zu hoch, da sie zuweilen üble Zufälle erregt.

249.

℞ *Flor. Arnic.* ʒß.
Inf. per ¼ hor. *Aq. fervid.* vase claus. Colat. ℥iij. refrig., adde
Syr. cort. aurant. ℥ß.
Spir. nitr. dulc. gutt. vj.
MDS. 2stündlich 1 Löffel voll. (Für ein Kind unter 2 Jahren in den späteren Stadien des Hydrocephalus.)
Gölis.

250.

℞ Inf. *flor. Arnic.* (ex ʒj.) ℥iv.
Syr. Menth. ʒvj.
Aether. vitriol. gutt. x.
MDS. Stündlich 1 Efslöffel voll. (Für ein älteres Kind.)
Gölis.

251.

℞ *Flor. Arnic.* ʒiß.
Inf. in s. q. *Aq. fervid.* per ½ hor. Colatur. ℥v. refriger., adde
Tinct. Opii crocat. ℈ß.
Pulv. Gumm. Mimos.
Sacchar. alb. āā ʒij.
MDS. Stündlich 1 Efslöffel voll. (Bei nervösen Pokken für ein Kind von 8 Jahren.)
Wendt.

Flores Chamomillae vulgaris. **Gemeine Kamillen.** Der innerliche und äufserliche Gebrauch der Kamillen ist ein sehr ausgedehnter in den Krankheiten des kindlichen Alters. Vermöge ihres, vorzugsweise im ätherischen Oele enthaltenen, nauseösen Wesens, üben sie einen vortheilhaften Einflufs auf die verstimmte, alterirte Sensibilität aus, besonders wenn sie in den Nerven des Darmkanals und Magens, des Unterleibes überhaupt hervortritt. Da nun die genannten Organe in den meisten Fällen den Heerd für die Krampfformen des kindlichen Alters abgeben, so werden sie hier als ein gelind reizendes, beruhigendes, die aufgeregte Nerventhätigkeit zur Norm zurückführendes Mittel in allen Fällen von Krämpfen, Koliken etc. mit Nutzen in Anwendung kommen.

Dosis und Darreichungsform. Innerlich: In den meisten Fällen als Theeaufgufs im Hause bereitet, etwa 1-2 Quentchen auf ein Paar Tassen Wasser. Als Vehikel anderer Arzneien etwa ℨij.-℥ß. auf ℥vj. Colatur.

Aeufserlich: Die trokkene Blume zu Kräuterkissen; das Infusum (etwa *Flor. Chamomill.*, *Herb. Salviae*, *Herb. Meliss.* āā mit einigen Efslöffeln Wein oder einem Efslöffel Branntwein vermischt) als Foment (z. B. bei Geschwulst am Kopfe und Steifse der Neugebornen), als Augenwasser (Heim bei *Ophthalmia neonatorum*), zu Klystiren, (das gewöhnliche Vehikel für diese ist Kamillenthee; man kann die ausleerende Kraft verstärken durch Zusatz von ½-1 Efslöffel Honig, Oel oder einem Loth Zukker), zu Bädern (s. diesen Artikel).

***Flores Tanaceti.* Rainfarrnblumen.** Die Rainfarrnblumen kommen in ihren Bestandtheilen und in ihren Wirkungen mit dem Zittwersamen überein und werden, wie dieser, besonders gegen Spulwürmer und Askariden benutzt. Es ist jedoch bei ihrem Gebrauch die Rücksicht zu nehmen, dafs sie nur bei Reizlosigkeit passen und durch jeden erethischen Zustand im Unterleibe kontraindizirt werden. Man giebt das Mittel in denselben Verbindungen, wie den Zittwersamen; die bekannteste Komposition, in welche dasselbe als Bestandtheil eingeht, ist die Wurmlatwerge von Bremser, s. ℞ 252. Derselbe läfst nur früh und Abends 1 Theelöffel, aber anhaltend eine lange Zeit hindurch nehmen, so dafs das Mittel nicht drastisch purgirt, sondern täglich nur einige breiartige Stuhlausleerungen erregt, den Wurmschleim allmählig löst und ausführt und auf diese Weise dem *Status verminosus* ein Ende macht. Eine Methode, die unstreitig wirksamer und weit mehr zu empfehlen ist, als die gewöhnlichen drastischen Ausleerungskuren. Zu gleicher Zeit bedient er sich dabei der unten (℞ 253.) näher angegebenen Klystire.

Dosis und Darreichungsform. **Innerlich:** Zu 10-20 Gr. einigemal täglich nach Verschiedenheit des Alters, in **Pulver, Aufgufs** (etwa ʒij. auf ℥iij. Colatur), **Latwerge** (mit Honig bereitet), in Verbindung mit *Sem. Cinae, Rad. Valerian., Ferr. sulphur.* (s. dort), eröffnenden Mitteln etc.

Aeufserlich: Zu **Umschlägen** (z. B. mit Kamillen und *Herb. Absynthii* in Milch gekocht zu Umschlägen auf den Leib, bei Schmerzen und Krämpfen, die durch Würmer erregt werden), **Klystiren** (etwa ʒij.-℥β. auf ein Paar Unzen Wasser).

252.

℞ *Flor. Tanacet.* ℥β.
Pulv. rad. Valerian. ʒij.
— *Jalapp.* ℈ij.
Kal. sulphur. ʒij.
Oxymell. Squill. q. s. ut f. Electuar.
S. Täglich 2 Mal 1 Theelöffel voll. **Bremser.**

253.

℞ *Herb. Absynthii*
Rad. Valerian. āā ℥j.
Cort. aurant.
Flor. Tanacet. āā ℥β.
C. m. f. Spec.
DS. 2 gehäufte Efslöffel mit ℔j. heifsem Wasser übergossen, Nachts bedeckt stehen lassen, durchzuseihen, zu 2 Klystiren; zu jedem noch 1 Efslöffel frischer Ochsengalle gemischt. (Gegen Askariden.) **Bremser.**

254.

℞ *Flor. Tanacet.*
Sem. Cinae āā ʒiv.
Rad. Rhei ʒj.
Tart. natronat. ʒij.
M. f. Pulv. d. in scatul.
S. Täglich 3 Mal 1 Theelöffel voll. (Für ein Kind von 10 Jahren.) **Vogt.**

255.

℞ *Flor. Tanacet.*
Rad. Valerian.
Sem. Cinae āā ʒij.
M. divid. in iij. part. aequal.
S. Morgens und Abends eine Portion mit 2 Weingläsern heifsen Wassers übergossen. (Als Klystir gegen Askariden und Spulwürmer.) **Vogt.**

Folia Nicotianae. **Tabaksblätter.** **Innerlich** von **Pittschaft** in der unten (℞ 256.) angegebenen Form gegen Keuchhusten empfohlen (**Hufeland's** Journ. 1832).

Aeufserlich. Man hat Klystire aus Tabaksrauch bei dem Scheintode der Kinder empfohlen; allein sie scheinen für das zarte Alter viel zu heftig zu wirken und würden, durch Vermehren der Betäubung, eher schaden als nützen. Meifsner widerräth deshalb mit Recht ihren Gebrauch. Mehr angewendet werden die Tabaksblätter in Form des Aufgusses, als Umschlag oder Waschung bei den verschiedenen Arten der Tinea, wo sie mit anderen passenden Mitteln, Sublimat, Conium etc., verbunden, sich als ein kräftig reinigendes, die üppige Luxuration beschränkendes Mittel erweisen.

256.

℞ *Fol. Nicotian.* ℈j.
Inf. *Aq. fervid.* q. s. Colatur. ℥vj., adde
Syr. emulsiv. ℥j.
MDS. Kindern von 1-2 Jahren 1 grofsen Kaffeelöffel, älteren 2 und 8-10jährigen 1 Efslöffel stündlich.

257.

℞ *Fol. Nicotian.* ʒj.
Coq. c. *Aq. commun.* q. s. per ¼ hor., ad Colatur. ℥viij.
Sub finem coct. addendo
Herb. Conii macul. ʒij.
MDS. Zum Waschen. (Bei Tinea.)

258.

℞ *Fol. Nicotian.* ʒij.
Infund. in s. q. *Aq.* per ½ hor., in Colatur. ℔j., solve
Merc. sublimat. corrosiv. gr. iv.
MDS. Erwärmt zum Umschlag.
Wendt.

***Folia Sennae.* Sennesblätter.** Man bedient sich der Sennesblätter als Abführmittel in den Fällen, wo schon ein etwas kräftiger Reiz nothwendig wird, wenn man viele, zumal schleimige Unreinigkeiten aus den ersten Wegen fortschaffen will, bei Wurmschleim, phlegmatischen, mehr unempfindlichen Kindern etc. Gewöhnlich giebt man sie noch in Verbindung mit anderen abführenden Mitteln, Manna, *Pulpa tamarindorum*, Salzen etc., und setzt gern etwas Gewürzhaftes, Kümmel, Anis, Orangeschalen, etwas Aether, hinzu, um die so oft dabei entstehenden Leibschmerzen zu verhüten. Das *Infusum Sennae compositum* möchte die verschiedenen Mischungen der Senna leicht entbehrlich machen.

Dosis und Darreichungsform. Am zweckmäfsigsten im **Aufgufs**; für kleinere Kinder ʒj. auf ℥iij.-iv. Colatur 2stündlich 1 Kinderlöffel, für gröfsere ʒij. auf ℥iv.-vj. Colatur mit anderen abführenden Mitteln in Verbindung, efslöffel- oder auch wohl ½ tassenweise. Im Hause bereitet man einen solchen Aufgufs zweckmäfsig, wenn man etwa ʒβ. Sennesblätter mit 1 Tasse heifser Brühe von gebakkenen Pflaumen aufgiefst, sie ½ Stunde an einem warmen Orte ziehen läfst, durchseiht und dies dem Kinde auf 2 Mal giebt. Auch ist folgende Darreichungsform eine zweckmäfsige bei Kindern, die jede Arznei zurückweisen. Man läfst ʒj. *Folia Sennae* die Nacht hindurch in einer hinreichenden Menge kalten Wassers maceriren und kocht am Morgen, nachdem man durchgeseiht, mit diesem Wasser den gewöhnlichen Kaffee. Derselbe hat nichts Eigenthümliches in seinem Geschmack und wirkt äufserst sicher abführend; man kann ihn auch mit Milch vermischen (Bulletin therapeutique).

259.

℞ *Fol. Senn.* ʒj.
Inf. in s. q. *Aq.* per ¼ hor.,
Colatur. ℥iij., adde
Syr. Mann.
Oxymell. Squill. āā ℥β.
MDS. Stündlich 1 Theelöffel voll. (Für ein Kind von einigen Monaten bei chronischem Wasserkopf.)
Wendt.

260.

℞ *Fol. Senn.* ʒj.
Inf. in s. q. *Aq.* per ¼ hor.,
in Colatur. ℥iβ., solve
Mann. elect. ʒiij.
Syr. Rhei ℥iβ.
MDS. 2stündlich 1 Kinderlöffel voll. (Für ein Kind von 2 Jahren.)

261.

℞ *Fol. Senn.* ʒij.
Sem. Anis. stellat. ʒj.
Inf. *Aq. fervid.* q. s., Colatur. ℥iv., adde
Pulp. Tamarind. ℥β.
Sacchar. alb. ʒij.
MDS. Umgeschüttelt 1-2stündlich 1 Kinderlöffel voll. (Für ein Kind von 3-4 Jahren.)

262.

℞ *Fol. Senn.* ʒj.
Rad. Rhei ℈j.
Inf. *Aq. fervid.* q. s., diger. per ¼ hor., in Colatur. ℥iij., solve
Mann. elect. ℥β.
MDS. Stündlich 1 Efslöffel bis zur Wirkung.
Radius.

263.

℞ *Fol. Senn.*
Rad. Rhei āā ʒij.
Inf. *Aq. fervid.* q. s., diger.

per ¼ hor., in Colatur. ℥iv., solve
Mann. elect ℥j.
Magnes. sulphur. ʒij.
MDS. 2stündlich 1 kleinen Efslöffel voll. (Bei Helminthiasis, wo bekanntlich schon gröfsere Gaben zur Bethätigung des Darmkanals nöthig werden.)
Wendt.

264.
℞ *Infus. folior. Senn.* (ex ʒj.-ij.) ℥v.
Gumm. Mimos. ʒiβ.
Ol. amygd. ℥β.
M. f. Emuls., cui adde
Secchar. alb. ℥β.
MDS. 2stündlich 1 Efslöffel voll. (Bei gereiztem Zustande der Darmschleimhaut.)

Glandes Quercus tostae. Geröstete Eicheln.

Die in den Eicheln schon enthaltene Bitterkeit erhält durch das Rösten noch empyreumatisches Oel, wodurch ein besonders für den Darmkanal stärkendes und belebendes Mittel erzeugt wird. Der Eichelkaffee, der zugleich gelind nährend wirkt, dient daher bei Atrophie, Skropheln, Rhachitis etc., Krankheitsformen, in denen er wenigstens als Unterstützungsmittel nicht unversucht gelassen werden darf. Ist indessen der Zustand mehr gereizt, der Leib sehr hart, der Stuhlgang träge, so ist der Eichelkaffee nicht an seinem Platze und kann selbst schädlich werden.

Dosis und Darreichungsform. Nur als Eichelkaffee. Man läfst nämlich für kleinere Kinder 1 Theelöffel (etwa ℈ij., man beginne mit kleinen Gaben), für gröfsere ½-1 Efslöffel (ʒj.-ij.) gerösteter Eicheln (die nach Zwierlein nicht wie Kaffee gemahlen, sondern in einem Mörser zu einem gröblichen Pulver gestofsen werden müssen) mit hinreichendem kochendem Wasser aufgiefsen, einmal aufwallen und diese Portion Morgens als Frühstück verbrauchen. Gerne vermischt man damit etwa den 3ten Theil, auch wohl die Hälfte, Kaffee oder den 4ten Theil Cacaobohnen und läfst dies die Kinder mit Milch und Zukker versetzt 1-2 Mal täglich geniefsen.

Gummi Mimosae. Gummi arabicum. Arabisches Gummi.

Das *Gummi arabicum* ist ein gelind

nährendes, die Reizbarkeit minderndes, involvirendes Mittel, und wird daher in allen Fällen mit Erfolg angewendet, wo verloren gegangener Schleim zu ersetzen, Schärfen einzuhüllen und krankhafte Reizung zu mindern ist. Wegen seiner leichten Verdaulichkeit und Auflösbarkeit im Wasser, und wegen seiner völligen Geschmacklosigkeit verdient es namentlich in der Kinderpraxis den Vorzug vor anderen schleimigen Mitteln. — Man bedient sich des arabischen Gummi bei Krankheiten des Darmkanals, Durchfällen, Ruhren, bei gereiztem Zustande der Athmungsorgane, bei entzündlichem Ergriffensein der Harnwege, Dysurie, Strangurie, nach genossenen Giften, scharfen Arzneien, um diese im Magen einzuhüllen etc. Bei starken Durchfällen der Kinder, wie sie namentlich in der Zahnungsperiode vorkommen, bei heftigen Koliken, wo man nie recht sicher ist, ob nicht etwas Entzündliches in der Darmschleimhaut zum Grunde liegt, da wird man das arabische Gummi immer mit Nutzen anwenden. Es sei hier erlaubt, an den sehr ausgedehnten Gebrauch zu erinnern, den die französischen und auch englischen Aerzte in neuerer Zeit von den schleimigen, einhüllenden Mitteln in der Kinderpraxis machen. Wenn auch die Behauptung von B r o u s s a i s und seinen Anhängern, jeder Krankheit liege Entzündung der Darmschleimhaut, die sogenannte Gastro-Entérite, zum Grunde, übertrieben und in Deutschland schon längst zu ihrer eigentlichen Bedeutung zurückgeführt worden ist, so läfst sich doch nicht läugnen, dafs grade in den Krankheiten des kindlichen Alters sich diese Ansicht bei weitem mehr geltend machen kann, als irgend wo anders, und dafs eine auf diese Ansicht sich stützende Heilmethode gewifs recht oft bessern Erfolg haben wird, als die wiederholte Anwendung reizender und stärkender, der kindlichen Individualität gar nicht angemessener Mittel. Unbestreitbar liegt vielen Zufällen, besonders jüngerer Kinder, die sich durch Erbrechen, Kolik, Durchfall, Aphthen und Geschwürsbildung im Munde aussprechen, ein, wenn auch nicht entzündlicher, doch gereizter Zustand in den afficirten Organen zum Grunde, und hier möchte denn allerdings das Verfahren der Franzosen, blofs schleimige, einhüllende, die Reizbarkeit mindernde Arzneien, in Verbindung mit den passenden äufseren Mitteln, Bädern, Klystiren aus Milch, Umschlägen, selbst wohl Blutegeln, zu verordnen, bei weitem jenem stürmischen Verfahren mancher Aerzte vorzuziehen sein, die gleich zu abführenden, absorbirenden, aromatischen Mitteln in den genannten Zuständen greifen.

Dosis und Darreichungsform. Innerlich: Man giebt das *Gummi arabicum* in Auflösung (z. B. zum Getränk etwa ℥β.-j. auf 1 Quart Wasser, besonders bei Affektionen der Darmschleimhaut bei Kindern), als Zusatz zu Mixturen (wenn man die abführende Wirkung anderer Mittel auf den Darmkanal vermeiden will), in Emulsionen mit *Ol. amygd. dulc.* als Emulgens.

Aeufserlich: Zu Klystiren. Man kann sich hierzu der officinellen *Mucil. Gumm. Mimos.* (1 auf 3) bedienen; die Quantität mufs natürlich, des Heilzwecks halber, klein sein.

265.

℞ *Ol. amygd. dulc. rec. express.*
Pulv. Gumm. arabic.
Syr. amygdal. āā ℨij.
Aq. Cinnamom. s. ℥β.
Aq. Foenicul. ℥j.
MS. Stündlich 1-2 Theelöffel voll. (Bei Durchfall der Säuglinge.) Richter.

266.

℞ *Aq. flor. Tiliae*
Mucil. Gumm. Mimos. āā ℥β.
MS. Stündlich 2 volle Theelöffel. (Bei fieberhafter Diarrhoe eines Säuglings.) Wendt.

***Helminthochortos.* Wurmmoos.** Das Wurmmoos, dessen Wirksamkeit wahrscheinlich durch die darin enthaltene Jodine bedingt ist, wird ausschliefslich als Anthelminthicum, besonders gegen Spulwürmer, benutzt. Es empfiehlt sich durch das Sanfte seiner Wirkung und wird namentlich von französischen Aerzten sehr häufig in der Helminthiasis der Kinder in Gebrauch gezogen.

Dosis und Darreichungsform. Innerlich: Man giebt das Wurmmoos zu ℈β.-j.-ℨβ. 2-3 Mal täglich in Pulver, Gallerte, am häufigsten aber in Abkochung (etwa ℨij. auf ℥iv. Colatur mit Honig in 24 Stunden zu verbrauchen), Aufgufs, wässrigem oder weinigem.

Aeufserlich: Zu Klystiren.

267.

℞ *Helminthochort.* ℥j.
Ichthyocoll. ʒß.
Coq. c. *Aq. commun.* q. s. ad remanent. Colatur. ℥iv., in qua solve
Sacchar. albiss. ℥j.
repone in loco frigido ut in Gelatinam abeat.
S. Theelöffelweise. (Für Kinder.) Sundelin.

268.

℞ *Helminthochort.* ʒij.
Coq. c.
Aq. font. ℥vj.
Colatur. ℥iv., adde
Mell. despumat. ℥j.
MDS. Täglich 3 Mal 2 Efslöffel voll. Schubarth.

269.

℞ *Helminthochort.* ʒij.
Inf. per $\frac{1}{4}$ hor. in *Aq. fervid.* ℥vj., Colatur. adde
Syr. Mell. ℥j.
MDS. Efslöffelweise den Tag über. (Gegen Spulwürmer.) Chaussier.

270.

℞ *Helminthochort.*
Rad. Valerian.
Sem. Cinae āā ʒij.
MDS. Mit 2 Tassen heifsen Wassers übergossen, die Colatur zum Klystir. (Gegen Askariden.) Fleisch.

Herba Absynthii. Wermuth. Der Wermuth besitzt eine durchdringende Bitterkeit und einen widerlichen Geruch, ist deshalb manchen Personen sehr zuwider und macht leicht Kopfschmerz, Betäubung, Schwindel. Dabei wirkt er durch das in ihm enthaltene ätherische Oel stark erhitzend und wird daher durch jeden gereizten Zustand der Unterleibsorgane kontraindizirt. Die genannten Eigenschaften sind keinesweges geeignet, dieses im Uebrigen stärkende, die Muskelthätigkeit erhebende Mittel zu einer, der kindlichen Individualität angemessenen Arzneisubstanz zu machen, und es möchte wohl zweckmäfsig sein, den innerlichen Gebrauch, der schon durch den intensiv bitteren Geschmack bei Kindern viel Schwierigkeiten finden würde, wegen der oft bei längerer Anwendung sehr feindlichen Wirkung auf die zarten Digestionsorgane (s. das oben im Allgemeinen über Anwendung der rein bitteren Mittel bei Kindern Gesagte) wenigstens bei jüngeren Kindern zu vermeiden. Den Würmern ist der Wermuth sehr zuwider, er macht sie matt und tödtet sie.

Dosis und Darreichungsform. Innerlich: Am häufigsten wird der Aufgufs benutzt, etwa ʒβ. auf ℥vj. Colatur, 2stündlich 1 Efslöffel voll. Kräftiger wird der Aufgufs, wenn man die Hälfte Wasser und die Hälfte Wein nimmt.

Aeufserlich: Als Umschlag (z. B. mit Salbei, Kamillen, Tanacetum āā mit Milch gekocht auf den Unterleib zu legen, bei durch Wurmreiz erzeugten Leibschmerzen, Wurmfiebern), zu Klystiren (etwa ʒij.-℥β. mit einem Paar Unzen Wasser infundirt, mit anderen anthelminthischen Mitteln in Verbindung), zu Bädern (mit anderen aromatischen Species vermischt).

271.

℞ *Herb. Absynth.* ʒij.
Rad. Valerian. ʒβ.
Inf. *Aq. fervid.* q. s., Colatur. ℥vj., adde
Syr. cort. aur. ℥j.
MDS. 2stündlich einem 5-8-jährigen Kinde 1 Efslöffel voll.

272.

℞ *Herb. Absynth.* ℥β.
diger. c.
Aq. font. bull. ℥iv.
per ½ hor., Colat. express., adde
Vin. rhenan. optim. ℥ij.
MDS. 2stündlich 1 Efslöffel voll.

273.

℞ *Fell. Taur. insp.*
Elaeos. Absynth. āā ℈ij.
Mell. commun. ʒvj.
Solve in
Infus. herb. Absynth. (ex ℥β.) ℥v.
S. Zu 2 Klystiren. (Für ein Kind bei Askariden.)

274.

℞ *Herb. Absynth.*
— *Serpylli*
— *Menth. crisp.* āā ℥j.
Rad. Calam. aromat. ʒβ.
CMS. Mit 2 Quart Wasser angebrüht zum Bade. (Bei Schwäche der Kinder.)

Radius.

Herba Belladonnae. Tollkraut. Wolfskirsche.

Die *Herba Belladonnae* kann in allen den Krankheiten angewendet werden, die bei *Extr. Belladonnae* näher angegeben sind, s. deshalb dies. Artikel. Gölis zieht der *Herba* die *Radix* vor, weil jene zu scharf für Kinder sei, allein die Angaben der meisten Schriftsteller über *Materia medica*, Vogt, Sundelin, Richter u. A., sind damit nicht übereinstimmend. Alle halten die Blätter bei weitem weniger wirksam, als die Wurzeln, und geben sie in um die Hälfte stärkeren Gaben. Dieser gröfseren Wirksamkeit ist es denn auch wohl zuzuschreiben, dafs von den verschiedenen Aerzten die Wurzel weit häufiger, als die Blätter, in Kinderkrankheiten gebraucht wurde; man sehe deshalb *Rad. Belladonn.*

Dosis und Darreichungsform. Man giebt die *Herb. Belladonnae* zu $\frac{1}{8}$-$\frac{1}{4}$-$\frac{1}{2}$ Gr. 2-3 Mal täglich in Pulver, Aufgufs ℈ß.-j. auf ℥iij. Colatur, 2 Mal täglich 1 Efslöffel voll; pafst als die mildere Form für Kinder am besten.)

275.

℞ *Herb. Bellad.* gr. xxiv.
Aq. commun. fervid. q. s.
diger. per. hor. $\frac{1}{2}$ vase clauso loco tepido, saep. agitando. Liquor. adhuc calid. cola, Colatur. refrig. ℥ij., adde
Vin. stibiat. ʒj.
Syr. Seneg. ʒvj.
MDS. 3-4 Mal täglich $\frac{1}{2}$ Efslöffel. (Bei Keuchhusten eines 10jährigen Kindes.)
Vogt.

Herba Conii maculati s. Cicutae. Schierling.

Das Kraut des Schierlings wird wie das *Extr. Cicutae*, das ihm sehr häufig substituirt wird, in den verschiedenen Formen der Skrophulosis mit anderen auflösenden, alterirenden Mitteln in Verbindung angewendet. Das Nähere s. bei *Extr. Cicutae.*

Dosis und Darreichungsform. Innerlich: Man giebt die *Herb. Cicutae* zu 1-3 Gr. und allmählig steigend ein Paarmal täglich in Pulver, Aufgufs (selten, als Thee s. ℞ 277.), Pillen (s. *Extr. Cicutae*).

Aeufserlich: Zu Fomenten (in Aufgufs etwa ʒij. auf ℥vj.-viij. Colatur, s. *Herb. Nicotianae*), Kataplasmen (in Verbindung mit *Species emollientes* zum Losweichen der Borken bei *Tinea capitis* sehr gebräuchlich. Sie werden in der Regel im Hause bereitet, wo man sie nicht kochen, sondern nur mit kochendem Wasser anrühren, oder wenn man andere Dinge, z. B. Semmel, Mehl u. dergl., mit abkochen will, das Conium erst gegen das Ende des Kochens hinzusetzen läfst), Bädern (Hufeland giebt folgende Vorschrift zu einem solchen Bade: 4-6 Handvoll (etwa ℥ij.-iij.) des wo möglich frischen Krautes werden mit etwas Krausemünze und Kamillen und 6-8 ℔. Weizenkleien in ein leinenes Säckchen gebunden und mit hinlänglichem Wasser und öfterem Auspressen einige Minuten lang gekocht, sodann dies zu dem Badewasser gegossen und das Säckchen mit hinein gelegt, welches dann im Bade sehr vortheilhaft auf die Lokalübel aufgelegt werden kann. Der Kranke bleibt Anfangs eine Viertelstunde im Bade, und um sich vor den aufsteigenden Dünsten zu schützen, wird ein Tuch darüber gebreitet, auch wohl ein Tuch mit Essig oft vor die Nase gehalten. Täglich, einige Wochen lang, fortgesetzt, sollen diese Bäder oft noch in den verzweifeltsten Fällen von Skrophulosis, Ausschlägen, Geschwüren etc. Hülfe bringen).

276.

℞ *Calomelan.*
Sulphur. aur. ant. āā gr. j.
Pulv. herb. Cicut. gr. iij.
— *rad. Rhei* gr. v.
Sacchar. alb. ℈ß.
M. f. Pulv. dent. tal. dos. No. xij.
S. Kindern unter 1 Jahre 2 Mal täglich ein halbes Pulver, älteren ein ganzes.

277.

℞ *Herb. Cicut.* ʒij.
Lign. Sassafr. ℥iv.
Rad. Liquirit.
— *rub. tinctor.* āā ʒiv.
C. m. f. Species.
DS. 2 Efslöffel mit 1 ℔. kochenden Wassers aufzubrühen und früh und Abends mit Milch und Zukker vermischt die Hälfte kalt getrunken. (Bei Skropheln mit Schwäche.)

Hufeland.

278.

℞ *Spec. emollient.* ℥iij.
Herb. Conii maculat. ℥j.
CMDS. Mit Wasser oder Milch leicht abgekocht auf die Borken zu legen.

Herba Digitalis purpureae. Rother Fingerhut.

Dieses die krankhaft gesteigerte Thätigkeit des Gefäfssystems deprimirende und die Harnsekretion bethätigende Mittel, pafst bei allen entzündlichen Formen, besonders den mehr chronischen, vegetativen, lymphatischen, deren erste Heftigkeit schon gezügelt worden, die aber zu Ablagerungen, wässrigen Ausschwitzungen neigen, mit erhöhter Plastizität verbunden sind und von denen besonders membranöse Gebilde ergriffen werden. Es wird daher vorzugsweise zur Beförderung der Krise und Aufhebung der Ausschwitzung von plastischer Lymphe und Serum bei drohendem Extravasate nach *Meningitis infantum*, Hydrocephalus, Entzündung der Lunge, Scharlach etc. angewendet; doch bemerkt Gölis, dafs es in der ersten Krankheit, dem *Hydrocephalus acutus*, bei weitem nicht das leiste, was man von ihm bei Hydrothorax nach Scharlach zu erwarten habe. Jörg verwirft den Gebrauch der Digitalis bei der Gehirnentzündung, weil sie ein das Gehirn primär erregendes Mittel sei und erst sekundär herabstimmend auf das Gefäfssystem wirke. Diesem Vorwurf möchte aber dadurch zu begegnen sein, dafs man die Digitalis, wie dies auch nothwendig ist, erst nach hinreichender Blutentziehung und reichlichem Gebrauche des Calomels, in kleinen, kein Erbrechen oder wohl gar Narkose hervorrufenden Gaben in Anwendung bringt, wo sie dann die noch fortdauernde Oscillation des Gefäfssystems und die gesteigerte Sensibilität gewifs am besten beruhigt und beseitigt.

Bei Wassersuchten pafst die Digitalis als reizminderndes Mittel für die Zirkulationswege und Lymphgefäfse, wenn sich Fieberbewegungen damit verbinden, bei vollem, hartem Pulse und bei krankhaft erhöhter Thätigkeit der exhalirenden Gefäfse, also bei mehr akuten, nach Erkältung, akuten Exanthemen, zumal Scharlachfieber, rasch entstehenden Wassersuchten. Oft mufs hier eine Blutentziehung vorausgehen und das Mittel selbst mit *Nitrum*, *Kali aceticum*, *Spiritus Mindereri*, besonders aber Calomel, verbunden werden.

Die Digitalis dient ferner bei allen Krampfformen, denen eine innere Störung, z. B. eben Extravasat im Gehirn, zum Grunde liegt; auch hier empfiehlt sich die Verbindung mit Calomel.

Im Keuchhusten pafst sie, wenn das Gefäfssystem sehr aufgeregt ist, öfters kleine Blutungen entstehen, das Fieber länger als gewöhnlich fortdauert, der Urin sparsam und roth und die Haut heifs und trokken ist (Wendt).

In der *Scrophulosis florida* mit schon entstandenem Zehrfieber, bei skrophulösen Drüsenanschwellungen, derartigen Brustbeschwerden, chronischen Entzündungen der Schleimmembranen etc., wird die Digitalis in Verbindung mit anderen passenden Mitteln, besonders aus der Klasse der Merkurialien und Antimonialien, mit Nutzen angewendet werden, und oft im Stande sein, die organische Entartung der Drüsen wieder rückgängig zu machen.

Dosis und Darreichungsform. Innerlich: Man giebt die Digitalis kleinen Kindern unter 1 Jahre zu $\frac{1}{8}$-$\frac{1}{4}$ Gr. 2-3 Mal täglich (Gölis räth beim Hydrocephalus zu kleinen Gaben, da gröfsere leicht Erbrechen machen, was hier sehr unerwünscht wäre), gröfseren Kindern zu $\frac{1}{4}$-$\frac{1}{2}$-1 Gr. eben so oft in Pulver (bei Entzündung meistens mit Calomel, bei Skropheln mit Aethiops, s. dort, bei Wassersucht mit Squilla, s. dort), Aufgufs (besonders mild, pafst daher sehr gut für Kinder, etwa gr. viij.-℈β. auf ℥iij.-iv. Colatur, 2-3stündlich 1 Kinderlöffel für ein Kind von 2-4 Jahren, gerne mit *Liq. Kali acetici* verbunden).

Aeufserlich: Zu Salben, s. ℞ 283. 284. (Verbindung mit *Hydrargyr. ammon. muriatic.*, s. dort).

279.

℞ *Calomelan.* gr. iv.
Pulv. herb. Digital. gr. ij.
Sacchar. alb. ʒij.
M. f. Pulv. divid. in xij. part. aequal.
S. 2stündlich 1 Pulver. (Bei Krämpfen aus inneren Störungen für einen Säugling.)
Wendt.

280.

℞ *Calomelan.* gr. xij.
Pulv. herb. Digital. gr. iij.
Sacchar. alb. ʒij.
M. f. Pulv. divid. in xij. part. aequal.
S. 2stündlich 1 Pulver. (In den späteren Stadien des *Hydrocephalus acutus* für ein Kind von 1½-3 Jahren.)
Wendt.

281.

℞ *Herb. Digital. purp.* ℈β.
Inf. in s. q. *Aq.* per ½ hor., Colatur. ℥iij., adde
Vin. stibiat. ʒj.
Syr. Althaeae ℥j.
MDS. 2stündlich 1 Kinderlöffel voll. (Gegen floride Skropheln für ein Kind von 3-4 Jahren.)
Wendt.

282.

℞ *Herb. Digital.* gr. viij.-℈β.
Inf. in s. q. *Aq.* per ½ hor., Colatur. ℥iij., adde
Liq. Kal. acetic.
Syr. Althaeae āā ℥β.-j.
MDS. 2stündlich 1 Kinder- bis Efslöffel. (Bei Hydrops nach Scharlach, Keuchhusten.)

283.
℞ *Herb. Digital. incis.* ʒiβ.
Coq. leni igne c.
Adip. suill. ℥j.
Aq. commun. q. s.
donec aquosae partes consumtae sint, tum exprime cola et Unguentum refriger.
S. Fingerhutsalbe.
Pharm. Hass.

284.
℞ *Herb. Digital.* ʒiij.
Acet. ℥j.
Coq. ad consumt. tertiae partis; Colaturam evapora leni igne ad Extracti consistentiam; adde
Hydrarg. mur. mitis ℈β.
Ungt. Elemi ℈viij.
M. f. Ungt.
DS. Auf Leinwand gestrichen 2 Mal täglich überzulegen. (Gegen chronische Drüsengeschwülste.) Sundelin.

Herba Fumariae. Erdrauchkraut. Als gelind bitteres, den Tonus und die Dichtigkeit der Faser erhöhendes Mittel bei Krankheiten aus Atonie, besonders hydropischen, wo man es zweckmäſsig mit diuretischen Salzen, *Liq. Kali acetici, Tartarus depuratus,* verbinden kann.

Dosis und Darreichungsform. In Abkochung (etwa ʒij. auf ℥iij.-iv. Colatur, kinder- und eſslöffelweise).

285.
℞ *Herb. Fumar.* ʒij.
Coq. in s. q. *Aq.* per ½ hor., Colatur. ℥iv. refriger., adde
Liq. Kali acetic. ℥β.
Spirit. mur. aether. ℈ij.
MDS. 2stündlich 1 Eſslöffel. (Bei Hydrops mit Schwäche.) Wendt.

Herba Majoranae. Mairan. Aeuſserlich zu Niesepulvern, um auf die Resorption zu wirken, z. B. im *Hydrocephalus chronicus.*

286.
℞ *Pulv. herb. Majoran.* ʒij.
Calomelan. gr. vj.
M. f. Pulv.
DS. Niesepulver.

Herba Salviae. Salbeikraut. Man bedient sich der Salbei zum innerlichen Gebrauche bei nächtlichen erschöpfenden Schweifsen, wie sie wohl bei weit gediehener Skropheldyskrasie und dadurch bedingter Zehrform vorzukommen pflegen.

Dosis und Darreichungsform. Innerlich: Man läfst etwa 1 Efslöffel des zerstofsenen Krautes mit 2 Tassen kochenden Wassers anbrüken und die Colatur kalt vor dem Schlafengehen trinken; zur Verstärkung der Wirkung kann man noch 10-15 Tropfen vom *Elix. Mynsichtii* hinzusetzen.

Aeufserlich: Im Aufgufs als Foment (bei bedeutend überhand nehmendem Intertrigo der Kinder, Kluge in Rust's Magazin, Bd. 5.; er läfst ℥ij. mit kochendem Wasser übergiefsen, der Colatur von ℥ij. noch ℥j. Syrup zusetzen und ein damit angefeuchtetes leinwandnes Läppchen auf die wunden Stellen legen), zu Mund- und Gurgelwassern (hier bildet das *Infus. Salviae* oder die *Aq. Salviae* das gewöhnliche Vehikel, s. die in diesem Buche zerstreut vorkommenden Formeln dieser Art). Als Hausmittel für die, besonders bei skrophulösen Kindern, so häufig vorkommenden Anginen, Anschwellungen der Mandeln, des Zapfens etc., dient ein Gurgelwasser aus Salbeithee (etwa 2 Loth auf 3 Tassen Wasser) mit einem Zusatz von Honig und Essig, mehrmals täglich angewendet.

287.

℞ *Alum. depur.* ℈ß.-j.
solve in
Infus. herb. Salviae (ex ʒß.) ℥vj.
adde
Mell. rosat. ℥j.
MDS. Gurgelwasser. (Bei habitueller Bräune.)
Vogt.

288.

℞ *Alum. depur.* ʒj.
solve in
Infus. herb. Salviae ℥vj.
adde
Tinct. Pimpinell. ℥ß.
Syr. Moror. ʒvj.
MDS. Gurgelwasser. (Bei atonischer Bräune.)
Vogt.

Herba Violae tricoloris s. Jaceae. Freisamkraut.

Das Freisamkraut wird fast ausschliefslich gegen die Milchborke, innerlich und äufserlich, benutzt; doch scheint sein Nutzen in der genannten Krankheit noch sehr problematisch, da mehrere erfahrne Aerzte, Gölis, Capuron, von

Wedekind (s. Sublimat), Meifsner u. A., gar keine Wirkung von ihm gesehen haben wollen. Gölis räth deshalb, seinen Gebrauch ganz aufzugeben, und sich lieber der *Herba Tussilaginis* zu bedienen, die ihm bei dem in Rede stehenden Uebel bei weitem mehr geleistet.

Dosis und Darreichungsform. Innerlich: Man giebt das Freisamkraut kleinen Kindern zu ℈β., älteren zu ℈j.-ʒβ. 2 Mal täglich in Pulver (wenn es auf keine andere Weise beizubringen ist, unter den Kinderbrei gemischt), Abkochung (etwa zu ʒj.-ij. mit ℥ij.-iij. Wasser oder Milch auf ℥iβ. gekocht, Morgens und Abends die Hälfte oder auch 2stündlich ½ Efslöffel, für ein Kind von ½-2 Jahren). Wendt empfiehlt folgende Mischung als sehr nützlich bei kleinen Kindern: Man läfst 1 Loth Sassaparille mit ℔j. Wasser kochen, setzt gegen das Ende des Kochens 1 Quentchen *Herb. Jaceae* hinzu, läfst es durchseihen und giebt diese Quantität mit Milch und Zukker dem Kinde zum Getränk auf einen Tag.

Aeufserlich: Als Umschlag (etwa ℥β. mit ℥ix. auf ℥vj. gekocht) bei *Crusta lactea;* jedoch spricht sich Wendt gegen die örtliche Anwendung aus, da ihm das Mittel wegen seines *Principium acre* für die reizbare Haut des Kindes nicht zu passen scheint.

289.

℞ *Herb. Jaceae* ʒiij.
Sem. Foenicul. ʒj.
Sacchar. lact. ʒij.
M. f. Pulv.
DS. Täglich 3 Mal eine Messerspitze. Haase.

290.

℞ *Pulv. herb. Jaceae*
Sacchar. lact. āā ʒiij.
Sulphur. praecipit.
Magnes. carb. āā ℈ij.
M. f. Pulv.
DS. Täglich 4 Mal eine Messerspitze.

291.

℞ *Herb. Jaceae* ʒij.
Stip. Dulcamar. ʒj.
Inf. c. *Aq. fervid.* q. s. per ¼ hor., Colatur. ℥iij., adde
Vin. stibiat. ℈j.
Syr. Althaeae ℥β.
MDS. 3stündlich 1 Kinderlöffel. Jahn.

Hydrargyrum et Hydrargyri Praeparata.

Quecksilber. Vergleicht man die Wirksamkeit des Quecksilbers einerseits und den Karakter, den alle Krankheiten des kindlichen Alters mehr oder weniger an sich tragen, andererseits, so wird man es begreifen, wie grade dieses Mittel einen so ausgedehnten Wirkungskreis in der Kinderpraxis hat finden können. Die Vegetation ist es, die in der Kinderwelt am stärksten prävalirt, ja das Leben des neugebornen Kindes ist fast lediglich noch vegetativ. Tritt auch in den späteren Zeiträumen das animalische Leben mehr hervor und bilden sich auch Irritabilität und Sensibilität kräftiger aus, so bleibt doch die Reproduktion noch immer höchst thätig und vorherrschend. Die meisten Krankheiten kleiner Kinder fallen in das Gebiet der Reproduktion, und selbst Krankheiten der irritablen und sensiblen Sphäre gehen in diesem Alter aus primären Störungen der Assimilation und Reproduktion hervor, so wie sich wieder aus anderen Systemen hervorgegangene Störungen vorzugsweise in der Ernährung reflektiren. Eine andere Eigenthümlickeit des kindlichen Alters ist ferner die vorwaltende Plastizität, die, obschon höchst nöthig, um die in dies Alter fallenden Evolutionen durchzuführen, doch leicht über die Norm hinausgeht und zu anomalen Bildungen degenerirt, daher Hautausschläge, Croup, Hirnwassersucht etc. Vorwaltende Vegetation und erhöhte Plastizität also sind die eigenthümlichen Karaktere, welche die Krankheiten des kindlichen Organismus bezeichnen. Fafst man nun die Wirkung des Quecksilbers in's Auge, so wird man sich überzeugen, dafs nicht leicht ein Mittel gefunden werden kann, das diesen Eigenthümlichkeiten so treffend entspricht, als grade das Quecksilber. Das Quecksilber spricht seine Wirkungen zunächst und vorzugsweise im reproduktiven Leben aus, seine Wirkungen gehen vor sich in allen Organen der Vegetation und bekunden sich, durch Bethätigung der Verflüssigung, am stärksten im lymphatischen, Gefäfs- und Drüsensystem. Mit einem Worte, die gesammte Vegetation ist der Heerd der Quecksilberwirkung. Das Quecksilber beschränkt ferner auf mächtige Weise den übermäfsigen Bildungsprozefs und die Neigung zu Ablagerungen und Exsudationen, die sich so häufig im kindlichen Alter kund geben. Man sieht also, dafs der Merkur mit Recht seine ausgedehnte Anwendung, die er in der Kinderwelt gefunden, verdient.

Allein auch Vorsicht ist bei seinem Gebrauch anzurathen, denn grade die feindliche Wirkung, die er auf den Bildungsprozeſs ausübt, möchte in einem Alter, wo es nicht sowohl auf das Ersetzen, als auf das Bilden ankommt, wo so viele, tief eingreifende Evolutionsvorgänge eine vermehrte, plastische Thätigkeit, reichlichere Zuführung von Säften etc. nothwendig bedingen, wohl in Anschlag zu bringen sein. Wenn auch Kinder erfahrungsgemäſs den Merkur gut vertragen, so sei man nichts desto weniger vorsichtig damit, da durch unzweckmäſsige Wahl der einzelnen Präparate und ungebührliche Erhöhung der Gaben leicht bleibende Nachtheile für das Leben des Kindes entstehen können. Man vermeide im Allgemeinen seinen Gebrauch bei hektischer Anlage, bei sehr schwachem Magen, bei skorbutischer Diathesis und bei Neigung zu Blutflüssen.

Hydrargyrum depuratum. Mercurius vivus. **Lebendiges Quecksilber.** Das lebendige Quecksilber wurde innerlich und äuſserlich von Rosenstein, Heister, Jahn gegen Würmer, besonders Askariden, empfohlen. Rosenstein läſst ℥iß.-ij. lebendiges Quecksilber mit 2 ℔. Wasser oder Milch abkochen, mit Honig versüſsen und wurmkranke Kinder ½ tassenweise trinken. Allein es ist, wie Haase bemerkt, in diesen Mischungen das Quecksilber nicht mehr wahrhaft lebendiges, reguliniscbes, sondern zum Theil schon in ein unvollkommenes Quecksilberoxyd umgewandelt, und dieses ist es wahrscheinlich, das auf den torpiden, verschleimten Zustand des Darmkanals wohlthätig und so wurmtreibend wirkt. Der Gebrauch dieses Mittels ist jetzt auch ziemlich obsolet. Mehr Beachtung verdient die von Schlesinger zwar unchemische, von Wendt aber als wirksam gerühmte Komposition gegen Syphilis kleiner Kinder, siehe ℞ 292.

Aeuſserlich benutzt man das lebendige Quecksilber zu Klystiren; man läſst 1 Loth Quecksilber in einem wohlbedeckten irdenen Topf mit 2 Tassen Wasser gelinde kochen und dies mit Honig vermischt zum Klystier anwenden und wiederholen; zu Salben, s. ℞ 293.

292.

℞ *Hydrargyr. pur.* ℈ß.
Cetac. ʒß.
tere invicem in mort. calefacto et adde
Vitell. Ov. No. ij.
Aq. destill. ℥ij.
Syr. Althaeae ℥j.
MDS. Kindern von 1-2 Jahren Morgens und Abends 1 Theelöffel umgeschüttelt.
Schlesinger.

293.

℞ *Hydrargyr. pur.* ʒvj.
Sev. ovill. ℥ß.
tere in mort. lapid. ad perfectam hydrargyri exstinctionem, tunc admisce
Ol. Cacao ℥j.
MDS. Zum Einreiben. (Statt des *Unguent. mercuriale*, welches die Haut der Neugebornen nicht verträgt.)
Wendt.

Hydrargyrum ammoniato-muriaticum. Mercurius praecipitatus albus. Weifser Präzipitat. Aeufserlich: In Salben (als Einreibung im Croup von Hecker und Lentin, ℞ 294. 295., Kopp's Pustelsalbe, ℞ 296., zum Auflegen auf exulcerirte Stellen bei *Crusta lactea*, ℞ 297.), Augensalben (gr. ij.-iv. auf ʒj.-ij. Fett).

294.

℞ *Ungt. pomad.* ℥j.
Merc. praecip. alb. ʒj.
MDS. Täglich 3 Mal davon in den Hals einzureiben. (Bei Croup.) Lentin.

295.

℞ *Merc. praecip. alb.*
Camphor. āā ʒj.
Ungt. pomad. ʒvj.
MDS. ½stündlich einer Haselnufs grofs in den Hals einzureiben. (Bei Croup.)
Hecker.

296.

℞ *Merc. praecip. alb.* ʒj.
Ungt. Digital. ℥j.
MDS. Täglich 3-4 Mal einzureiben und die Stelle mit grünem Wachstaffet zu bedekken. (Statt der Brechweinsteinsalbe. Sie macht viel weniger Schmerzen als diese; unumgänglich nöthig ist aber das Bedekken mit Wachstaffet, da nur dann der frieselähnliche Ausschlag entsteht.) Kopp.

297.

℞ *Ungt. rosat.* ℥j.
Zinc. oxydat. alb. ʒj.
Merc. praecip. alb. ℈j.
M. f. Ungt.
S. Auf die exulcerirten Stellen bei *Crusta lactea* zu legen. Wendt.

298.
℞ *Merc. praecip. alb.* gr. ij.-iv.
Flor. Zinc. gr. vj.-viij.
Extr. Ratanh. gr. x.-xij.
Butyr. insuls. ʒj.-ij.
M. f. Ungt.
S. Die Augenlider mehrmals täglich damit zu bestreichen. (Im 3ten Stadio der *Taraxis neonatorum.*)
Ritterich.

Hydrargyrum muriaticum corrosivum. Mercurius sublimatus corrosivus. Sublimat. Innerlich ist dieses heftige Mittel nur von Feiler gegen die *Induratio telae cellulosae* empfohlen worden. Er läfst 1 Gr. in ℥ij. Wasser auflösen und giebt davon stündlich 1 Tropfen in einem zweckmäfsigen Saft. Jäger und Carminati sahen von diesem Verfahren keinen Erfolg.

Aeufserlich: Als Waschwasser. v. Wedekind (Hufeland's Journal. 55. Bd.) rühmt sein Sublimatwasser (etwa gr. ij. auf ℥j., auch wohl noch nach Umständen mehr verdünnt) als äufserst heilsam bei *Crusta lactea* der Kinder. Er läfst die mit dem Ausschlag behafteten Stellen 2 Mal täglich mit diesem Wasser benetzen und sah davon schon nach 4 Wochen vollkommene Heilung, ohne irgend einen Nachtheil für den übrigen Gesundheitszustand des Kindes. Anfangs verband er damit innere Mittel, *Baryta muriatica*, Schwefel etc., allein spätere Erfahrungen überzeugten ihn, dafs dies ganz überflüssig sei und dafs die äufserliche Behandlung vollkommen zur Heilung hinreiche. Die *Herb. Jaceae* leistete ihm in der genannten Krankheit niemals einen Nutzen. Auch bei der Tinea wandte er, nachdem die Haare abgeschoren und die Borken mit Butter erweicht waren, das Sublimatwasser mit dem glänzendsten Erfolge an. Als Verbandwasser (1 Gr. auf ℥ij. *Aq. Calc.* bei Syphilis der Kinder), Foment (mit Brodkrume 1 Gr. auf ℥iv. Wasser: Duncan zum Losweichen der Borken bei *Tinea capitis*), Salbe (϶j. auf ℥j. *Axung. porc.*: Fischer gegen Kopfgrind, doch nur stellenweise eingerieben). Es mufs jedoch bemerkt werden, dafs auch die äufsere Anwendung dieses Mittels, besonders bei wunder Haut, leicht gefährlich werden kann, und es daher nicht zu billigen ist, wenn man z. B. zum Tödten des Ungeziefers sich des Sublimats bedient, da

R. Suttlef nach der Einreibung von einigen Granen Sublimat den Tod eines Kindes erfolgen sah), zu Klystiren (bei gröfseren Kindern gegen Askariden, s. ℞ 299.), Augenwassern (besonders bei skrophulösen Augenentzündungen, wenn sie rein sind, am besten kalt Morgens und Abends ½ Stunde lang, gr. j. auf ℥vij.-ix. Man nehme das Verhältnifs nicht etwa 1 Gr. auf ℥iij.-iv., da die Augen ein solches Collyrium durchaus nicht vertragen, Jüngken).

299.

℞ *Infus. sem. Santonic.* (ex ʒij.) ℥iβ.
Merc. Sublimat. corros. gr. ⅛-¼.
Mucil. Gumm. Mimos. ʒij.
MS. In warmem Wasser erwärmt zum Klystir. (Gegen Askariden bei Kindern von 6-7 Jahren.) Kopp.

Hydrargyrum muriaticum mite. Calomel.

Versüfstes Quecksilber. Dieses Präparat ist von den Quecksilbermitteln das am meisten gebräuchliche in der Kinderpraxis, da es unter allen das mildeste und sanfteste ist, ganz dem kindlichen Alter entspricht und in diesem selten, wohl gar nicht Speichelflufs erregt. Dabei hat es den bei Kindern gewifs nicht geringen Vorzug, dafs es gar nicht schmeckt und schon in geringer Menge gegeben seine Wirksamkeit äufsert.

Es giebt fast keine Krankheit des kindlichen Alters, gegen die es nicht empfohlen worden; als entscheidendes und Hauptmittel findet es aber vorzugsweise seine Anwendung:

1) Bei allen inneren Entzündungen, als: der hitzigen Gehirnwassersucht, beim Croup, bei der Lungen-, Leber- und Darmentzündung. Hier ist, nächst der Blutentziehung, kein Mittel im Stande, so schnell die Kraft der Entzündung zu brechen, das mit der Entzündung so entschieden gepaarte vegetative Leiden zu beseitigen, den Ausschwitzungen lymphatischer Stoffe, den Aftergebilden, Adhäsionen, Konkrementen entgegenzuarbeiten und so mit der Krankheit auch zugleich ihre etwanigen Produkte zu vernichten. Bemerkt mufs jedoch werden, dafs, so grofs auch die Heilkräfte des Quecksilbers in entzündlichen Krankheiten sein mögen, es doch die Blutentleerung nicht entbehrlich machen kann, dafs diese bei

Entzündungskrankheiten immer das erste entscheidende Mittel bleibt, um den entzündlichen Prozefs schnell und mit einem Schlage zu brechen. Zwei Hauptkrankheiten besonders, dem kindlichen Organismus die gefährlichsten Feinde, die hitzige Gehirnwassersucht und der Croup, lassen sich durch Blutentziehungen und dreisten Gebrauch des Calomels am glücklichsten bekämpfen.

Beim Darreichen des Calomels in entzündlichen Krankheiten der Kinder, namentlich in der *Encephalitis exsudatoria* und im Croup, sind folgende Umstände zu beachten:

a) Man schicke immer eine angemessene Blutentziehung seinem Gebrauche voraus, weil, wie schon erwähnt, nur diese im Stande ist, bei weit gediehener Heftigkeit der entzündlichen Diathesis, die Intensität des Gefäfssystems schnell und sicher zu vermindern. Nur bei bleichen, welken, skrophulösen Individuen, und nur da, wo die Zufälle minder heftig sind, wo man es noch mit den Prodromis der Krankheit zu thun hat, nur da greife man gleich zum Merkur.

b) Das Calomel mufs in den entzündlichen Krankheiten durchaus auf den Darmkanal wirken, weil es hier, in dem ersten Stadium wenigstens, weniger um seine specifisch lösende Kraft, die im Allgemeinen durch kleinere Gaben erzielt wird, als um den kräftig ableitenden Reiz auf den Darmkanal und die Hervorrufung einer vikariirenden Thätigkeit in der Leber, die sich durch die kapernähnliche Stühle ankündigt, zu thun ist. Man wähle also angemessene Gaben, und verbinde das Calomel, wo es dennoch diese Wirkung versagt, mit anderen abführenden Mitteln. Gölis empfiehlt zu diesem Zwekke einen Zusatz von *Rad. Jalappae*, Jörg den von *Fol. Sennae*, 3-8 Gr. 6-8 Stühle reichen im Allgemeinen für den Tag hin.

c) Die Gabe des Calomels in diesen so schnell tödtenden Krankheiten, wie Encephalitis und Croup, richtet sich nicht sowohl nach dem Alter, als nach der Dringlichkeit der Umstände und der Gefahr und nach der Wirkung auf den Darmkanal. Man sei deshalb nicht zu ängstlich in der Darreichung dieses hier oft Alles entscheidenden Mittels, und reiche selbst den kleinsten Kindern starke, schnell auf einander folgende Gaben. Gölis giebt im *Hydrocephalus acutus* Kindern von 1-4 Monaten $\frac{1}{4}$ Gr., gröfseren von 6 Monaten bis 1-2 Jahren ½ Gr. etc. Allein ein solches Regulativ läfst sich hier nicht allgemein feststellen; wo die Gefahr drängt, da kann man, gestützt auf die Autorität der erfahrensten und vorsichtigsten Aerzte, selbst den kleinsten Kindern 1 Gr., älteren 2-3 Gr. 1-2stündlich reichen. Der so vorsichtige Wendt giebt als Mittelgabe 2-3 Gr. an. Noch gröfsere Dosen anzuwenden, scheint indefs eben so gewagt als zwecklos, da solche die gewünschte Wirkung nicht erzwingen können, wo die angegebenen fruchtlos bleiben.

d) Treten während des Gebrauchs starke Leibschmerzen, sehr wässrige Stühle ein, so setze man das Calomel einige Stunden aus, bis sich die Schmerzen gestillt und der Durchfall nachgelassen hat. Eine Vernachlässigung dieser Vorsicht kann nach Gölis sehr gefährlich werden, indem sich Enteritis ausbildet, der die Kinder schnell erliegen. 6-8 zähe, den Kapern ähnliche, grüne Stühle in 24 Stunden sind in der Regel von guter Vorbedeutung.

e) Man verbinde den Merkur mit Mitteln, die den jedesmaligen Umständen angemessen sind. Für die meisten Fälle dient ein Zusatz von *Magnesia carbonica*, um einer etwa vorhandenen Säure zweckmäfsig zu begegnen. Bei Verstopfung nehme man, wie oben erwähnt, einige, etwa 2-3 Gr. *Jalappae tostae* (die weniger leicht Erbrechen, als die rohe machen soll) zu Hilfe, gebe alternatim mit dem Calomel Laxanzen und setze Klystire. Andere Verbindungen sind die mit *Digitalis* im 2ten Zeitraum des Hydrocephalus, bei entzündlicher Wassersucht nach Scharlach etc., mit *Sulphur aurat. antimonii* bei Croup, um den angesammelten Schleim und das Konkrement zu entfernen, nach Lungenentzündung zur Beförderung der Krise etc., mit Moschus bei prävalirendem Krampf, selbst mit Opium. Reil (Fieberlehre) sagt: Ist die Reizbarkeit sehr grofs, die Entzündung heftig und schmerzhaft, sind Krämpfe in anderen Theilen vorhanden, oder fürchtet man Durchfall vom Quecksilber, so verbinde man es mit Opium und wende laue Bäder an.

f) Man vermeide beim Gebrauche des Calomels jede Anwendung von Säuren und Neutralsalzen aus den bekannten chemischen Gründen.

g) Man achte darauf, dafs sich das Calomel nicht wegen seiner Schwere an den Boden des Löffels setze und dort liegen bleibe, so dafs der Kranke oft nur den Zukker oder doch nur einen kleinen Theil des Mittels erhält. Man wähle daher, um es schwebend zu erhalten, unauflösliche oder schwer auflösliche Constituentien, als *Pulv. Liquiritiae*, *Amylum*, *Magnesia carbonica*, am zweckmäfsigsten *Pulv. gummosus*. Sachse räth, das Calomel mit Syrup anzurühren und es so dem Kinde zu reichen; er schlägt dazu beim Croup folgende, zugleich auch anderen Indikationen entsprechende Mischung vor:

300.
℞ *Syr. Seneg.* ℥iij.
— *Ammoniac.* ℥j.

MDS. Ein Pulver mit 2 Theelöffeln voll eingerührt.

h) Wo ein Kind vorher reichlich gegessen hatte, wo es wohl während der Krankheit noch mit Appetit afs, da leere man (wenn es die Krankheit gestattet, z. B. beim Croup) gleich nach der Blutentleerung den Magen durch ein Brechmittel aus, weil sonst der Merkur leicht fruchtlose, wässrige Stühle macht (Sachse).

i) Nach gebrochener Heftigkeit der Entzündung gebe man kleinere Gaben des Calomels in gröfseren Zwischenräumen, da jetzt fortgesetzte starke Ausleerungen durch den Darmkanal die Krisen stören würden, und nun auch zur Entfernung etwaniger, durch die Entzündung gebildeter Produkte mehr die lösende, der Gerinnung entgegen arbeitende, verflüssigende Wirkung des Quecksilbers in Anschlag kommt.

k) Endlich achte man auf die Salivation, die zwar nicht leicht entsteht, jedoch, einmal entstanden, nicht selten die Kinnbakkenknochen ergreift und zerstört. Hier säume man nicht mit dem Ansetzen einer hinreichenden Menge Blutegel an die afficirte Stelle. Im heifsen Sommer soll man mit der Dosis behutsamer sein, da grofse Hitze die Salivation sehr begünstigt (Eymann in Hufeland's Journal. Bd. 15).

Das Calomel wird ferner angewendet:

2) Bei allen Krankheitszuständen der Kinder, wo grade nicht ausgebildete Entzündung, doch aber Gefäfsreizung und Trieb des Blutes nach edlen Organen statt findet, z. B. beim Zahnen, bei Krämpfen etc. In der Dentitionsperiode insbesondere, wenn das aufgeregte Entwicklungsgeschäft sich bis zur entzündlichen Diathesis steigert und mit Andrang des

Blutes das Sensorium ergreift, bewährt sich das Calomel durch seine ableitende und entzündungswidrige Kraft als ein ganz vorzügliches Mittel, welches das Leiden der Kinder sehr mildert, indem es das Gehirn befreit, das Blutsystem herabstimmt und beides ohne nachtheilige Folgen für den Fortgang des Zahngeschäftes. Hier passen kleine Gaben; Kindern unter 1 Jahre $\frac{1}{4}$-$\frac{1}{2}$ Gr. 2 Mal täglich. Man verbindet das Mittel der jedesmaligen Indikation angemessen, bei Krämpfen vorzugsweise mit *Flor. Zinci*, *Extr. Hyoscyami*, *Digitalis* und überhaupt mit den *Antispasmodicis frigidis*.

3) Das Calomel wird von Gölis gegen die *Induratio telae cellulosae*, die er als ein Erzeugnifs des Lustseuchengiftes nur mit Quecksilbermitteln behandelt wissen will, empfohlen. Er giebt es 2 Mal täglich zu $\frac{1}{8}$-$\frac{1}{6}$-$\frac{1}{4}$ Gr. Auch bei weit verbreitetem Intertrigo räth Gölis aus denselben Gründen zum Calomel. Henke theilt, bezüglich der Zellgewebeverhärtung, seine Ansicht, und erwartet von diesem Mittel das meiste in dieser noch so wenig gekannten Krankheit. In der neuen Zeitschrift von Busch, 1834, erzählt Dr. Steinberger einen Fall von Zellgewebeverhärtung bei einem 14tägigen Kinde, den er durch Calomel, 2stündlich $\frac{1}{3}$ Gr., und Einreibung von grauer Merkurialsalbe auf die verhärteten Stellen geheilt hat. In der Berliner Charité wurden den an der genannten Krankheit leidenden Kindern 2 Mal täglich $\frac{1}{4}$-$\frac{1}{2}$ Gr. Calomel gegeben, dabei täglich 1-2 aromatische Bäder angewendet und ʒj.-ij. *Ungt. mercuriale* in die indurirten Stellen eingerieben; unter dieser Behandlung starben von 10 Kindern nur 2, ein gewifs sehr befriedigendes Resultat.

4) Bei Syphilis der Kinder. Man giebt es hier Säuglingen zu $\frac{1}{4}$ Gr. 2-3 Mal täglich, gerne mit Amylum verbunden, um die so leicht mögliche Wirkung auf den Stuhl zu verhüten.

5) Das Calomel ist das beliebteste Abführmittel bei Kindern; kein Mittel laxirt mit solcher Euphorie, als dieses. Es pafst ganz besonders bei dem trägen, mit Wurmschleim überladenen Darmkanal skrophulöser Kinder, wo es als inzidirendes, wurmwidriges, das Saugadersystem zu neuem Leben und neuer Thätigkeit erwekkendes Mittel wirkt. Der grofse Nutzen solcher interkurrenten Abführmittel bei Heilung der Skropheln ist bekannt genug; durch sie allein kann man in vielen Fäl-

len erst die wohlthätige Wirkung andrer auflösenden, stärkenden u. dergl. Mittel determiniren. Brandis (Nosologie und Therapie der Cachexien. 1834) sagt: »Bei Kindern, die an hektischen Fiebern leiden, tragen Anhäufungen im Darmkanale oft mehr, als die ursprüngliche Krankheit zur Bildung des hektischen Fiebers bei, und es werden demnach wiederholte kleine Abführungen aus Calomel mit Jalappe bisweilen wahre Specifica des hektischen Fiebers.« Man giebt das Calomel in solchen Fällen gewöhnlich mit Jalappe und einem Oelzukker in Verbindung, Kindern unter 1 Jahre etwa ½ Gr. Calomel mit 5 Gr. Jalappe, ein Paar solcher Dosen hintereinander, 2-3jährigen 1 Gr. mit ℈ß. und 4-6jährigen 3 Gr. mit ℈ß. bis gr. xv. Jalappe.

6) Das Calomel ist ein grofses Heilmittel in der Scrophulosis. Es lokkert die Cohäsion der organischen Gebilde auf und vermag am sichersten die krankhaften Metamorphosen zu zerstören. Durch seine specifische Beziehung zum Lymphsystem und zu den Drüsen kann es die in denselben weit vorgerückten abnormen Bildungen wieder rückgängig machen; es pafst jedoch nur in den Fällen, wo das irritable Leben der Organe noch nicht gesunken und die Atonie noch keinen hohen Grad erreicht hat. Man giebt es in solchen Fällen zu ½-1 Gr. 2 Mal täglich in Verbindung mit anderen alterirenden Mitteln. Einen besonderen Ruf hat sich die Verbindung mit *Sulphur auratum antimonii*, zu der man noch zweckmäfsig *Extr.* oder *Pulv. herb. Cicutae*, auch *Resina Guajaci* setzen kann, als Plummer'sches Pulver erworben, und es ist auch nicht zu läugnen, dafs, abgesehen von der hier noch hinzutretenden Heilkraft des Goldschwefels, das Quecksilber sich in dieser Verbindung bei weitem länger ohne Nachtheil fortsetzen läfst. Beim Gebrauche des Calomels und der Quecksilberpräparate überhaupt gegen Scrophulosis sind aber folgende praktische Momente wohl zu beachten:

a) Das Calomel und die alterirenden, auflösenden Mittel passen nur da, wo sich die Skrophelkrankheit als *Scrophulosis florida* darstellt und wo die Atonie noch keinen zu hohen Grad erreicht hat.

b) Nie setze man dergleichen auflösende Kurarten zu lange fort, und bedenke, dafs der eigentliche Karakter der Krankheit, die man zu bekämpfen hat, doch eigentlich nur

Schwäche ist und durch zweckmäfsige Steigerung der Vitalität in den Organen der Organismus auch die nöthigen Kraftanstrengungen machen kann, jene krankhaften Bildungen wieder rückgängig zu machen.

c) Man verbinde also zugleich mit dem Gebrauche der blofs auflösenden, alterirenden Arzneien die Anwendung stärkender, den Tonus hebender Mittel, ja man beginne, wenn man in den späteren Stadien der Krankheit erst hinzukommt, die Kur gleich mit diesen, um zur Anwendung jener nur Zeit zu gewinnen, weil, würde man hier mit blofs auflösenden Mitteln agiren, der durch die lange Dauer der Krankheit schon geschwächte Kranke gewifs unterliegen würde.

d) Vergesse man nicht, die oben erwähnten Laxanzen von Zeit zu Zeit zu interponiren, weil dadurch nicht blofs schädliche Stoffe ausgeleert werden, sondern auch der Darmkanal immer von neuem in eine günstige Stimmung für die Aufnahme der eigentlichen Heilmittel versetzt wird.

Aeufserlich benutzt man das Calomel zu Schnupfpulvern (℞ 286.), Salben (℞ 284. und 307.).

301.

℞ *Calomel.* gr. viij.-xij.-xvj.
Magnes. carbonic. ℈ij.
Pulv. gummos. ℈ij.
M. f. Pulv. divid. in viij. part. aequal.
S. 1-2stündlich 1 Pulver. (Bei Encephalitis, Croup etc.)

302.

℞ *Calomelan.* gr. xij.
Rad. Jalapp. tost.
— *Liquirit.* āā ʒj.
M. f. Pulv. divid. in xij. part. aequal.
S. 2stündlich 1 Pulver.

303.

℞ *Calomelan.* gr. iv.
Pulv. rad. Jalapp. gr. xxiv.
— *gummos.* ʒj.
M. f. Pulv. divid. in xij. part. aequal.
S. Täglich 2-3 Pulver. (Bei habitueller Verstopfung eines Säuglings und daraus entstehenden Störungen, Krämpfen etc.) Wendt.

304.

℞ *Calomelan.* gr. iij.
Amyli ʒβ.
Sacchar. alb. ʒiβ.
M. f. Pulv. divid. in xij. part. aequal.
S. 3 Mal täglich 1 Pulver. (Bei *Syphilis neonatorum.*) Wendt.

305.

℞ *Calomelan.* gr. β.
Sulphur. stibiat. aurant.

Extr. Hyoscyam. gr. ¼.
Rad. Glycyrrhizae ℈β.
M. f. Pulv. dent. tal. dos. No. xij.
S. 4 Mal täglich 1 Pulver. (Bei Brustentzündung für ein Kind von etwa 2 Jahren zur Beförderung der Krise.)

306.

℞ *Calomelan.* gr. viij.-xvj.
Pulv. herb. Digital. gr. ij.-iv.
— *gummos.* ℈ij.
M. f. Pulv. divid. in viij. part. aequal.
S. 2stündlich 1 Pulver. (Bei entzündlicher Wassersucht nach Scharlach.)
Wendt.

307.

℞ *Calomelan.* ʒj.
Opii pur. ℈j.
Axun. porc. ℥j.
M. f. Ungt.
DS. 1-2stündlich sanft in die vordere Halsfläche einzureiben. (Bei Croup.)
Krüger-Hansen.

Hydrargyrum oxydatum rubrum. Mercurius praecipitatus ruber. Rother Präzipitat.

Aeufserlich zu Augen- und anderen Salben; Gölis gegen *Tinea capitis;* als Augensalbe bei *Ophthalmia neonatorum* in einem späteren Stadium; bei der *Ophthalmia scrophulosa.*

308.

℞ *Merc. praec. rub.* gr. xv.
Butyr. rec. insuls. ℥β.
MS. Auf die Borken bei Tinea zu streichen. Gölis.

309.

℞ *Merc. praec. rub.* ℈β.
Ungt. Cerei ʒiij.
Acet. saturn.
Tinct. Opii croc. āā ʒβ.
MS. Morgens und Abends einer Erbse grofs zwischen die Augenlider gebracht. Man mufs die Salbe mehrere Monate fortbrauchen und die Menge des Präcipitats allmählig vermehren. (Bei *Ophthalmia scrophulosa.*) Bonorden.

310.

℞ *Ungt. Cerei* ʒij.
Merc. praec. rub. gr. v.-x.
Laud. liquid. Sydenh. gutt. v.-x.
M. f. Ungt.
MS. Abends mittelst der Finger auf die Augenlider zu streichen. (Bei *Blepharophthalmia neonatorum.*)
Dzondi.

Hydrargyrum oxydulatum nigrum. Mercurius solubilis Hahnemanni. **Schwarzes Quecksilberoxydul.** Das schwarze Quecksilberoxydul wird vorzugsweise bei Syphilis der Kinder und skrophulöser Augenentzündung, so wie derartigen Ausschlägen benutzt. In akuten Krankheiten es statt des Calomel zu geben, ist nicht rathsam, da es nicht so sicher wirkt, auch leicht Erbrechen macht. Schenk (Hufeland's Journ. Bd. 62) zieht es im Croup dem Calomel vor, weil es von schnellerer Wirkung sei (?), schon in kleinen Gaben seine Wirksamkeit äufsert, keinen Speichelflufs, keine erschöpfenden Durchfälle, dagegen oft heilsames Erbrechen erregt. 2-4-6 Gr. sollen zur Kur hinreichen. Er giebt 2stündlich $\frac{1}{2}$ Gr., reibt dabei 2stündlich von *Ungt. mercuriale* ℥β. mit *Linim. camphoratum* ʒj. einer Erbse grofs in die Luftröhre ein und läfst noch 10-20 Tropfen *Vin. stibiat.* 2stündlich bis zum Erbrechen nehmen.

Dosis und Darreichungsform. Innerlich: Zu $\frac{1}{8}$-$\frac{1}{6}$-$\frac{1}{2}$ Gr. 2 Mal täglich (auch alle 2 Stunden in akuten Krankheiten) in Pulver.

Aeufserlich: Als Salbe statt des *Ungt. mercuriale.*

311.

℞ *Hydrargyr. oxydul. nigr.* gr. j.-ij.
Magnes. carbonic.
Sacchar. lact. āā ℈j.
M. f. Pulv. divid. in viij. part. aequal.
S. 3-4 Mal täglich 1 Pulver. Gegen skrophulöse Augenentzündung und Ausschläge kleiner Kinder.

312.

℞ *Hydrargyr. oxydul. nigr.* gr. iij.
Sacchar. alb. ʒij.
M. f. Pulv. divid. in xij. part. aequal.
S. 3 Mal täglich 1 Pulver. (Bei Syphilis Neugeborner.)
Wendt.

313.

℞ *Ungt. Digital.* ℥β.
Hydrargyr. oxydul. nigr. ℈β.
M. f. Ungt.
S. Salbe. (Soll kräftiger als das *Ungt. mercuriale* wirken.)
Wendt.

Hydrargyrum stibiato sulphuratum. Aethiops antimonialis. **Spiefsglanzmohr.** — ***Hydrargyrum***

sulphuratum nigrum. Aethiops mineralis. **Quecksilbermohr.** Schon *a priori* lassen sich aus der Verbindung dreier Mittel, deren jedes so energisch auf die Haut und das resorbirende System wirkt, grofse Heilkräfte erwarten. Die Quecksilbermohre, *Aethiops antimonialis* und *mineralis*, sind bei der Skrophelkrankheit höchst wichtige Mittel, doch sind sie, wie Wendt bemerkt, durch ihre Verbindung mit Schwefel den Drüsen mehr entfremdet und der Hautthätigkeit mehr zugewandt. Wo daher krätz- und flechtenartige Ausschläge, grindige Borken im Gesichte und am Kopfe, kurz das ganze Heer der skrophulösen Ausschläge obwalten, da wirken sie als treffliche Heilmittel und belästigen selbst bei längerem Gebrauche den Organismus nicht. Salivation hat man bei Kindern überhaupt schon schwer von Quecksilbermitteln zu fürchten, von den Mohren aber gar nicht, was sich eben aus ihrer Verbindung mit Schwefel erklären läfst. Hufeland giebt sie selbst den kleinsten, zartesten Kindern, ohne je Nachtheil davon gesehen zu haben, und auch Tourtual sagt, er habe sie kleinen Kindern, selbst Säuglingen, zu $\frac{1}{2}$-1 Gr. 2 Mal täglich gegeben, ohne den geringsten üblen Effekt beobachtet zu haben. Der *Aethiops antimonialis* wirkt eindringender als der *Aethiops mineralis*, und wird daher bei inveterirten Uebeln mit mehr Nutzen angewendet werden. — Zweckmäfsig sind die Verbindungen mit Cicuta, Digitalis, Guajak, Rheum, bei kleinen Kindern gerne mit absorbirenden, gelind abführenden Mitteln, wozu die Verbindung des *Pulvis puerorum Ph. Paup.* mit Aethiops gehört.

Dosis und Darreichungsform. Man giebt die Mohre Kindern von $\frac{1}{2}$ Jahre zu $\frac{1}{4}$-$\frac{1}{2}$ Gr., Kindern von 1 Jahre zu 1 Gr. und für jedes Jahr 1 Gr. mehr, 2-3 Mal täglich in Pulver in Verbindung der oben genannten Mittel.

314.

℞ *Aethiop. miner. s. antimonial.* gr. β.-v.
Magnes. alb. gr. iv.
Sacchar. alb. ℈β.
M. f. Pulv. dent. tal. dos. No. xij.
S. 2 Mal täglich 1 Pulver. (Für ein Kind von 6 Monaten bis 5-6 Jahren.)

315.

℞ *Aethiop. ant. s. mineral.* gr. j.-iij.

Extr. Cicut. gr. β.-j.
Pulv. rad. Rhei gr. ij.-iv.
Sacchar. alb. ℈β.
M. f. Pulv. dent. tal. dos.
No. xij.
S. 3 Mal täglich 1 Pulver. (Für ein Kind von 1-5 Jahren.)

316.

℞ *Pulv. pueror.* ℈β.
Aethiop. mineral. gr. β.
Pulv. herb. Digital. gr. ¼.
M. f. Pulv. dent. tal. dos.
No. xij.
S. 2 Mal täglich 1 Pulver. (Für Kinder unter 1 Jahre bei Atrophie zur Schmelzung des harten, aufgetriebenen Unterleibes das beste Mittel.) Hufeland.

317.

℞ *Aethiop. miner.* gr. iβ.-viij.
Herb. Violae tricolor. gr. iv.-x.
Sacchar. lact. gr. iij.-vj.
M. f. Pulv. dent. tal. dos.
No. xij.
S. 3 Mal täglich 1 Pulver. (Bei Milchschorf der Kinder.) Kopp.

318.

℞ *Aethiop. antimon.* ʒβ.-iβ.
Lapid. Cancr. ppt. ʒj.
Elaeos. Foenicul. ʒij.
M. f. Pulv.
S. 3 Mal täglich 1 Messerspitze. (Gegen Skropheln und skrophulöse Exantheme der Kinder.) Berends.

319.

℞ *Aethiop. antimonial.* ℈j.
Pulv. resin. Guajac. ʒβ.
Conch. ppt. ℥β.
M. f. Pulv.
S. 4 Mal täglich 1 kleine Messerspitze voll.

320.

℞ *Resin. Guajac. nativ.*
Aethiop. antimonial.
Magnes. carb.
Sacchar. alb. āā ʒβ.
Pulv. rad. Rhei ℈j.
M. f. Pulv.
S. 2-3 Mal täglich 1 Messerspitze voll. (Für ein Kind von 2-3 Jahren; etwa 2 Gr. *Aeth.* u. *Guaj.* p. dos.)

321.

℞ *Resin. Guajac. nativ.*
Aethiop. antimon. āā ʒj.
Pulv. rad. Rhei
Magnes. carb.
Sacchar. alb. āā ʒβ.
M. f. Pulv.
S. 2-3 Mal 1 Theelöffel voll. (Für ein Kind von 4-6 Jahren; etwa 5 Gr. *Aeth.* u. *Guajac.*). Jüngken.

322.

℞ *Aethiop. antimon.* ʒβ.-j.
Rad. Rhei ʒj.
Herb. Cicut. ʒβ.
Fol. Sennae ʒiij.-℥β.
Conch. ppt.
Sem. Foenicul. āā ʒiij.
M. f. Pulv.
S. Morgens und Abends einen

halben bis ganzen Theelöffel voll. (Bei skrophulöser Ophthalmie 6-8 Wochen lang fortgesetzt. Bonorden (mediz. Zeitung vom Verein für Heilkunde. No. 35.)

Infusum Sennae compositum. **Wiener Tränkchen.** Ein sicheres Abführmittel, das viele andere Kompositionen entbehrlich macht; man kann es zweckmäfsig noch mit anderen auflösenden, abführenden, diuretischen Mitteln verbinden.

Dosis und Darreichungsform. Säuglingen theelöffelweise, pur oder mit einem Syrup vermischt, älteren Kindern kinder- und efslöffelweise alle 1-2 Stunden.

323.

℞ *Infus. Senn. compos.*
Syr. Mannat. āā ℥j.
MDS. Stündlich 1 vollen Theelöffel. (Für ein Kind in den ersten 6 Monaten.)

324.

℞ *Infus. Senn. comp.* ℥iij.
Sal. mirab. Glaub. ʒvj.
Syr. Rhei ℥j.
MDS. Kindern von 1-2 Jahren 2stündlich 1 Theelöffel, denen von 3-4 Jahren 1 Kinder- und älteren 1 Efslöffel. Fischer.

325.

℞ *Infus. Senn. comp.* ℥ij.
Liq. Kal. acetic. ℥β.
Extr. Gramin. ℥j.
MDS. 2stündlich ½ Efslöffel. (Für ein Kind von 5 Jahren.)

326.

℞ *Infus. Senn. comp.* ℥iβ.
Liq. Kal. acetic.
Extr. Gramin. liquid.
Syr. Rhei āā ℥β.
MDS. Stündlich 1 Efslöffel. (Für ein Kind von 8 Jahren.)

Jod. Jodium. **Jodine.** Seitdem Coindet auf die Jodine aufmerkam gemacht und sie als sicheres Heilmittel gegen den Kropf empfohlen, wurde dieser Elementarkörper in den verschiedenartigsten Krankheiten angewendet und bald als hilfreich gepriesen, bald als höchst schädlich und gefährlich verworfen. Erst der neueren Zeit blieb es vorbehalten, den Werth des Mittels entschiedener festzustellen, und namentlich sind es die Leistungen Lugol's (vergl. Dr. Kurtz in Rust's Magazin. Bd. 37. Heft 1. über die Anwendung der Jodine etc.), welche zur Aufklärung über die Heilkraft der Jodine das Meiste beigetragen haben. Durch seine wiederholten Versuche hat er nicht nur die zweckmäfsigsten und mannichfachsten Arten der Jodine zum innerlichen und äusserlichen Gebrauch darzureichen gelehrt, sondern er hat auch, und dies ist es besonders, was uns hier zunächst interessirt, durch seine zahlreichen Erfahrungen festgestellt, es sei die Skrophelkrankheit, in deren vielfachen Formen sich bis jetzt die Jodine noch stets als das vorzüglichste, ja ganz unvergleichliche Mittel bewährt habe. Da wir es hier nun lediglich mit den Krankheiten des kindlichen Alters zu thun haben, unter diesen aber nur die Skropheln in der Jodine ein kräftiges Heilmittel anerkennen, so werden wir auch hier das Mittel nur in seinem Verhältnifs zum kindlichen Organismus und namentlich als Heilmittel für die Skropheln betrachten.

1) Wirkung der innerlich genommenen Jodpräparate. Die konstantesten Symptome beim innerlichen Gebrauche der Jodine sind, nach ihrer Häufigkeit geordnet, vermehrte Harnabsonderung, vermehrter Appetit, vermehrte Stuhlausleerung, vermehrte Speichelabsonderung. Während der Anwendung des Jods ist der Zustand des Magens und Darmkanals nie aus dem Auge zu lassen. In den meisten Fällen wirkt die Jodine appetiterregend, selten (etwa wie 1 : 6, Lugol) tritt das Gegentheil ein, und es wird dann nöthig, den Gebrauch der Jodine 1-2 Wochen zu suspendiren. Zuweilen verursacht das Mittel Magendrükken, gegen welches sich der Chinawein als hilfreich erprobt hat; in den meisten Fällen wird jedoch eine genauere Kenntnifs der Individualität und eine genauere Berücksichtigung derselben bei der speziellen Dosis hinreichen, dieser Inkonvenienz vorzubeugen.

Bezüglich der Wirkung auf den Darmkanal, erregt die Jodine bei $\frac{1}{3}$ der Kranken täglich 5-7malige Diarrhoe, die nicht selten mit Kolik verbunden ist. So heilsam diese vermehrten Darmausleerungen in manchen Fällen auch sind, so erheischen sie dennoch eine grofse Vorsicht bei dem Steigen der Dosis oder auch ein Aussetzen des Mittels auf 2-3 Tage. Eben dies ist nöthig, wenn sich Verstopfung einstellt; hier passen (nach Kurtz) geröstete Jalappenwurzel und Krebsaugen.

Die meistens vermehrte Urin- und Speichelabsonderung verdienen keine besondere Berücksichtigung.

2) Wirkung der äufserlich angewendeten Jodpräparate. Die Haut erhält durch die Friktion eine gelbröthliche Färbung und die Epidermis schuppt sich mehr oder minder ab. Sowohl durch Einreibung, wie durch Applikation auf Geschwürsflächen entsteht Prikkeln und Brennen, die dann in ein heftiges Jukken übergehen, das oft mehrere Stunden anhält und über die Wirkung des Mittels entscheidet. Zu bemerken ist noch, dafs die Intensität dieser lokalen Wirkung immer mehr abnimmt, je mehr der Zustand der Heilung vorschreitet und dafs dabei nicht etwa Abstumpfung durch Gewohnheit statt findet, was schon daraus hervorgeht, dafs mit erneuerter Verschlimmerung auch Erneuerung dieses lokalen Effekts zurückkehrt. Schon nach einigen Tagen der Behandlung bessert sich gewöhnlich das Aussehn der Geschwüre auffallend und die örtliche Heilung macht, selbst oft im Verhältnifs zur inneren Krankheit, so reifsende Fortschritte, dafs es räthlich erscheint, die zu kräftigen äufseren Mitteln auszusetzen.

In Form von Bädern angewandt, äufsert die Jodine ihre Wirkung allgemeiner und stärker. Die Gelbfärbung der Haut schwindet oft von Bad zu Bad, dauert aber zuweilen die ganze Kurzeit hindurch; auch das Brennen dauert oft mehrere Stunden und ist viel heftiger als die Röthung der Haut erwarten läfst. Die Jodbäder wirken viel kräftiger als alle anderen sonstigen Präparate, sowohl lokal als innerlich angewendet; es kommt hier gewifs die vereinte Wirkung des Wassers und der Wärme auf die Haut mit in Anschlag.

Bereitungsart der Jodpräparate für die Kur skrophulöser Krankheitsformen. Am häufigsten benutzte man bis jetzt die geistige, zuerst von Coindet und Formey empfohlene Jodinetinctur, nämlich eine Auflösung von 48 Gr. Jodine in ℥j. Weingeist von 95 Grad. Man gab von ihr im Anfange 3-4 Tropfen für Kinder, in Wasser, Zukkerwasser 3-4 Mal täglich und stieg vorsichtig bis etwa 8-10 Tropfen pro dos. Alle von den Aerzten bis jetzt gemachten Erfahrungen über die Heilkraft der Jodine und alle ihre Urtheile über den Nutzen und die Nachtheile, welche ihr Gebrauch mit sich führt, beziehen sich auf die mit diesem Präparat. angestellten Kurversuche. Gerade hierin sehen Lugol und Kurtz den Grund der irrigen, über die in Rede stehende Arzeneisubstanz verbreiteten Ansicht, und nur der fehlerhaften pharmazeutischen Darreichung des Mittels sind nach ihnen jene so arg geschilderten Nachtheile beizumessen. Nie machte Lugol von der weingeistigen Tinktur Gebrauch und zwar deshalb, weil er gefunden, dafs bei ihrer Mischung mit Wasser die Jodine sich ausscheide, sich in diesem präzipitirten Zustande leicht an die Magenwände ansetze, und so jene allgemein bekannten gefährlichen Zufälle hervorrufe. Seine Bereitungsweise ist daher stets eine wässrige Solution, in der (nach Baup's Erfahrung, dafs Jodkali das beste Lösungsmittel für die Jodine ist) immer 2 Theile Jodkali auf 1 Theil Jodine kommen. Ferner ist zu bemerken, dafs Lugol weit unter den Dosen Coindets geblieben ist, der zu Ende der Kur z. B. bei Kindern von 6-9 Jahren 4 Mal täglich 6-8 Tropfen der Tinctur, also täglich ungefähr $1\frac{1}{2}$ Gr. Jodine giebt, während Lugol in den meisten Fällen bei Kindern über 7 Jahren als höchste Dosis 16 Tropfen seiner Auflösung 2 Mal täglich (also $\frac{1}{6}$ Gr. Jodine und $\frac{1}{3}$ Gr. Jodkali auf den Tag) reicht. Lugol empfiehlt folgende Jodpräparate als die zweckmäfsigsten bei Kindern.

1) Zum inneren Gebrauch:

327.

℞ *Jodin.* gr. v.
Kal. hydrojod. ℈ß.
Aq. destillat. ℥ij.

MDS. Kindern unter 7 Jahren täglich 2 Mal 2 Tropfen bis 5 langsam steigend; bei Kindern über 7 Jahren kann man wohl vorsichtig bis zu 16 gutt. pro dos. steigen. (Das gewöhnliche Vehikel ist Zukkerwasser und zwar $\frac{1}{2}$ Bierglas voll.)

Von den übrigen von Lugol angegebenen Jodsolutionen läfst sich bei Kindern nicht gut innerlich Gebrauch machen, da sie eine zu grofse Quantität davon nehmen müfsten.

2) Zum äufserlichen Gebrauche.

Hier ist zuförderst zu bemerken, dafs der äufsere Gebrauch nicht etwa als ein blofs topischer, d. h. zur Umänderung des Lokalleidens zu erachten ist, sondern dafs sich seine Wirksamkeit auch über den ganzen Organismus erstreckt. Es mufs deshalb die Hautabsorption der äufserlich angewendeten Mittel stets bei der Bestimmung der innerlich zu nehmenden Dosis mit berücksichtigt werden. (Kurtz l. c.)

a) Jodsalben.

Als solche paſst bei Kindern folgende Mischung:

328.

℞ *Jodin.* gr. xij.-xviij.
Kal. hydrojod. ℈iv.-ʒij.
Adip. suill. rec. ℥ij.
MDS. Salbe.

Die Salbe muſs frisch sein und an einem kühlen und dunkeln Orte aufbewahrt werden. Man wendet diese mehr oder minder gesättigt roth aussehende Salbe als Einreibung an auf tuberkulöse und Knochengeschwülste und zum Verbande aller Geschwürsformen. Die mehr oder minder starke örtliche Wirkung bestimmt, ob dies täglich 1 oder 2 Mal geschehen soll. Man fange bei Kindern immer mit den kleineren Dosen an.

b) Jodsolution.

329.

℞ *Jodine* gr. ij.
Kal. hydrojod. gr. iv.
Aq. destillat. ℔j.

Sie dient vorzüglich bei skrophulösen Ophthalmicen zu Einspritzungen unter die Augenlider, bei skrophulösem Schnupfen, wo man sie ebenfalls einspritzt, oder von Zeit zu Zeit in die Höhe schnaufen läſst, endlich zum Ausspritzen der Fistelgänge, wobei man noch den Vortheil hat, daſs man besser als durch Sondiren die Tiefe der Gänge und ihre Sinuositäten entdeckt.

c) Jodlokalbäder.

Man bereitet ein solches Bad, indem man in ein hölzernes Gefäſs oder in einem sogenannten Bunzlauer Topf die nöthige Menge warmen Wassers gieſst und so viel von folgender Mischung hinzusetzt, bis die Flüssigkeit eine ziemlich gesättigte gelbe Farbe angenommen hat.

330.

℞ *Jod.* ℥β.
Kal. hydrojod. ℥j.
Aq. destillat. ℥vj.
M. d. in vitro epistomate vitreo clauso.

d) Jodbäder.

Für Kinder.

331.

℞ *Jodii* ℈ij.-iiβ.-iij.-iv.
Kal. hydrojod. ℈iv.-v.-vj.-viij.
Aq. destillat. ℥vj.

Man kann zu einem Bade von mittlerer Stärke auf ein Quart Wasser 1 Gr. Jod und 2 Gr. Jodkalium rechnen. Diese Bäder, in einer hölzernen Wanne bereitet, werden wöchentlich 2-3 Mal wiederholt bei einer Wärme von 28-30 Grad; sie sind aber sehr theuer und deshalb selten anwendbar. Man sucht sie durch Schwefel- oder Kochsalzbäder zu ersetzen.

Was nun die näheren Indikationen für den Gebrauch der Jodine betrifft, so galt es immer als unumstöfsliche Regel, da sie nur da passe, wo die Skrophulosis den Karakter der Unthätigkeit und Verschleimung hat, und dafs sie nur bei den völlig unschmerzhaften, chronisch verlaufenden, nicht mit den mindesten Fieberbewegungen verbundenen Skropheln angewendet werden dürfe. Allein Lugol und nach ihm Kurtz wollen, auf ihre Erfahrungen gestützt, keine der üblichen Contraindikationen als gültig anerkennen und den Gebrauch der Jodine nicht in so enge Grenzen bannen; weder Plethora noch erhöhte Nervenreizbarkeit, weder Schwäche der Digestionsorgane, weder Husten noch Schnupfen, weder organische Fehler der Lungen, noch Marasmus und Magerkeit, ja selbst das letzte Stadium der Colliquation sollen nach den genannten Aerzten als Contraindikationen gelten können. „So wichtig es sonst sein mag, sagt Kurtz *loco citato*, von der Skrophelsucht eine erethische und torpide zu unterscheiden — für die Jodine entscheidet dies wenig oder gar nichts. Allein nur *modo Lugoliano* liefert sie diese günstige Resultate. Denn nur so gebraucht, berührt sie blofs die vegetative Seite aller Systeme und Organe und vollendet, diese umgestaltend, ruhig fortschreitend ihr grofses Werk, während sie, nach Coindet dargereicht, gar oft das Vegetative kaum berührend oder völlig vernichtend, sogleich mit Ungestüm in die sensible und irritable Sphäre des Blut- und Nervensystems stürzt, und dort und von da aus alle jene Verheerungen anrichtet, die tausendfach klagend wiederholt, bis jetzt aber nie richtig gedeutet wurden."

Der innere und äufsere Jodgebrauch mufs stets vereint ausgeführt werden. Pausen der Kur werden zuweilen nöthig, wenn alte Uebel zu rasch heilen und Metastasen drohen, wenn die Heilung gut beginnt und dann plötzlich stockt etc. In Bezug auf Diät verordnet Lugol kräftige und leichte Nahrung, Aufenthalt im Freien und tägliche Bewegung, selbst bei Knochenleiden im Hüft- und Kniegelenke. Theorie und Praxis haben ihn zu der Ueberzeugung gebracht, dafs bei den auf angeborner Schwäche beruhenden Skropheln Ruhe und langes Hüten desselben Lagers trotz der Einwendungen der Chirurgen im einzelnen Falle das Allernachtheiligste ist. Im Durchschnitte dauert eine Kur ein halbes Jahr.

Die vorzüglichsten neueren Beobachtungen anderer Aerzte über die Wirkung der Jodine sind folgende: Jos. Fortmayr (Dissertatio de Jodio 1827) bezeichnet die Jodine als sehr wirksam gegen Skropheln und krankhafte Affectionen der drüsigen Gebilde. Sundelin (Horn's Archiv) lobt sie namentlich bei skrophulösen Pusteln und Geschwüren und bemerkte in Folge ihrer Anwendung vermehrte Urinabsonderung. Wutzer (Abhandl. und Beobachtungen der ärztlichen Gesellschaft zu Münster) nennt das Jod ein sehr kräftiges Mittel, welches oft noch Hilfe bringe, wo alle anderen Mittel ihren Dienst versagten; bei entzündlichen Zuständen und Congestionen soll es nachtheilig wirken. Gassaud (Revue medicale francaise 1830) heilte mit ihr den skrophulösen Dickbauch der Kinder. Sein Verfahren ist folgendes: Wenn neben der Härte und Aufgetriebenheit des Unterleibes noch Empfindlichkeit desselben und ein gereizter fieberhafter Zustand zu bemerken war, so setzte er, manchmal wiederholt, 4 - 8 Blutegel in der Nabelgegend oder wo die hervorragendsten Drüsen zu fühlen waren. Dann bedeckte er den Unterleib mit einem sehr grofsen Kataplasma und reichte dabei innerlich blofs ein schleimiges Getränk mit etwas Pomeranzensyrup und liefs die strengste Diät beobachten. War der Reizungszustand vollkommen gehoben, so liefs er *Tinctura Jodinae* zu 20 - 60 gutt. auf den Unterleib einreiben und verband damit warme Bäder, leichte nährende Diät und bei Verstopfung Klystire. F. J. Barthel verordnete von der *Tinct. Jod.* ℈β. - ʒβ. in ℥j. - ij. Wasser 2 - 3 Mal täglich einen Theelöffel. Lemasson (Journ. hebdomadaire de Medecine 1831) empfiehlt gegen schmerzhafte skrophulöse Geschwülste und Knoten folgende Salbe:

332.
℞ *Jod.* gr. xv.
Kal. hydrojod. ʒj.
Laud. liquid. Sydenh. ʒij.
Axung. porc. q. s. ut
f. Ungt.

Zu Bähungen und Umschlägen bei hartnäckigen skrophulösen Geschwüren verordnet er folgendes:

333.
℞ *Jod.* ʒij.
Kal. hydrojod. ℥ß.
Aq. destillat. ℥ij.

Innerlich giebt er:

334.
℞ *Jod.* ℈j.
Kal. hydrojod. ℈ij.
Aq. destillat. ℥j.
conter. *Jod.* et *Kal. hydrojod.*
in mortario vitreo, sensim
Aq. destillat. addendo.
S. 3 Mal täglich 4 Tropfen in ½ Glase Zukkerwasser.

Baudelocque hat von 57 Skrophelkranken nur 15 mit der Jodine geheilt; sie macht nach ihm Abmagerung. Er giebt sie nur 3 - 5 Wochen lang, setzt dann aus, giebt Kräuterbouillon und Purganzen dazwischen und kehrt nun wieder zum Gebrauch der Jodine zurück. Gegen Caries und Knochenkrankheiten (was auch Lugol bestätigt) so wie gegen Hautkrankheiten leistet sie nichts.

Kali aceticum. Terra foliata tartari. Essigsaures Kali. — *Liquor Kali acetici.* Auflösung von essigsaurem Kali (1 *Kal. acetic.* auf 2 Wasser).

Das essigsaure Kali und seine Auflösung in Wasser ist ein äufserst mildes und wohlschmekkendes Neutralsalz, das mit Nutzen in allen entzündlichen Krankheitsformen, wo besonders die Beförderung der Diurese, zu welcher das Mittel in naher Beziehung steht, während es geringere Wirkung auf die Katharsis äufsert, wünschenswerth erscheint, angewendet wird. Es dient daher als Haupt- und Unterstützungsmittel bei allen Krankheiten, wo die Intensität der krankhaften Thätigkeit im Gefäfssystem herabgestimmt und die Resorption und anderweitige Exkretion der ausgetretenen Flüssigkeiten bewirkt werden soll, also bei allen Arten von entzündlichen Fiebern, entzündlichen Wassersuchten, besonders solchen, die als Produkt einer vorhergegangenen Entzündung auftreten, wie Hydrocephalus, Anasarca nach Scharlach etc. Hier passen besonders die Verbindung mit Digitalis und der alternirende Gebrauch mit Calomel. Aufserdem besitzt das Mittel aber auch noch trefflich auflösende Eigenschaften und wird in Verbindung mit anderen passenden Mitteln mit grofsem Nutzen bei Stokkungen, Anhäufungen, Anschwellungen der drüsigten Gebilde im Unterleibe angewendet. Sollen diese Mittel, wie überhaupt Abführmittel, aber in den Assimilationsprozefs eingehen und eine tiefgehende Wirkung in dem Körper hervorbringen, so mufs man sie nicht in starker Gabe und *Scopo purgandi* anwenden, weil sonst ihre Wirksamkeit nur eine oberflächliche, sich schnell im Produkt erschöpfende wird, und leicht durch den anhaltenden Verlust von Säften grofse Nachtheile für die gesammte Lebensökonomie, die sie eben aufrichten sollen, mit sich führen. Man regulire die Gabe so, dafs die Leibesöffnung nach dem nothwendigen Bedürfnifs der Natur in Ordnung gehalten werde, so lange die letzte für sich noch nicht im Stande ist, diese nothwendige Funktion ohne Unterstützung zu unterhalten. Nur auf diese Art angewendet, werden sie zu wirklich lösenden Arzneien und können so die Heilung tief wurzelnder Krankheiten herbeiführen.

Dosis und Darreichungsform. Man giebt das *Kali aceticum* zu 5-15 Gr., oder die officinelle Auflösung, den *Liquor Kali acetici*, zu ℈j.-ʒj. in Mixturen, je nach den Umständen mit abführenden Mitteln (s. *Infus. Senn. comp.*), besonders aber mit auflösenden, *Extr. Graminis*, *Taraxaci* (s. diese), auch mit *Tinct. Rhei* etc. in Verbindung.

335.

℞ *Syr. Althaeae* ℥j.
Tinct. Rhei aquos.
Liq. Kali acetic. āā ʒij.
MDS. Stündlich 2 Theelöffel. (Bei *Hydrocephalus chronicus.*) Wendt.

336.

℞ *Liq. Kal. acetic.*
Syr. Mannat. āā ℥j.
Aq. destillat. ℥ij.
MDS. 2stündlich einen Kinderlöffel. (Alternatim mit Calomel. Bei der hitzigen

Hirnwassersucht. Für Kindern von 1-3 Jahren.)
Wendt.

337.

℞ *Liq. Kal. acetic.* ℥β.
Aq. Petroselin. ℥iβ.
Sacchar. alb. ʒij.
MDS. 3-4 Mal 1 Kinderlöffel.

338.

℞ *Extr. Gramin.*
Liq. Kal. acetic. āā ℥ij.
Tinct. Rhei aquos. ʒj.
Aq. Foenicul. ℥ij.
MDS. Stündl. 1 Kinderlöffel.

339.

℞ *Liq. Kal. acetic.*
Syr. Cichor. āā ℥j.
Extr. Gramin. ʒiij.
Vin. stibiat. ʒij.
Sapon. stibiat. ʒj.
MDS. 2stündlich 1-2 Theelöffel. (Eine zwar unchemische, doch bei gastrischen Zuständen rhachitischer Kinder zu empfehlende Formel. Wendt.)
Schäffer.

340.

℞ *Extr. Gramin.* ℥iβ.
— *Tarax.* ʒij.
Liq. Kal. acetic. ℥β.
Tinct. Rhei aquos. ʒvj.
Syr. Rhei ℥j.
MDS. Kleinen Kindern bis zum Jahre täglich 2 Mal 1 Theelöffel, bis zum 3-5 Jahre 3-4 Theelöffel und älteren 4 Mal täglich einen ½ Efslöffel.

341.

℞ *Liq. Kal. acetic.*
Tinct. Rhei aquos. āā ℥β.
Extr. Gramin. liquid. ℥iβ.
MDS. 2stündlich 1 grofsen Theelöffel. Für ein Kind von 2 Jahren.

Kali carbonicum acidulum. **Saures kohlensaures Kali und *Kali carbonicum e tartaro s. subcarbonicum.* Kohlensaures Kali.** Diese beiden Präparate wirken auf dieselbe Weise wie die Kalien überhaupt, d. h. sie vermögen einen überwiegenden plastischen Stoff und Abweichungen des bildenden Lebens kräftig zu bekämpfen, eine Wirkungsart, für die sich natürlich der kindliche Organismus, wo die genannten Störungen am häufigsten vorkommen, vorzüglich eignet. Der Unterschied beider Präparate besteht darin, dafs das erstere vom Magen besser vertragen wird, längere Zeit gebraucht und auch zur Entbindung von Kohlensäure als Brausemischung benutzt werden kann. Dagegen spricht sich in dem letztern die reine Kaliwirkung deutlicher aus und allenthalben, wo es um diese zu thun ist, wird man dasselbe daher vorzugsweise in Gebrauch ziehen.

Man hat das *Kali carbonicum* empfohlen:

1) Bei Entzündungen, namentlich Croup. Hellwag hält es hier für das passendste Auflösungsmittel der in dieser Krankheit sich bildenden Crouphaut, in der er freie Säure entdeckt haben will. Mehrere andere Aerzte Voos, Dorfmüller, Eggert (dieser nennt es specifisch im Croup) und auch Hufeland haben sich zu Gunsten des Mittels erklärt; der letztere sah nicht blofs beim Croup sondern auch bei anderen, mit grofser Gerinnbarkeit der Lymphe verbundenen Pneumonieen auffallenden Nutzen davon. Es verstärkt nach Hufeland die Wirksamkeit des Calomels, macht sehr starke Gaben desselben unnöthig, soll jedoch nicht, wie Hellwag will, die örtliche Blutentziehung entbehrliich machen. Da in den meisten Fällen seiner Anwendung immer noch andere kräftige Mittel, Blutegel, Calomel, *Sulphur aurat. antimonii* nebenbei in Gebrauch gezogen worden, so stellt sich die Wirksamkeit des *Kali carbonicum* in den genannten Krankheiten nicht recht klar heraus und es möchte daher gerathen sein, in der so schnell tödtlichen Krankheit dem specifischen (?) Mittel nicht allzuviel zu vertrauen, sondern, falls man zeitig genug dazu kommt, lieber den Entzündungsprozefs kräftig zu bekämpfen, als das durch dessen Vernachlässigung zu Stande kommende Produkt aufzulösen; als Unterstützungsmittel könnte es jedoch immer im Gebrauch gezogen werden.

2) Gegen Säure, weil es mit dieser abführende Verbindungen eingeht. Rosenstein empfiehlt eine Auflösung des *Kali carbonicum* in ℔j. Wasser und giebt davon 20-100 Tropfen nach Verschiedenheit des Alters täglich 3-4 Mal in einem Glase Wasser. Allein auch hier bleibt es nur immer Palliativmittel und vermag nicht die jener sauren Beschaffenheit zum Grunde liegenden Bedingungen zu heben, was wohl nur durch Regulirung der Diät und ernsten Gebrauch stärkender, die Atonie des Magens und Darmkanals beseitigender Mittel erzielt werden kann.

3) Gegen Skropheln. Hier kann es durch seine verflüssigende, die viscide Lymphe auflösende Eigenschaft wohl nützlich werden, jedoch pafst es nur, wie Richter bemerkt, bei einem gehörigen Grade digestiver und assimilativer Thä-

tigknit und ist bei jedem der Colliquation sich annähernden Zustande zu vermeiden.

4) Gegen Krämpfe. Seine die Säure bindende, neutralisirende Kraft mufs wohl bei der antispasmodischen Wirkung des Mittels in den Krampfformen des kindlichen Alters vorzüglich in Betracht kommen, da, wie bekannt, so häufig krampfhafte Erscheinungen bei Kindern durch Anwesenheit von Säure in den ersten Wegen bedingt und unterhalten werden. Michälis ist hier sein vorzüglichster Lobredner, auch Fleisch und Schäffer bestätigen seinen Nutzen. Es wird in diesen Fällen gewöhnlich als *Liquor Kali carbonici* gebraucht. S. diesen Artikel. Zu erwähnen sind hier besonders noch die Saturationen des *Kali carbonicum* mit *Succus Citri*, *Acetum Vini* und *Acetum Squillae*.

1) Mit Citronensäure und Weinessig (auf ʒj. *Kali carbonic.* ℥ij.-iij. vom *Succ. Citr.* und ℥ij. vom *Acet. Vini*). Die Saturation des milden *Kali's* mit Citronensäure ist, wie Wendt sich darüber ausspricht, für die Einwirkung auf den Darmkanal als Eccoproticum zu gelinde, eignet sich aber als kühlendes, gelind ableitendes Mittel, für die Zufälle einer grofsen Aufregung in der Funktion des Gefäfssystems bei Entzündung im Allgemeinen, besonders aber, wenn der Magen, auf den es vorzugsweise freundlich wirkt, mit ergriffen ist und sich gastrische Komplikation zu bilden beginnt. Auch wirkt es durch eben diese freundliche Beziehung zu den Digestionsorganen wohlthätig bei Aufregungen das Gefäfs- und Nervensystem, die durch Ursachen bedingt werden, welche sich nicht sogleich entfernen lassen, wie z. B. bei Zahn- und Wurmreiz und daraus entstehenden Krämpfen, wo man die Saturation zweckmäfsig mit anderen kalmirenden Mitteln, z. B. *Aq. amygdalarum amararum* verbinden kann. Auch thut man in solchen Fällen wohl für andere mehr reizende Arzeneien z. B. wurmtreibende, um ihren Reiz zu mildern, eine Saturation als Menstruum zu wählen.

2) Mit *Acetum Squillae* (℥iij. auf ʒj. *Kal. carb.*). Diese Saturation wird vorzüglich bei chronischer Wassersucht, die sich nach Scharlach gewöhnlich als *Hydrops Anasarca* darstellt, angewandt. Sie wird jedoch nach Wendt selten vertragen und wirkt gewöhnlich als Emeticum, weshalb er die Verbindung mit einem gewürzhaft bitteren Mittel (s. *Rad.*

Helenii) anräth. Zu bemerken ist noch, dafs man bei dieser Darreichungsform des *Kali carbonicum* immer die Quantität des Squillaessigs zu bestimmen hat, weil der kleine Kranke sonst leicht eine zu grofse Menge dieses differenten Mittels erhalten würde.

Dosis und Darreichungsform. Innerlich: Man giebt das *Kali subcarbonicum* zu 1-2-5 Gr., mehremals täg- täglich am besten in Emulsion oder einer schleimigen Abkochung. Das beste Corrigens ist das Bier, das man auch gegen den widrigen Nachgeschmack nachtrinken lassen kann. Bei Krampfkrankheiten werden gröfsere Gaben in kürzeren Zwischenräumen erfordert; bei Skropheln pafst die Verbindung mit Rhabarberinis.

Aeufserlich: Zu Bädern, wozu man sich des *Kali carbonicum crudum* bedienen kann, man nimmt auf ein Bad ℥ß.-ij. *Kali carbonic.* und läfst den Kranken etwa ¼ Stunde darin.

342.

℞ *Aq. Foenicul.* ℥vij.
Kal. carbonic. ℈ij.
Extr. Seneg. ℈j.
Syr. Seneg. ℥j.
MDS. Stündlich ½ Efslöffel voll. Alternatium mit Calomel bei Croup. (Für ein 7jähriges Kind.)
Hellwag.

343.

℞ *Kal. carb.* gr. v.-x.-℈j.
Mucil. Gumm. arabic. ʒj.
Vitell. Ovor. No. ij.
Aq. font. ℥iij.
Syr. commun. ℥j.
M. f. l. a. Emuls.
S. 2stündlich ½-1 Efslöffel. (Für ein Kind von 1-3-6 Jahren.)

344.

℞ *Kal. carbonic.* ʒß.
Aq. destillat. ℥iß.
Sol.
S. Täglich 10-40 Tropfen. (Gegen Convulsionen der Kinder.)
Hamilton.

345.

℞ *Rad. Rhei* ʒj.-ij.
Diger. per hor. c. *Aq. fervid.* ℥v., in Colat., solve
Kal. carb. e tartaro ℈ß.-j.
Syr. cort. aurant. ℥ß.
MDS. 3stündlich nach dem Alter ½-1 Efslöffel.

346.

℞ *Aq. flor. Tiliae* ℥iij.
Ol. amydal. dulc. rec. ep r. ℥ß.

Gumm. arabic. ʒiij.
f. l. a. Emuls. in qua solve
Kal. carbonic. ℈j.
Syr. Althaeae ℥β.
MDS. Stündlich bis ½ stündlich 1 Theelöffel. (Bei Säure und daher entstehenden Krümpfen kleiner Kinder.)
Richter.

Saturationen.

347.

℞ *Succ. Citr. rec. parat.* ℥β.
satura
Kal. carbonic.
Aq. destillat. ℥ij.
Syr. Althaeae ℥β.
MDS. Stündlich 1 Kinderlöffel. (Für einen Säugling.)

348.

℞ *Succ. Citr. rec. expr.* ℥j.
satura
Kal. carbonic.
adde
Aq. destill. ℥iv.
— *amydal. amar.* ʒβ.-j.
Syr. flor. aur. ℥β.
MDS. Stündlich 1 Efslöffel. (Bei fieberhaften Bewegungen durch Wurmreiz. Für ein Kind von 3-4 Jahren.)
Wendt.

349.

℞ *Kal. carb* ʒj.
Succ. Citr. q. s. ad perf. satur.
Vin. stibiat. ʒj.
Aq. flor. Tiliae. ℥ij.
Syr. Violar. ʒvj.
MDS. 1½ stündlich 1 Kinderlöffel. (Bei Reizfieber für ein Kind von 3-5 Jahren.)
Vogt.

350.

℞ *Kal. carbonic.* ʒj.
Acet. Vin. q. s. ad satur.
Tinct. Rhei vinos. ℥j.
Syr. cort. aur. ℥β.
MDS. Täglich einigemal einen Kinderlöffel voll. (Bei Skropheln für ein 2 jähriges Kind.)

351.

℞ *Kal. carbonic.* ʒij.
Succ. Citr. q s. ad. perf. satur.
Tinct. Rhei aquos. ℥iβ.
Syr. Mannat. ℥iβ.
MDS. 2 stündlich kleinen Kindern 1-2, gröfseren 3 Theelöffeln. (Bei gastrischen Zuständen der Kinder.)

352.

℞ *Acet. squill.* ℥j.
Kali carb. q. s. ad saturationem
Aq. Petroselin. ℥v.
Elaeos. Juniper. ʒij.
MDS. 2 stündlich ½-1 Efslöffel.

Kali causticum siccum. **Aetzkali.** Das Aetzkali, das in konzentrirter Auflösung oder in fester Form höchst giftig auf den Organismus wirkt, indem es die berührten Organe gradezu chemisch zerstört, auflöfst und in brandige, feuchte Verderbnifs überführt, kann in verdünnter Form und mit der gehörigen Vorsicht auch zu bestimmten Heilzwekken innerlich angewandt werden. Es wirkt verflüssigend und auflösend, erregt die Lymphgefäfse wie die Lymphdrüsen und dient daher zur Schmelzung der Infarkten im Saugader- und Venensystem. Gegen die Skropheln haben Brandish und Fare (die Natur der Skrophelkrankheit: aus dem Englischen von Becker 1820) das Aetzkali empfohlen; sie liefsen ℥ij. davon in ℔j. destillirtem Wasser auflösen und gaben Kindern von 4-6 Jahren von dieser Auflösung ʒß.-j. (etwa 5-10 Tropfen) Kindern, von 6-8 Jahren, ʒj.-iß. (10-15 Tropfen) in einem schleimigen Vehikel 2 Mal täglich. Mesnard, Dzoudi, Wetz, Hoffmann bestätigen die ausgezeichnete Heilkraft des Mittels gegen dieses Uebel. Dzondi giebt von einer Auflösung von ʒj. in ℥j. destillirten Wassers zarten Kindern tropfenweise, 4-8 jährigen anfangs ℈j., dann alle 3-4 Tage ℈j. mehr bis zu ʒij. ja, selbst ℥ß., 8-15 jährigen anfangs ℥ß., dann alle 3-4 Tage ʒß. mehr bis zu ʒiij. und selbst ʒvj.; alle diese Gaben vor dem Einnehmen so verdünnt, dafs sie durchaus keine brennende Empfindung auf der Zunge erregen. Oft reichten 1-2, oft erst 4-6 Wochen zur Vollendung der Kur hin. Wetz (Hufeland's Journal Bd. 58) gab die unten näher angegebene Mischung. Besonders ist es die torpide Form der Skropheln mit hervorstechender Vollsaftigkeit, welche sich für den Gebrauch des Aetzkali's eignet.

Dosis und Darreichungsform. Innerlich: Man giebt das Aetzkali zu $\frac{1}{4}$-$\frac{1}{3}$-$\frac{1}{2}$ Gr. (wenn man nicht zu den von Dzondi angegebenen, sehr grofsen Gaben greifen will) aufgelöst in reichlichem und schleimigen Vehikel.

Aeufserlich dient das *Kali causticum siccum* zu örtlichen Bädern (wo der leidende Theil ihre Anwendung zulässig macht) bei skrophulösen Geschwüren, etwa ʒß. auf 1 Quart Wasser, man lasse den Theil einige Minuten darin; zum Verbande torpider Geschwüre, ℈i.-ʒß. auf ℥vj.-viij. (Rust Helcologie Bd. 2. Seite 161), zu allgemeinen Bädern, (zu denen man den wohlfeilen *Liquor Kali caustici* (vergl. den Artikel) benutzen kann), etwa ℥ij. - ℥β. auf ein Bad.

353.

℞ *Kal. caustic. sicci* ℈β.
Aq flor. aurant. ℥j.
MDS. Kindern von 2-3 Jahren 4 Mal täglich 8 - 12 Tropfen, 4-5jährigen 15 und noch älteren 20 Tropfen eben so oft in Fleischbrühe zu geben.

354.

℞ *Kal. caustic.* ʒβ.
Aq. destillat. ℥vj.
MS. Zu Umschlägen. (Bei skrophulösen Geschwüren.)
Cerutti.

355.

℞ *Kal. caustic.* ℈j.
Aq. destillat. ℥viij.
Extr. Chamomill.
Extr. Cicut.
Tinct. Opii āā ʒij.
MDS. Zum Verband.
Rust.

Kali hydrojodicum; s. den Artikel Jodum.

Kali nitricum depuratum. Salpeter. Die kräftige antiphlogistische Wirkung des Salpeters ist bekannt; unter allen Salzen vermag er am stärksten die wild aufgeregte Thätigkeit des Gefäſssystems zu brechen und herabzustimmen. Zu gleicher Zeit aber (und die eben berührte Wirkung möchte wohl mit dieser eng zusammenhängen, ja vielleicht ganz aus ihr resultiren) setzt er den assimilativen Prozeſs durchgreifend herunter und wirkt besonders für die Thätigkeit des Magens bei zarten, sehr sensiblen Individuen als ein äuſserst feindliches Mittel. Aus diesem Grunde verwirft auch Wendt seinen allgemeinen Gebrauch bei zarten Kindern und verweist in den gewöhnlichen Fällen auf die milderen Neutralsalze. Berend's wiederräth seinen Gebrauch bei akuten Exanthemen, deren Ausbruch er durch Schwächung der peripherischen Gefäſsthätigkeit erschweren soll; auch vertragen junge Kinder ihn selten gut. Andere Aerzte, wie z. B. Henke, Jörg gebrauchen ihn auch bei Kindern in denselben Krankheiten, in denen er bei Erwachsenen indizirt ist; der letztere rühmt ihn besonders im *Hydrocephalus acu-*

tus als ein kräftig vom Kopf ableitendes Mittel und giebt ihn hier mit Rheum oder Jalappa tosta verbunden in Pulver oder auch in Emulsion. Auch läfst er 3-6-8-10 Gr. nach Verschiedenheit des Alters in ℔j. Wasser auflösen und giebt dies als Getränk bei beginnenden Croup. Zweckmäfsiger wäre wohl, statt jener bei Entzündung weniger passenden Mischungen, eine Verbindung des Calomels mit Salpeter. Ferner dient noch das langsame Verschlukken eines Lecksaftes mit Salpeter bei anginöser Affection des Halses und der Tonsillen, besonders beim Scharlach.

Dosis und Darreichungsform. Innerlich: Man giebt den Salpeter zu 2-5 Gr. in Pulver (mit Calomel, Rheum, Jalappa verbunden) Auflösung (etwa ℈j.-℈ij. auf ℥iij.-iv. Wasser, Kinder- und Efslöffelweise, zweckmäfsig mit anderen Salzen, z. B. *Kali tartaricum*, s. dort; abführenden Mitteln Manna s. dort; diaphoretischen *Liquor Ammon. acet. Vin. stibiatum* etc.) Emulsionen (besonders bei schwachem Magen und Hustenreiz).

Aeufserlich bedient man sich der Auflösung des Salpeters (etwa ʒi.-ij. auf 1 ℔. Wasser) mit Honig und Essig als Gurgelwasser bei entzündlicher Bräune. Ein zweckmäfsiges Gargarisma in solchen Fällen ist folgendes: Man löfst ʒij. Salpeter in ungefähr 4-5 Tassen heifsen Fliederthee auf, setzt 4 Efslöffel Weinessig und 2 Efslöffel Honig hinzu und läfst damit gurgeln. Devees empfiehlt bei Mandelbräune der Kinder, gleiche Theile Salpeter und Zukker auf der Zunge schmelzen und über die entzündeten Theile hinfliefsen zu lassen. Als kälteerregendes Mittel dient eine Mischung aus Salpeter und Salmiak (1 auf 3) Essig und Wasser (1 auf 2).

356.

℞ *Kal. nitric.* ℈ij.
Extr. Hyoscyam. gr. iij.
Aq. Foenicul. ℥iß.
Syr. Althaeae ℥j.
MDS. 2stündlich 1 Theelöffel. (Bei Brustentzündung eines 1jährigen Kindes.)

357.

℞ *Kal. nitric.* ℈j.-℈ij.
Aq. flor. Sambuc. ℥iv.
Syr. rub. Idaei ℥j.
MDS. 2stündlich Kinder- bis Efslöffel voll. (Für Kinder von 2-5 Jahren.)

Henke.

358.

℞ *Amyd. dulc. excort.* ℥ß.
f. c. q. s. *Aq. flor Sambuc.*
l. a. Emuls. cui adde
Nitr. depurat. ℈i.-ij.
Syr. emulsiv. ℥ß.
MDS. 2stündlich einen Kinder- bis Efslöffel.

Henke.

359.

℞ *Calomelan* gr. ij.
Nitr. depur. gr. v.
Rad. Glycyrrhizae glab. ℈ß.
M. f. pulv dent. tal. dos. No. viij.
S. Gröfseren Kindern (6-10 Jahren) alle 2 Stunden eins, kleineren ½.

Fischer.

360.

℞ *Kal. nitric* ℈ij.
Aq. flor. Sambuc. ℥iij.
Spirit. Minderer.
Syr. Althaeae āā ʒvj.
Vin. stibiat. ʒß.
MDS. Stündlich 1 Efslöffel. (Bei entzündl. katarrhalischem Husten eines 6-8 jährigen Kindes.)

361.

℞ *Mucil. sem Cydonior.* ℥ij.
Kal. nitr. ʒj.
Oxymell. simp ℥iß.
MDS. Theelöffelweise langsam zu verschlukken. (Bei Angina.)

Fischer.

362.

℞ *Kal. nitric.* ʒj.
solve in
Decoct. Hordei ℥viij.
Syr. Moror. ℥j.
MDS. Zum Gurgeln.

Wendt.

Kali sulphuratum. Hepar sulphuris. **Schwefelkali. Schwefelleber.** Die Schwefelleber, in der sich die Wirkung des Schwefels mit der der Alkalien vereint, wirkt durchgreifend auf den assimilativen Prozefs und die organische Cohäsion, besonders im Gebiete des lymphatischen und Drüsensystems. Sie erregt weniger als der Schwefel das irritable und Gefäfssystem, soll sogar die Thätigkeit des letzteren herruntersetzen und wird in Folge dessen gegen plastische Entzündungen gerühmt und mit dem Calomel verglichen. Sie wurde zuerst von einem der Mitbewerber (Double) um den von Napoleon ausgesetzten Preis als specifisches Mittel gegen den Croup empfohlen. Später ward besonders Senf ihr eifriger Vertheidiger und will 27 Fälle von ausgebildetem Croup ohne alle Blutentziehung ganz allein mit ihr geheilt haben. Andere Aerzte indessen fanden diese so gepriesene Wirkung keineswegs bestätigt und es scheinen die von Senf angeführten Fälle wohl mehr ungewöhnlich heftiger katarrhalischer Husten, als wahrer Croup gewesen zu sein (Horn's Archiv für mediz. Erfahrung 1815). In neuerer Zeit empfiehlt Hecker (Mediz. Zeitung v. Verein für Heilk. 26.) die Schwefelleber als passend im Croup, weil derselbe auf unterdrückter Respiration beruhen soll und das Exsudat in der Luftröhre nur ein krankhafter Reflex des Uebels sei. Fritze (Hufeland's Journ. 70.) gab mit Erfolg die unten (℞ 364) angegebene Mischung und liefs zugleich *Ungt. mercuriale* und *Liniment. volat.* ää $\frac{1}{2}$ Theelöffel einreiben. Eben so will Stiebel $\frac{1}{2}$jähriges an heftigem Croup leidendes Kind durch die Schwefelleber (s 363) gerettet haben. Allein unbeschadet dieser Erfahrungen dürfte sie in Croup wohl nie das Calomel ersetzen können; wohl aber könnte sie, vermöge ihrer allerdings verflüssigenden, der Plastizität des Blutes und der Neigung zum Gerinnen der Lymphe entgegenarbeitenden Wirkung da passen, wo das Uebel unter mehr katarrhalischer Form vorkömmt, mehr chronisch verläuft und nur starke, zähe Schleimbildung, nicht aber eigentliche Membranbildung statt findet (Richter.) Dasselbe gilt vom Keuchhusten, wo sie auch nur da hilfreich wirkt, wenn die Respirationsorgane in einem späteren Zeitraume mit einem zähen Schleime überfüllt sind. Ueberdies ist die Schwefelleber ein ekelhaftes Mittel, das die Verdauungsorgane leicht sehr nachtheilig afficirt und das Kindern nur schwer beizubringen ist.

Dosis und Darreichungsform. Innerlich: Nach Senf soll man das *Kali sulphurat.* 1-2jährigen Kindern zu 1-1$\frac{1}{2}$ Gr., älteren zu 2-4 Gr. alle 2 Stunden, in Wasser aufgelöfst mit einem Syrup vermischt oder in Pillen mit *Succus liquiritiae* geben. Pfaff räth ʒβ. *Kali sulphur.* in ℥β. *Aq. rosarum* oder *Menth. piperitae* aufzulösen und nachher die Lösung in 6 kleine Gläschen zu vertheilen, von denen man jedesmal die Hälfte in einem Efslöffel voll arabischen Gummi mit einem Syrup, den man besonders verschreibt, nehmen lassen soll, wodurch die beim wiederholten Oeffnen eines gröfseren Glases zu befürchtende Zersetzung zu verhüten ist. Zweckmäfsig erscheinen die Mischungen, wo das Mittel in Form eines Syrups gegeben wird. Klaproth empfahl zu diesem Zwekke folgendes: ʒij. *Kali sulphurat.* werden in ℥viij. Fenchelwasser aufgelöst und dann in der filtrirten Auflösung im Wasserbade ℥xv. Zukker zerlassen; ℥j. des so bereiteten Syrups enthält 5 Gr. *Kali sulphur.* Aehnlich ist die von Chaussier empfohlene Mischung; s. unten. Zu bemerken ist noch, dafs die Lippen und der innere Mund beim Gebrauche des Mittels weifs werden; auch verursacht dasselbe ein mehr oder minder starkes Brennen im Magen.

Aeufserlich: Gegen Grind und andere hartnäkkige lokale Hautausschläge, *Crusta lactea* etc. (ʒß. auf ℔j. Wasser, täglich einigemal die Stelle damit zu waschen: Haase) in Auflösung und Salbenform.

363.

℞ *Kal. sulphurat.* ʒß.
Aq. flor. Sambuc. ℥j.
Syr. Althaeae ℥ij.
MDS. 2stündlich 1 Kinderlöffel. (Für ½jähriges Kind.)
Stiebel.

364.

℞ *Kal. sulphurat.* gr. xij.
Sacchar. alb. ℥j.
Aq. flor. aur. ℥iij.
MDS. Stündlich oder ½stündlich 1 Theelöffel.
Fritze.

365.

℞ *Kal. sulphurat.* ʒj.
Pulv. rad. Althaeae ℈j.
Extr. Liquirit. ℈ij.
M. f. Pilul. No. 60.
Consp. *Pulv. Rad. Irid. florent.* d. in vitr. bene claus.
S. Kindern von 1-2 Jahren stündlich oder 2stündlich eine Pille mit einem Bissen Apfel- oder Pflaumenmufs.

366.

℞ *Kal. sulphurat.* gr. xviij.
Butyr. de Cacao ʒij.
Sacchar. alb. ʒiij.
Ol. amygd. dulc. ℥ß.
MDS. 2stündlich 1-2 Theelöffel.
Chaussier.

367.

℞ *Sacchar. alb.* ℥iß.
solve leni calore in
Aq. Foenicul. ʒvj.
adde
Kal. sulphur. ℈ß.-j.
MDS. 2stündlich 1 Theelöffel. (Für Kinder von 1-4 Jahren. Bei Croup.)
Chaussier.

368.

℞ *Kal. sulphur.* ℥j.
solve in

Infus. herb. Conii macul. (ex ℥ij.) ℔j.
MDS. Zum Umschlage. (Bei Tinea.) Wendt.

369.
℞ *Kal. sulphurat.* ℥iij.
Sapon. hispan. ℥j.
Aq. Calc. ℥viij.
Spirit. Vin. rect. ℥ij.
M. f. lotio.
S. Die Grindstellen Morgens und Abends damit zu waschen.

Kali sulphuricum. Arcanum duplicatum. Schwefelsaures Kali.

Das schwefelsaure Kali wird als Digestivmittel benutzt, d. h. als Reizmittel für die schleimabsondernden Membranen, zumal des Darmkanals, selbst wohl bei allgemeinen Krankheiten der Drüsen und Lymphgefäfse. Brande empfiehlt es in Verbindung mit Rheum als ein sanftes und wirksames Mittel, um bei Kindern von 5-6 Jahren Verstopfungen der Eingeweide zu heben. Auch dient es als Zusatz zu anthelminthischen Arzeneien, vergl *Ferrum sulphuricum* und *Sem. Cinae.* Bei seinem längeren Gebrauche ist indessen nicht die schwächende Wirkung, die es auf die Digestionsorgane ausübt, zu übersehen und es möchten sich daher bei den angedeuteten Krankheitszuständen leicht passendere, dem kindlichen Alter mehr homogene Arzeneien (was von den Salzen im Allgemeinen eben nicht zu rühmen ist) finden lassen.

Dosis und Darreichungsform. Man giebt das *Kali sulphuric.* zu 5 Gr. - ℈β. in Pulver, gerne mit etwas Aromatischem, Pomeranzenschalen, Fenchelzukker etc.; in Auflösung, Latwerge (in dieser Form gewöhnlich als Zusatz zu anderen anthelminthischen Mitteln, z. B. in Form der Bremser'schen Latwerge). Zu grofsen Gaben, die auf den Darmkanal abführend wirken sollen, wird man bei Kindern nicht leicht greifen, da sie dieselben bald wieder ausbrechen würden.

370.
℞ *Kal. sulphuric.* ℈β.
Pulv. rad. Rhei gr. v.
Elaeos. Foenicul. ℈β.
M. f. Pulv. dent. tal. dos. No. XII.
S. 2-3 Mal täglich ein Pulver. (Für Kinder von 6-8 Jahren.) Brande.

Kali tartaricum. Tartarus tartarisatus. **Weinsteinsaures Kali.** Dies Salz hat die meiste Aehnlichkeit mit dem *Kali nitricum*, nur wirkt es etwas schwächer und ist viel leichter verdaulich. Grade diese beiden Eigenschaften machen es daher für die Kinderwelt zu einem passendern Heilmittel, als es der Salpeter ist. Unter allen salzigen Präparaten, sagt Wendt, ist dies für die entzündlichen Formen am besten und zweckmäfsigsten geeignet. Es wirkt ableitend und trägt dazu bei, den Andrang nach edlen Organen zu vermindern. Dabei führt es gelind ab und indem es dem Organismus auf diese Art einen Theil der weifsen Säfte entzieht, vermindert es die krankhaft gesteigerte Thätigkeit und dadurch auch die entzündliche Diathesis. Auch wirkt es wohlthätig auf die anderen, bei entzündlichen Krankheiten gewöhnlich stokkenden Ab- und Aussonderungen und bereitet auf diese Weise die Krisen vor (Wendt Kinderkrankh. Seite 223.). Allein abgesehen davon, dafs das weinsteinsaure Kali ein höchst unzuverlässiges Abführmittel ist, das nur in starken Gaben die gewünschte Wirkung leistet, ist auch noch zu berücksichtigen, dafs, wie Formey bemerkt, Salze zur Beschränkung der Ernährung in entzündlichen Krankheiten überhaupt nicht recht angemessen bei Kindern sind; sie nehmen sie ungern, brechen sie leicht wieder aus, während es doch viel daran liegt, dafs das Kind willig, ohne Angst und Geschrei, wodurch die Erregung vermehrt wird, seine Arznei verschlukke und dafs diese nicht Erbrechen veranlasse. Es wird also nöthig sein, hierauf beim Gebrauch des *Kali tartaricum* Rücksicht zu nehmen, ihm als alleinigen Mittel nicht zu viel zu vertrauen und besonders die abführende Wirkung durch nebenher gereichte Mittel und Klystire zu unterstützen. Man verbindet es bei entzündl. Krankheiten wohl noch zweckmäfsig mit Nitrum, Manna und dergl.; da, wo man zugleich auf die Haut wirken will, mit *Spirit. Mindereri*, *Vin. stibiatum* etc. Zu bemerken ist noch, dafs man keine sauren Syrupe damit verbinden darf, wenn man den Niederschlag von *Tartarus depuratus* vermeiden will.

Dosis und Darreichungsform: Nur in Auflösungen oder Mixturen bei Kindern, etwa ʒij.-ʒß. auf ℥iv.-℥vj., alle 2-1 Stunde einen Kinder- oder Efslöffel.

371.
℞ *Kal. tartaric.* ℈β.
Aq. Foenicul. ℥j.
Syr. Rhei ℥β.
MDS. Theelöffelweise. (Abführmittel für Neugeborne.)
Vogt.

372.
℞ *Kal. tartar.* ʒij.
Aq. destillat. ʒij.
Extr. Gramin. Liquid.
Syr. Rhei āā ℥β.
MDS. Stündlich 1 Theelöffel. (Für Säuglinge.)
Wendt.

373.
℞ *Kal. tartar.* ʒiij.
Decoct. Hordei ℥iij.
Syr. Althaeae ℥j.
MDS. 2stündlich 1 Eſslöffel voll. (Für Kinder von 1-3 Jahren.)

374.
℞ *Kal. tartar.* ʒij.
— *nitric.* ℈ij.
solve in
Decoct. Hordei ℥iv.
adde
Syr. simpl. ℥j.
MDS. Stündlich 1 Eſslöffel. (Bei Febris meseraica.)
Wendt.

375.
℞ *Kal. tartar.* ʒj.
Vin. antim. ʒβ.
Aq. Foenicul. ℥j.
Oxymell. Squill.
Syr. Liquirit. āā ℥β.
MDS. 2stündlich 1-2 Theelöffel. (Für ein 1-1½jähriges Kind bei katarrhalischem Fieber.)

376.
℞ *Kal. tartar.* ʒiij.
solve in
Aq. destillat. ℥iij.
adde
Vin. stibiat. ʒj.
Liq. Ammon. acetic. ʒiij.
Syr. Althaeae ℥j.
MDS. Stündlich 1 Kinderlöffel. (Für ein Kind von 4-5 Jahren bei entzündlichem rheumatischem Fieber.)
Vogt.

Lac vaccinum. Kuhmilch. Die diätetische Benutzung der Milch bei Neugebornen ist bekannt; wo die Mutter ihr Kind nicht selbst nähren kann und es an einer guten Amme fehlt, da muſs man zu ihr, als einem dem kindlichen Organismus am meisten homogenen Mittel greifen. Zur künstlichen Auffütterung eignen sich am besten die Esels- und Stutenmilch, die der menschlichen am nächsten kommen. Die Ziegenmilch regt zu sehr auf und soll den Kindern den Schlaf rauben. (Heyfelder.) Die Kuhmilch kann von Neugebornen immer nur verdünnt genossen werden; erst 6 Monate alte Kinder pflegen sie unvermischt zu vertragen. Zweckmäfsig giebt man daher Neugebornen anfangs ein Getränk aus 1 Theile abgekochter Kuhmilch und 2 Theilen Wasser (oder schwachen Fenchelthee); späterhin kann man dies Getränk mit Semmelkrume oder Zwieback zu einem Brei verbinden. Die höchste Reinlichkeit ist natürlich dabei unerläfsliche Bedingung. Zu bemerken ist noch, dafs es besser ist, bei der künstlichen Ernährung die Milch dem Kinde in einem Saugapparate zu reichen, weil man so sich besser über das eigentliche Nahrungsbedürfnifs des Kindes unterrichten kann. Joerg will in den ersten Tagen nach der Geburt nur süfse Molken geben, bis die Stuhlgänge sich gelb färben.

Was nun die therapeutische Benutzung der Milch betrifft, so wirkt dieselbe, sowohl bei ihrer innerlichen als äufserlichen Anwendung, als ein mildes, die aufgeregte Nerventhätigkeit beruhigendes, abspannendes Mittel und pafst daher bei allen Arten von Krampfzufällen der Kinder, wo sie besonders in Form von Bädern und Klystiren, die auch noch, wo die Ernährung durch den Mund unmöglich wirkt, als Nutrientia dienen, sich hilfreich erweist. Ganz vorzüglichen Nutzen gewährt sie bei durch Würmer veranlafsten Perturbationen, wo man sie innerlich mit Wasser gemischt zum Getränk und auch in Klystiren darreicht. Rosenstein empfiehlt in solchen Fällen ein Klystir aus 6 Efslöffeln Milch, 3 Efslöffeln Oel und etwas Zukker; oft lokken auch schon Dämpfe aus warmer Milch in einem Nachtgeschirr an den After gelassen, die Würmer hervor.

Hufeland bedient sich der Milch erwärmt zu Umschlägen um die Füfse, statt der bei Erwachsenen üblichen Fufsbäder; er liefs sie 24 Stunden hintereinander, alle Stunden erneuert, anwenden und sah danach heilsame Ausdünstung und Lösung des Krampfes erfolgen. Krukenberg (klinische Jahrbücher) rühmt die Milch ganz besonders bei Hydrops noch Scharlach; sie wirkt hier, häufig getrunken, als kräftiges Diureticum. Er legt gleichzeitig ein erwärmtes Kräuterkissen aus Flieder- und Kamillenblumen auf die Blasengegend.

Lapides (Oculi) Cancrorum. **Krebsaugen. Krebssteine.** Was über die Wirkung und therapeutische Benutzung der *Conchae ppt.* (s. diesen Artikel) gesagt worden, gilt auch von diesem Mittel, das sich von jenem nur dadurch unterscheiden möchte, dafs es mehr auf die Haut wirkt und daher als gelindes Diaphoreticum benutzt werden kann. Urban (Hufeland's Journ. 1830) und Bree empfohlen die Absorbentia, namentlich die Krebssteine, gegen die verschiedenen Formen des Asthma und gaben sie in der unten (℞ 380.) angegebenen Mischung. Es ist indessen nicht abzusehen, warum sie hier grade den Krebssteinen die heilsame Wirkung allein zuschreiben, da sich aufserdem noch so kräftige Mittel in der Mischung befinden. Die Krebssteine bilden einen Bestandtheil des *Pulvis antispasmodicus Ph. P.* (*Lapid. Cancrorum, C. C. ras. Rad. Valerianae, Visc. quernum* āā), das zu ℈β.-j. (für 1-2jährige Kinder) gereicht, ein gutes Mittel bei Säure, Durchfällen, Erbrechen, Nervenreizungen, Zahnkrämpfen etc. ist. Auch benutzt man die *Lapid. Cancror.* gerne als Constituens von kleinen, feinen, in Wasser auflösliche Dinge enthaltenden Pulvern für Kinder, s. *Crocus.*

Dosis und Darreichungsform. Man giebt die Krebssteine zu 5-10 Gr. in Pulver (mit gewürzhaften, bitteren Dingen, namentlich Oelzukkern, auch anderen antispasmodischen Mitteln in Verbindung); Schüttelmixturen.

377.

℞ *Extr. Hyoscyam.* gr. ¼.
Lapid. Cancror. gr. v.
Elaeos. Foenicul. ℈β
M. f. Pulv. dent. tal. dos.
No. VIII.
S. 2stündlich ein Pulver. (Für ein ½-1jähriges Kind.)

378.

℞ *Lapid. Cancror.*
Tinct. Rhei aquos.
Croc. oriental. āā ʒβ.
Syr. Rhei ʒvj.
Aq. Foenicul. ℥j.
MDS. Umgeschüttelt alle ½-1 Stunde 1 Theelöffel.

379.

℞ *Lapid. Cancror.* ʒiij.
Sacchar. alb. ℈ij.
Mucid. ℈j.
M. f. c.
S. Täglich einigemal eine Messerspitze mit Wasser.
Schubarth.

380.
℞ *Lap. Cancror.* ℥ß.
Sulphur. stib. aur. gr. iv.
Extr. Hyoscyam. gr. xij.
Sacchar. alb. ʒij.
M. f. Pulv.
DS. 2stündlich 1 Theelöffel.
(Bei Asthma Millari.)
Urban. (Hufel. Journ. 1830.)

Lignum Sassafras. Sassafras- oder Fenchelholz. Das Sassafrasholz besitzt flüchtige, reizende, besonders den Urin und die Hautabsonderung bethätigende Kräfte, und wird von Hufeland als ein sehr kräftig wirkendes, balsamisches Mittel bei allen Formen der Skrophulosis, besonders bei tief gesunkener Verdauung, zur Erhöhung der Muskelkräfte, der Gefäfsthätigkeit und zur Unterstützung der Absonderungen gerühmt.

Dosis und Darreichungsform. Die beste Form ist nach Hufeland ein *Infusum calidum*, etwa ℥ß. auf den Tag, in Verbindung mit *Rad. rubiae tinctorum*, *Herb. Cicutae* etc. Mit Milch und Zukker vermischt, trinken die Kinder dies gerne.

381.
℞ *Lign. Sassafras* ℥iv.
Rad. Liquirit.
— *rub. tinctor.* āā ℥ß.
Herb. Cicutae ʒij.
C. m. f. spec.
S. 1-2 Efslöffel mit 1 ℔. kochenden Wassers aufzubrühen und Früh und Abends die Hälfte der Colatur zu trinken.
Hufeland.

Liquor Ammonii acetici und seine Auflösung in gleichen Theilen Wasser. — *Spiritus Mindereri.* Flüssiges essigsaures Ammonium. Das essigsaure Ammonium steht wie alle Ammoniumpräparate in besonderer Beziehung zum peripherischen Nervensystem und zur äufseren Haut und vermag hier eine gröfsere Wärmeentwikkelung und reichlichere Absonderung zu bewirken. Man gebraucht daher das Mittel in allen den Fällen, wo man durch stärkere Abscheidungen in der Haut und den Nieren schon frühe die Krisen herbeiführen oder unterstützen will, also:

bei rheumatischen, katarrhalischen Krankheiten, bei akuten Exanthemen, leichten durch zurückgetretene Hautausdünstung entstandenen Entzündungsfiebern mit Husten, Schnupfen etc. Allein bei seiner Anwendung als Diaphoreticum ist vor Allem der Stand der Vitalität in dem kranken Individuum scharf in's Auge zu fassen. Wenn auch die reizende Wirkung des Ammonium's durch die Vermischung mit der Essigsäure gemindert worden, und das Mittel auf diese Weise weniger Erhizzung und Steigerung der Gefäfsthätigkeit bewirkt, so ist es doch wahrscheinlich immer noch zum Theil jene ursprünglich-reizende, das Nerven- und Gefäfssystem erregende Wirkung, welche die Vermehrung der Hautabsonderung vermittelt und wodurch das Mittel überhaupt diaphoretisch wirkt. Da nun aber bei Kindern zu jeder, anscheinend auch noch so leichten Erkrankung, so häufig Orgasmus der Säfte und vermehrter Andrang des Blutes nach dem Kopfe sich gesellt, da dies besonders bei Exanthemen im Anfang, wo die Haut in einer grofsen Ausdehnung ergriffen und in ihrer für das kindliche Alter so nothwendigen Thätigkeit gestört ist, immer zu befürchten steht, so erscheint es gerathen, dergleichen Mitteln im kindlichen Alter nicht zu viel und nicht zu lang zu vertrauen, ja sie im Anfange lieber gar nicht anzuwenden und sich auf eine zweckmäfsige Diät und ein ableitendes, besonders den Darmkanal gelind in Anspruch nehmendes Verfahren in seinen Anordnungen zu beschränken. Mit Recht spricht der erfahrene Wendt sich gegen die frühzeitige Anwendung dieses durch die Macht der Gewohnheit bei den meisten akuten Hautkrankheiten empfohlenen Mittels aus und will es, namentlich beim Scharlach, nur in den späteren Stadien, wenn die trokkene heifse Haut feucht geworden, als Diaphoreticum in Gebrauch gezogen wissen. Wo daher die Krise zu befördern ist, (was wohl in den meisten Fällen durch ein den Indikationen entsprechendes Verfahren am besten und sichersten erreicht wird) wo die Krankheit sich mehr zur Asthenie neigt, da wird das essigsaure Ammonium ganz an seinem Platze sein, und seine diaphoretische Kraft wohlthätig aussprechen.

Dosis und Darreichungsform. Innerlich: Man giebt den *Liquor Ammonii acetici* (den *Spiritus Mindereri* in stärkeren Gaben) zu ℈j.-ʒj., gewöhnlich in Mixturen etwa ℥β.-j. auf ℥iij.-iv. Wasser, in Verbindung mit *Vinum stibiatum*, *Kali tartaricum* etc.

Aeufserlich bedient man sich des essigsauren Ammonium's als Gurgelwasser oder Einspritzung bei anginösen Affektionen.

382.

℞ *Spirit. Mindereri* ℥ij.
Vin. antimonii ℈j.
Syr. Seneg. ʒvj.
MDS. Theelöffelweise. (Für ein Kind von ¾ Jahren. Bei Heiserkeit und Husten.)

383.

℞ *Liq. Amm. acetic.* ℈ij.-ʒj.
Vin. antim. ℈j.
Aq. Menth. crisp. ʒvj.
Syr. rub. Idaei ℥j.
MDS. 1½stündlich 1 Theelöffel. (Für ein Kind von 6 Monaten bei rheumatischem Fieber.)

384.

℞ *Liq. Amm. acetic.*
Syr. Liquirit. āā ℥β.
Aq. destillat. ℥iij.
Vin. stibiat. ʒβ.
MDS. 2stündlich 1 Kinderlöffel. (Für ein Kind von 2-3 Jahren. Wendt.

385.

℞ *Liq. Amm. acetic.* ʒiij.
Vin. antimon. ʒiβ.
Aq. flor. Sambuc. ℥iij.
Syr. Althaeae ℥β.
MDS. 2stündlich 1 Efslöffel. (Bei akuten Exanthemen, besonders Masern.)
Hufeland.

386.

℞ *Liq. Amm. acetic.* ʒiij.
Kal. tartar. ʒj.
Aq flor. Sambuc. ℥iij.
Spirit. nitr. dulc. ℈j.
Oxymell. Squill. ʒiij.
Syr. Liquirit. ℥β.
MDS. Stündlich 1 Efslöffel.
Hufeland.

387.

℞ *Infus. flor. Sambuc.* ℥viij.
Liq. Ammon. acetic.
Mell. rosat. āā ℥j.
MDS. Zum Gurgeln. (Bei Scharlach.)
Wendt.

388.

℞ *Spirit. Mindereri* ℥vj.
Sal. ammoniac. dep. ʒj.
Mell. rosat. ℥j.
MDS. Alle ½ Stunde eine kleine Spritze voll (etwa 2 Loth) erwärmt in den Hals einzuspritzen. (Soll bei weit gediehener Schlundbräune im Scharlach aufserordentliche Dienste leisten.)
Fischer.

***Liquor Ammonii anisatus.* Anisölhaltiger Salmiakgeist.** Dies Ammoniumpräparat erhält durch die Beimischung des Anisöls eine besondere Beziehung zu den Schleimhäuten, namentlich der Respirationsorgane. Es ist ein für die Kinderpraxis sehr angemessenes Mittel, das sanft wirkt und selbst Neugebornen gereicht werden kann. Nur gastrische Komplikation und Entzündung kontraindizirt seinen Gebrauch. Man bedient sich desselben mit Nutzen:

1) Bei katarrhalischen Affektionen der Lungen und Luftröhre im Stadium der vermehrten Schleimabsonderung, wenn bei röchelndem Athem und öfterem Räuspern die Expectoration nicht recht von Statten geht;

2) Bei der Engbrüstigkeit mit prädominirender Schwäche und Krampf, um den Krankheitsstoff von den inneren Gebilden baldigst nach der Haut zu determiniren.

3) In Verbindung mit dem Hirschhorngeiste da, wo in Folge unterdrückter Transpiration Schmerz und Krampf als Aeufserungen einer krankhaft ergriffenen Sensibilität vorherrschend sind und keine gastrische Komplikation obwaltet. (Tourtual.)

4) In der *Colica flatulenta* von Krampf und ohne Saburra, mit wenigen Tropfen Opium verbunden, als Carminativum und Antispasmodicum. (Tourtual).

5) Bei der temporisirenden Methode in ganz schwachen Dosen zu 2-3 Tropfen, in den oft vorkommenden Fällen, wo man genöthigt ist, Arznei zu geben, noch ehe man die Diagnese ganz in's Reine gebracht. (Tourtual).

Der *Liquor Ammonii anisatus* ist ein Bestandtheil des *Elixir e succo Liquiritiae* der preufsischen Pharmakopoe und des *Elix. pectorale Reg. Daniae Ph. Würtemberg.* das Lentin als Hauptmittel beim Croup gab. Seine Methode war folgende: Zuerst gab er ein Klystir und gleich darauf ein Emeticum, um die im Magen noch vorhandenen Speisen auszuleeren und durch die Anstrengung selbst, jene noch im Entstehen begriffene Stokkung von Blut und Lymphe, welche zu der Ausschwitzung Gelegenheit giebt, zu zertheilen. Zeigte sich nun der Croup als häutiger, so liefs er gleich Blutegel ansetzen und verordnete ein Fufsbad und Umschläge aus Flanell, der in warmes Wasser getaucht ist; die Blutegel liefs er bis zur Besserung des Athems, des Pulses und bis zum Bleichwerden der Lippen saugen. Darauf legte er ein Vesicatorium auf den Brustknochen und gab innerlich

389.

℞ *Elixir pect. Dan.* ℨij.
S. 1-2stündlich 15-20 gutt. mit einem Theelöffel von folgender Mischung.

390.

℞ *Syr. e rad. Seneg.* ℥iij.
— *G. Ammoniac.* ℥j.
M.

Zugleich liefs er folgende Salbe in den Hals einreiben

391.

℞ *Ungt. Neapolit.* ℨj.
— *alb. Camphor.* ℨiβ.
M.

Diese Methode zeigte sich ihm und anderen Aerzten äufserst hilfreich. (Lentin. Beiträge Bd. 3.)

Dosis und Darreichungsform. Innerlich: Man giebt den *Liquor Ammonii anisatus* Säuglingen zu 2, höchstens 3 Tropfen mit etwas Fenchelwasser und Altheesaft, gröfseren Kindern zu 5-10 Tropfen, alle 2 Stunden (auf eine Mixtur von ℥iij.-iv. etwa ℈j.-ℨβ., ℨj. = 70-80 gutt.) nach Umständen mit *Liquor Ammonii acetici*, *Liq. C. C. succinatus*, mit gleichen Theilen *Vinum stibiatum*, mit Manna (s. dort) oder auch mit ein Paar Tropfen *Tinctura Opii* etc.

Aeufserlich dient der *Liq. Ammon. anisatus* als krampfstillender, karminativer und beruhigender Zusatz zu Einreibungen auf Brust, Magen und Unterleib bei Schluchsen, krampfhaften Erbrechen etc.

392.

℞ *Liq. Ammon. anisat.* ℨβ.
Syr. Althaeae.
Aq. Foenicul. āā ℥j.
MDS. Stündlich 1 Theelöffel voll. (Für ein kleines Kind).

393.

℞ *Sulphur. aur. antim.* gr. iij.
Liq. Ammon. anisat. ℈j.
Extr. Hyoscyam. gr. iij.
Aq. Foenicul. ℨiv.
Syr. Liquir. ℥iβ.
MDS. 2stündlich umgeschüttelt 1 Theelöffel. (Bei asthenischem Brustfieber. Für ein Kind von 1 Jahre.)

Vogt.

394.

℞ *Liq. Ammon. anis.* ʒj.
Aq. Foenicul.
Syr. Althaeae āā ℥j.
Sulphur. stib. aur. gr. iv.
Tinct. Opii s. gutt. vj.
MDS. Umgeschüttelt alle ½ Stunde 1 Theelöffel. (Für ein Kind von 2 Jahren. Bei Stockflufs.)

395.

℞ *Liq. Ammon. anisat.* ℈j.
Aq. Valerian ℥j.
Oxymell. Squill. ℥β.
MDS. Stündlich 1 Theelöffel. (Für ein von ¾ Jahren.)

396.

℞ *Liq. Ammon. anisat.* ℈j.
Extr. Hyoscyam. gr. iij.
Syr. Althaeae ℥j.
MDS. 3 Mal täglich 1 Theelöffel. (Bei chronischem Lungenkatarrh, Asthma, Flatulenz, im letzten Stadium des Keuchhustens für ein Kind von 3-5 Jahren.)
Nach L. W. Sachse.

397.

℞ *Liq. Ammon. anisat.* ʒj.
Ungt. nervin. ℥β.
MS. Morgens und Abends einer Haselnufs grofs in Brust oder Unterleib einzureiben.)
Tourtual.

398.

℞ *Liq. Amm. anisat.* ʒj.
Spirit. Lavandul. ℥ij.
MS. Zum Einreiben bei Singultus. Siebold.

Liquor Ammonii carbonici pyro-oleosi.

Rektifizirter Hirschhorngeist. Dieses Ammoniumpräparat wird wie das *Ammon. carbonic. pyro-oleosum* (s. dieses) in typhösen Fiebern und gegen spasmodische Affektionen angewendet, ist aber nach Richter (s. dessen Arzneimittellehre) viel schwächer und wirkt nicht so kräftig auf das höhere Nervenleben, sondern beschränkt seine Wirkung mehr auf die niedere vegetative Sphäre. Er möchte sich daher zweckmäfsig durch das genannte Präparat und durch den *Liq. C. C. succinatus* ersetzen lassen.

Dosis und Darreichungsform. Man giebt das Mittel zu 2, 5-10 Tropfen in Mixtur, etwa ʒβ.-j. (ʒj. = 70-80 gutt.) auf ℥ij.-iij., 1-2stündlich 1 Theelöffel.

399.

℞ *Aq. flor. Chamomill.* ℥ij.
Liq. Ammon. pyro-oleos. ʒβ.
Syr. flor. aurant. ℥β.
MDS. Stündlich 1 Theelöffel. (Bei Krämpfen im ersten Lebensjahre.) Wendt.

400.

℞ *Liq. Ammon. carb. pyro-oleos.* ℥j.
Aceti Squill. ℥iß.
Syr. Mannat. ℥ij.
Laud. liquid. Sydenh. gutt. iij.

MDS. Alle 2-3 Stunden 15-20 Tropfen. (Gegen Urinverhaltung kleiner Kinder.)

Aus dem Repertorium der besten Heilformeln.

Liquor Ammonii caustici. Aetzammoniumflüssigkeit. Salmiakgeist. Dies scharfe, leicht ätzende Ammoniumpräparat wird innerlich bei Kindern nicht angewendet; nur Hecker (Magazin der pathologischen Anatomie und Physiologie Heft 1) empfiehlt gegen das schwere Zahnen, das er hauptsächlich von einer sehr grofsen Schärfe des Speichels herleitet, nach Verschiedenheit des Alters einen und mehrere Tropfen des *Liq. Ammon. caustici* mit einem Syrup vermischt, wodurch er den heftigen krampfhaften Zufällen vorzubeugen hofft.

Allein diese Empfehlung scheint wenig Anhänger gefunden zu haben und Richter (Arzneimittellehre) erinnert mit Recht dagegen, das diesen Zuständen gröfstentheils etwas entzündliches zum Grunde liege, wo das Mittel also nur schaden könnte. Noch zu erwähnen ist die Wirkung des Salmiakgeistes als Antidotum der Blausäure und in solchen Fällen wäre allerdings selbst im kindlichen Alter seine innere Anwendung gerechtfertigt.

Aeufserlich wird der Salmiakgeist als durchdringender, kräftig belebend und krampfstillend wirkender Zusatz zu Einreibungen hinzugesetzt, etwa ʒß. auf ℥j.-ij. Flüssigkeit.

401.

℞ *Spirit. Angelic. comp.* ℥ij.
Mixt. oleos. balsamic. ℥ß.
Liq. Ammon. caustic.
Tinct. Opii s. āā ʒß.

MDS. In die Brust und den Rückgrath einzureiben. (Bei Asthma Millari und anderen heftigen Krampfformen.)

Wendt.

Liquor Ammonii succinici. Liquor Cornu Cervi succinatus. Flüssiges bernsteinsaures Ammonium. Die Verbindung von Ammonium mit Bernsteinsäure irritirt die Nerven nicht in dem Maafse von die reineren und stärkeren Ammoniumpräparate, sondern stärkt und regelt ihre Funktion vielmehr und wird dadurch zu einem der kräftigsten und passendsten antispasmodischen Mittel für das kindliche Alter. Zu gleicher Zeit wirkt es entschieden die Sekretion der Haut vermehrend, diaphoretisch ohne besonders zu erhitzen; nur in den stärksten Gaben hat man von ihm Wallung, Erhitzung und Zufälle zu heftiger Einwirkung und Reizung zu befürchten. Es pafst daher vorzüglich bei akuten Exanthemen, die wegen Hautschwäche und Krampf nicht gehörig zum Vorschein kommen wollen, oder schnell zu verschwinden drohen, bei Brustaffectionen, wo wegen Atonie und Krampf der Auswurf nicht gehörig erfolgt, bei Krämpfen, wenn sie von unterdrückter Hautthätigkeit, Erkältung, Flatulenz, Säure etc. entstehen. Da nun grade die letztgenannten Ursachen, Säure in den ersten Wegen, Flatulenz, unterdrückte Transpiration so häufig Krämpfe bei Kindern bedingen, so leistet das Mittel in den Krampfformen des jugendlichen Alters besonders gute Dienste, und kann, da Kinder es gut vertragen, selbst den kleinsten und auch in der Dentitionsperiode gereicht werden. Nur achte man hier, wie überall, darauf, dafs nicht Kopfplethora das Bedingende der Krämpfe sei, weil unter diesen Umständen natürlich nur von einer antiphlogistischen Behandlung Heil zu erwarten steht. Beim Trismus neonatorum kann man es im Anfange versuchen, ob schon hier das Mittel für sich allein wohl zu schwach sein möchte; auch beim Keuchhusten kann es gute Dienste leisten, besonders wenn die Haut anhaltend spröde und trokken bleibt.

D o s i s und D a r r e i c h u n g s f o r m. Man giebt den *Liquor C. C. succinatus* zu 2-6-10 Tropfen (ʒj. = 75 Tropfen) alle ½-2 Stunden, bei hohen nervösen Zuständen mit anderen flüchtigen Mitteln, Moschus, selbst Opium, besonders wo das Einsinken von Pokken, Verschwinden von Masern dringende Gefahr besorgen läfst. Lauwarme Bäder oder Umschläge aus in heifsen Wein, Brantwein getauchten Flanellen werden in allen Fällen seine Wirkung ausnehmend unterstützen.

402.

℞ *Aq. flor. Chamomill.* ℥ij.
Liq C. C. succin. gutt. viij.
Laud. liquid. Sydenh. gutt. j.
Tinct. Castor. gutt. vj.
Mucil. Gumm. arabic.
Syr. Diacod. āā ℥ß.
MDS. Stündlich 1 Theelöffel. (Bei Febris coerulea. Für ein Kind von 4-12 Monaten. Gölis.

403.

℞ *Liq. Amm. succ.* gutt. 40.
Laud. liquid. Sydenh. gutt. ij.-iij.
Syr flor. Naphae ℥j.
MDS. Kindern bis zu 4 Wochen um 5 und um 8 Uhr Abends 1 Theelöffel: Kindern von 5-8 Wochen 1 Theelöffel mehr. Bei älteren soll man die Dosis des *Liq. C. C. succ.* vermehren, nie aber mehr als 4 Tropfen *Tinct. Opii* auf ℥j. Saft nehmen.

Schwarze, bei dem von ihm sogenannten *Spasmus monatorum intestinalis.* (Gegen diese Verbindung mit Opium bei so zarten Kindern liefse sich wohl noch manches einwenden.)

404.

℞ *Aq. flor. Chamomill.* ℥ij.
Liq. C. C. succ. ʒj.
Syr. flor. aur. ℥j.
MDS. ½-1 stündlich 1-2 Theelöffel. (Für Kinder im 1sten Lebensjahre.) Wendt.

405.

℞ *Liq. C. C. succin.* gutt. 60.
Moschi orient. c. Sacch. alb. ʒj. trit. gr. vj.
Tinct. Opii croc. gutt. xv.
Aq. flor. Sambuc. ℥v.
Syr. amygd. ℥j.
MDS. ½-1 stündlich 1 Kinderlöffel. (Bei Zurücktreten von nervösen Masern mit Krampf.) Hufeland.

406.

℞ *Moschi optim.* gr. iij.
Liq. C. C. succinic.
Liq. Amm. anisat. āā ℈j.
Aq. Foenicul. ℥ß.
Syr. emulsiv. ℥j.
MDS. Wohlumgeschüttelt 2-1 stündlich 1 Theelöffel. (Für ganz kleine Kinder.)
Tourtual.

Liquor Kali acetici; s. *Kali aceticum.*

Liquor Kali carbonici. Oleum tartari per deliquium. **Weinsteinöl.** Die Auflösung des *Kali carbonicum* (1 auf 2 Theile Wasser) ist besonders von Michälis und Schäffer als sehr wirksam bei Krämpfen und Konvulsionen der Kinder gerühmt worden und auch andere Aerzte haben diese Wirkung, wenn auch nicht in allen Fällen, bestätigt gefunden. Namentlich scheint das Mittel da zu passen, wo durch Entwikkelung von Säure in den ersten Wegen und durch Einwirkung derselben auf die Darmnerven, ein so häufiges Causalmoment für die Konvulsionen der Kinder, sich Krampfzufälle entwikkeln. In diesen Fällen wirkt das kohlensaure Kali durch Bindung der freien Säure und nur dadurch, nicht durch eine unmittelbare Wirkung auf das Nervensystem, möchte sich seine antispasmodische Wirkung erklären lassen. Henke fand das in Rede stehende Mittel in einigen Fällen wirksam, gab es in anderen aber ohne allen Erfolg. Dasselbe bemerkt Richter, (s. Arzneimittellehre) dem es oft bei den verschiedenartigsten konvulsivischen Krankheiten bis zur wahren Eklampsie gute Dienste leistete, oft aber auch gar nichts that. Es scheint nach diesen Erfahrungen daher räthlich, das Mittel zwar zu versuchen, ihm jedoch nicht zu viel zu vertrauen und in ernsteren Fällen lieber zu zuverlässigeren Mitteln zu greifen.

Dosis und Darreichungsform. Man giebt den *Liquor Kali carbonici* zu 10-15 Tropfen in Kamillenthee, in kurzen Zwischenräumen oder in Mixtur mit einem aromatischen Wasser.

407.

℞ *Moschi optim.* gr. ij.
Sacchar. alb. ℈ß.
ter. exactissim. et adde
Syr. Althaeae ℥j.
Liq. Kali carb. ℈j.
MDS. Umgeschüttelt stündlich 1 Theelöffel. (Für ein 6 monatliches Kind bei Krämpfen.)

Magnesia carbonica s. alba. Magnesia Salis amari. **Kohlensaure Magnesia.** Die kohlensaure Magnesia wird von allen Erden wohl am häufigsten in der

Kinderpraxis benutzt, sie ist der Repräsentant der erdigen, absorbirenden Mittel und macht wohl die anderen, wenigstens zu diesem Zwekke, Tilgung der Säure und Verbesserung der Sekretion im Darmkanale, entbehrlich. Treffend hat Hufeland die Wirkung der absorbirenden Mittel geschildert; was er hier im Allgemeinen gesagt, gilt ganz besonders von der *Magnesia carbonica*. Der Nutzen der erdigen Mittel ist ein doppelter; sie wirken

1) chemisch; sie absorbiren und zersetzen saure und andere Schärfen und nehmen ihnen die Kraft zu schaden. Es ist dies ein unendlicher Vortheil in Kinderkrankheiten, wo schon ein kleiner Vorrath von Säure im Magen sehr üble und stürmische Zufälle herbeiführen kann;

2) nervicht; sie wirken aufser der eben berührten Heilkraft, noch durch einen besondern Eindruck auf die Nerven unmittelbar, was aus ihrer krampfstillenden Eigenschaft in Fällen, wo auch keine Säure bemerkbar ist, deutlich erhellt. Sie machen einen abstumpfenden Eindruck auf die Magen- und Darmnerven, überziehen ihre Endigungen mit einer Art schützender Dekke, stumpfen dadurch die zu grofse Empfindlichkeit und Beweglichkeit derselben ab, hemmen auf diese Weise die Fortpflanzung des Reizes aus dem Darmkanal auf entferntere Theile und heben dadurch den krankhaften Konsensus.

Aus dem Gesagten nun ergeben sich die näheren Indikationen für den Gebrauch der *Magnesia carbonica*. Säure in den ersten Wegen, perverse Sekretion der Verdauungssäfte und die davon abhängigen Krankheitsformen, Sodbrennen, Kolik, Durchfall mit grünen, gehackten Stuhlgängen, Verstopfung (die Magnesia geht mit der im Magen und Darmkanale befindlichen Säure auflösliche, die Darmausleerung befördernde Verbindungen ein) werden im Allgemeinen zu ihrem Gebrauche auffordern. Es ist jedoch auch andererseits nicht zu übersehen, dafs sie in diesen Fällen doch nur eigentlich als Palliativum dient und wohl den ersten Sturm beschwören kann, nicht aber die jener perversen Sekretion und Säureerzeugung zum Grunde liegenden Causalmomente gründlich zu heben im Stande ist. Der Magen, sagt Henke, ist keine Retorte, sondern ein lebendiges Organ, durch dessen verstimmte Vitalität die Absonderung eines kranken Magensaftes bedingt wird; man wird daher im Allgemeinen durch Regulirung der Diät und den Gebrauch gelind reizender, stärkender Mittel die Grundursache des Leidens rascher und sicherer heben, als durch alle gerühmten Antacida und Absorbentia.

Dosis und Darreichungsform. Man giebt die *Magnesia carbonica* Kindern bis zum 5ten Jahre zu 2-10, gröfseren zu 15 Gr. mehrmals täglich in Pulver (Brausepulver sind bei Kindern nicht anwendbar, da sie sie nicht so rasch verschlukken können) Lecksaft, Schüttelmixtur, in den mannichfachsten Verbindungen, mit abführenden, namentlich Rhabarber, krampfstillenden, aromatischen und bitteren Mitteln. Sie macht einen Hauptbestandtheil der meisten Kinderpulver, des Rosenstein'schen, Hufeland'schen (s. *Crocus*) aus; ihre Verbindung mit Calomel, s. dort.

408.

℞ *Visc. quern.*
Sacchar. alb. āā ℥ij.
Magnes. carb. ℥j.
M. f. Pulv.
S. Messerspitzen- oder Theelöffelweise täglich einigemal. (*Pulvis antiepilepticus Marchionis* bei klonischen Krämpfen der Kinder.)

409.

℞ *Magnes. carbonic.* ℥iij.
Rad. Irid. florent. ℥j.
Sem. anis.
Sacchar. alb. āā ℥j.
Croci gr. x.
M. f. Pulv.
S. 2-3 Mal täglich 1 Messerspitze. (Bei Kolik eines ½jährigen Kindes.)

410.

℞ *Magnes. carbonic.* ℥j.
Pulv. rad. Rhei.
— *rad. Irid. flor.* ℥j.
Ol. Foenicul. gutt. iij.
M. f. Pulv.
S. 3-4 Mal täglich 1 Messerspitze. (Für Säuglinge mit Krämpfen aus Säure.)
Ribke.

411.

℞ *Aq. Foenicul.* ℥iv.
Magnes. carbonic. gr. xv.
Laud. liquid. Sydenh. gutt. ij.
Syr. Althaeae ℥ß.
MDS. Umgeschüttelt 2stündlich 1 Kinderlöffel. (Für ein Kind von 2 Jahren bei Leibschmerzen aus Säure.)
Gölis.

412.

℞ *Magnes. carbonic.* ʒß.
Tinct. Rhei aquos. ʒj.
Aq. Menth. crisp. ℥vj.
Syr. Althaeae ʒj.
MDS. Stündlich 1 Theelöffel. (Für ein Kind von 6 Monaten bei Magensäure.) Vogt.

413.
℞ *Magnes. carbonic.* ℨiij.
Pulv. semin. anis. ℨij.
Croc. ℨβ.
Syr. Rhei.
q. s. ut f. electuar.
S. Theelöffelweise.
Richter.

414.
℞ *Magnes. carbonic.*
Kali tartaric. āā ℨj.
Kali nitric. ℨβ.
Mann. ℨvj.
Aq. Foenicul. ℥j.
MDS. 2stündlich 1 Theelöffel.
Hufeland.

415.
℞ *Magnes. carbonic.* ℈ij.
Pulv. rad. Rhei ℈j.
Aq. Foenicul. ℥iβ.
Syr. Rhei ℥β.
MDS. Umgeschüttelt Theelöffelweise. Berends.

Magnesia sulphurica depurata. Sal amarum. **Schwefelsaure Magnesia. Bittersalz.** Die schwefelsaure Magnesia wirkt sanfter und greift die Verdauungsorgane weniger an, als das *Natrum sulphuricum*. Allein auch sie trifft der Vorwurf, dafs sie schlecht schmeckt, leicht wässrigen Durchfall macht und sich überhaupt besser für Erwachsene, als für das zarte Alter kleiner Kinder eignet. Wichmann und Stieglitz haben sie als besonders hilfreich im Scharlach empfohlen; der letztere giebt sie in vielem Wasser aufgelöst und mit Sauerhonig versetzt, so dafs 3-4 Sedes täglich erfolgen.

Dosis und Darreichungsform. Man giebt die *Magnes. sulphurica* etwa zu ℥β.-j. in ℥iij.-v. Wasser aufgelöst und mit einem Syrup (wozu sich am besten *Syrupus Citri* eignet) vermischt, Kinder- und Efslöffelweise alle 1-2 Stunde, meistens mit anderen Abführmitteln, *Manna*, *Infus. senn. compos.* etc. in Verbindung. S. die Formeln bei *Natrum sulphuricum*, wo statt des letzteren Salzes auch das Bittersalz substituirt werden kann.

416.
℞ *Magnes. sulphuric.* ℨij.
Mann. elect. ℥j.
solve in
Emuls. amygdal. ℥iv.
MDS. 2stündlich 1 kleinen Efslöffel. (Für ein Kind von 1-2 Jahren.) Wendt.

Magnesia usta. Gebrannte Magnesia. Richter giebt der reinen Magnesia bei Kindern den Vorzug vor der kohlensauren; sie entbindet nicht wie diese kohlensaures Gas im Magen, wodurch die Eingeweide zu stark ausgedehnt werden, sie macht keine Blähungen und läfst sich auch wegen des geringeren Volumens leichter nehmen. Die Gabe ist die der *Magnesia carbonica.*

417.
℞ *Magnes. ust.* gr. xij.
Tinct. thebaic. gutt. iij.
Aq. Foenicul. ℥j.
Syr. Rhei ℥β.
MDS. Umgeschüttelt Theelöffelweise. (Bei Aphthen der Kinder.) Devees.

Manna. Manna. Die Manna ist ein Pflanzensaft, der sich durch grofsen Gehalt an schleimigen und zukkerigen Bestandtheilen auszeichnet und den süfs säuerlichen Pflanzensäften sehr nahe kömmt. Sie verbindet mit der gelind und sanft abführenden Kraft die Eigenschaft, den Brustschleim aufzulösen, die Brust frei zu machen, Schärfen, die sie abtreibt, zugleich zu umwikkeln und den Urinabgang zu befördern. Sie pafst daher bei katarrhalischer Reizung der Lungenschleimhaut, bei Reizung der Urinwerkzeuge, kurz überall wo schleimige und süfse Mittel passen und zu gleicher Zeit die Darmausleerungen befördert werden sollen. Man verbindet sie je nach den Indikationen mit anderen abführenden Mitteln (da allein gegeben sie nur unsicher wirkt und mehr Demulcens als Purgans ist) mit kühlenden *Kali tartaric. nitric.*, krampfstillenden *Extr. Hyoscyami*, expectorirenden und schleimauflösenden *Liquor Ammon. anisatus*, *Oxymel Squillae* etc. Gerne setzt man zur Manna, damit sie keine Leibschmerzen verursache, ein aromatisches Wasser oder einen Oelzukker hinzu.

Dosis und Darreichungsform. Will man blofs die demulcirende Wirkung der Manna, so giebt man gewöhnlich ℥β.-ʒvj. auf ein Paar Unzen Wasser und setzt nun noch, um zugleich auch gelind auf den Stuhlgang zu wirken, wohl noch etwas abführendes, gewöhnlich *Tinct. Rhei aquosa* hinzu und giebt davon 1-2stündlich 1-2 Theelöffel. Als Abführmittel genügt sie bei etwas älteren Kindern, über 2 Jahren, (für ein Neugebornes etwa ʒj.-jβ. in *Aq. Foenicul.* ℥iv.-℥vj. aufgelöst, alle ½-¼ Stunde einen Theelöffel, für 1-2jähriges etwa ℥j. in *Aq. Foenicul.* ℥iv. alle ½ Stunde 2 Eſslöffel) allein gereicht nicht mehr und muſs dann mit anderen abführenden Salzen *Natr. sulphuricum*, s. dort, *Tartarus natronatus*, mit *Tinct. Rhei aquosa* verbunden, Kinder- oder Eſslöffelweise gereicht werden.

418.

℞ *Mann. elect.* ℥j.
Aq. Foenicul. ℥iij.
cola et adde
Liq. Ammon. anisat. ℈j.
MDS. Stündlich 1 Eſslöffel. (Bei Katarrhalbeschwerden der Kinder.)
Rosenstein.

419.

℞ *Mann. elect.* ℥β.
Magnes. carbonic. ʒj.
Nitr. depur. ʒβ.
Extr. Hyoscyam. gr. ij.
Aq. Foenicul. ℥ij.
Syr. Althaeae ℥β.
MDS. Stündlich 2 Theelöffel. (Für ein Kind von ¾ Jahren, bei Zahnfieber mit Krämpfen.)
Hufeland.

420.

℞ *Rad. Salep.* ʒβ.
solve in
Aq. Foenicul. calid. ℥iij.
adde
Mann. elect. ℥β.
Extr. Hyoscyam. ij.
Syr. Croc. ℥j.
MDS. Oefters einen Theelöffel. (Bei katarrhalischer Reizung der Lungenschleimhaut, Husten etc. (Für ein Kind im 1sten Lebensjahre.)
Hufeland.

421.

℞ *Mann. elect.* ʒvj.
Tinct. Rhei aquos. ℥β.
Magnes. carbonic.
Tart. tartaris. āā ʒj.
Aq. Foenicul. ℥j.
Oxymell. Squill. ʒij.
Syr. Althaeae ℥β.
MDS. 2stündlich 1 Kinderlöffel. (Bei Brustfiebern, Indigestionen, Zukkungen etc.)
Hufeland.

422.

℞ *Mann. elect.*
Magnes. sulphur. āā ʒiij.
solve in
Aq. fervid. ℥ij.
Colatur adde
Tinct. Rhei aquos. ʒiij.
Syr. Rhei ℥j.
MDS. 2stündlich 1 Kinderlöffel. (Für ein Kind von 3 Jahren.)
Vogt.

423.

℞ *Tart. natronat.* ʒvj.
Mann. elect. ℥j.

solve in
Aq. Foenicul. ℥iv.
Colatur adde
Syr. Rhei ℥vj.
MDS. 2stündlich 1 Efslöffel voll. Vogt.

424.

℞ *Mann.* ℥ß.
solve in
Infus. fol. Senn. (ex ʒj. parat.) ℥ij.
Natr. sulphuric. ℥ß.
MDS. Stündlich 2 Efslöffel.
Radius.

425.

℞ *Decoct. Althaeae* ℥iv.
Mann.
Sal. amar. āā ℥ß.
MDS. Stündlich 1 Efslöffel. (Bei gereiztem Zustande des Darmkanals.)
Radius.

Mel. Honig. Der Honig wird meistens äufserlich benutzt. Er dient hier zu Kataplasmen, mit Roggenmehl vermischt als maturirendes Mittel, als Zusatz zu Pinselsäften, Einspritzungen, Gurgelwassern, Klystiren (etwa 1-2 Efslöffel.) Gegen Comedones empfiehlt Heim die Theile, an denen sie sich befinden, mit Honig bestreichen zu lassen und während des Bades die Kinder mit wollenen Lappen zu reiben, wo dann die wurmförmigen Massen in grofser Menge zum Vorschein kommen. Auch soll er, auf das Zahnfleisch gestrichen, den Durchbruch der Zähne erleichtern.

Mel rosatum. Rosenhonig. Beliebtes Constituens von Pinselsäften, Mund- und Gurgelwassern. Gölis wendet ihn bei stark entzündeter Mundhöhle in den Schwämmchen allein oder mit einem schleimigen Zusatz an, weil hier der Borax zu sehr reizen würde.

426.

℞ *Mel. rosat.* ʒß.
Mucil. sem. Cydonior. ʒj.
MDS. Pinselsaft.
Gölis.

Mixtura oleoso balsamica. Balsamus Vitae Hoffmanni. Wird als kräftiger Zusatz (rein würde sie wohl zu theuer sein) zu reizenden, belebenden und krampfstillenden Einreibungen benutzt.

427.

℞ *Spirit. Angelic. comp.* ℥ij.
Mixtur. oleos. balsam. ℥β.
MDS. Zum Einreiben in den Rücken und die Herzgrube.
Wendt.

428.

℞ *Ol. Nucist.*
Ungt. simpl. āā ℨij.
leni ign. liquat. et semi refrigerat. adde
Tinct. Opii s. ℨβ.
Mixtur. oleos. balsam. ℨj.
MDS. In den Unterleib einzureiben.

429.

℞ *Medull. oss. taur.* ℥iij.
liquat. et depurat. post refriger. admisc.
Mixtur. oleos. balsam. ℥iβ.
Balsam. indic. nigr. ℨij.
MDS. Zum Einreiben in den Rückgrath, Thorax und die Gelenke. (Kräftig stärkend und belebend bei rhachitischen und skrophulösen Kindern.)
Wendt.

Mixtura sulphurico acida. Elixir acidum Halleri. Schwefelsaure Mixtur. Wird in denselben Krankheiten gebraucht, in denen die Schwefelsäure indizirt ist, s. daher diesen Artikel.

Dosis und Darreichungsform. Zu 2, 5-10 Tropfen (ℨj. = 90 Tropfen) einigemal täglich, etwa ℈β.-j.-ℨβ. auf eine Mixtur von ℥iv.-v., gut eingehüllt, am besten in einem schleimigen Vehikel, *Salep*, *Decoctum rad. Althaeae* etc. und mit hinreichendem Syrup versüfst.

430.

℞ *Elixir acid. Haller.* ℈β.-j.
Decoct. Salep ℥iv.
Syr. rub. Idaei ℥j.
MDS. 2stündlich 1 kleinen Efslöffel. (Bei Stomacace.)
Wendt.

431.

℞ *Aq. destillat.* ℥ij.
Elixir acid. Haller. ℈β.-j.
Syr. Althaeae ℥j.
MDS. 3stündl. 1 Theelöffel. (Für ein Kind von 2-3 Jahren.)
Löbenstein-Löbel.

Morsuli antimoniales Kunkelii. **Schwefelspiefsglanz-Morsellen.** Eine Mischung aus *Stibium sulphuratum nigrum* mit Mandeln, Zimmtkassia und Cardamom. Jede Morselle ist ℨij. schwer und enthält ungefähr 15 Gr. Antimon. Die Kinder nehmen diese Komposition, die unter dem Namen der schwarzen Bonbons bekannt ist, recht gerne. Man bedient sich ihrer mit Nutzen bei skrophulösen Uebeln, Hautausschlägen, Psorophthalmien (besonders nach Masern: Casper) etc.

Dosis. Man kann den Kindern eine Morselle in ein Paar Stücke vertheilt, täglich geben, oder sie auch einzeln verschreiben.

432.	
℞ *Mors. antimon. Kunkel.* ℨß.	S. Morgens 1-2 Stück. (Gegen Nachkrankheiten der
d. tal. dos. No. 24.	Masern.) Casper.

Moschus. **Bisam.** Der Moschus ist unter den Nervenmitteln eins der vorzüglichsten; er wirkt zwar nicht so flüchtig als Aether und Ammonium, seine Wirkung ist dagegen aber eine mehr anhaltende. Dabei affizirt er die Irritabilität und das Gefäfssystem nur wenig, was ihm als Antispasmodicum für die Kinderpraxis einen ganz besondern Werth verleiht. Seine krampfstillenden Eigenschaften werden nur durch seine nervenstärkende Kraft bedingt und nur da, wo wahre vitale Schwäche zum Grunde liegt, wirkt er als wirkliches Antispasmodicum. (Richter Arzneimittellehre). Sein Gebrauch bei Krankheiten des kindlichen Alters ist sehr ausgedehnt; besonders empfohlen wird er in folgenden.

1) Bei nervösen und typhösen Fiebern, akuten Exanthemen, wenn um die Zeit der Entscheidung zwar kritische Bewegungen eintreten, aber wegen Erschöpfung des Nervensystems unvollendet bleiben und entweder ein gänzliches Unterliegen der Natur oder Metastasen auf edle Theile, als Folgen einer unvollkommenen Krise, zu befürchten sind. Hier säume man nicht zu lange mit seiner Anwendung, gebe ihn nicht in zu kleinen Gaben und verstärke seine Wirkung durch andere zweckentsprechende Mittel, wohin besonders *Liq. C. C. succinatus*, Opium und lauwarme Bäder zu rechnen sind.

2) Bei Entzündungen, wenn hohe Grade sensibler Erschöpfung und dadurch bedingte Krampfzufälle sich mit ihnen kompliziren. Die beiden gefährlichsten Feinde des kindlichen Alters, die *Encephalitis exsudatoria* und der Croup, eignen sich besonders, unter scharf zu bezeichnenden Umständen, für seinen Gebrauch. Beide Krankheiten sind ihrer eigentlichen Natur und Entstehung nach entzündlich, beide bedürfen der entzündungswidrigen Heilmethode und können nur durch diese sicher gehoben werden. Treten daher im Anfange Krämpfe hinzu, wie dies so häufig geschieht, so begründen diese noch keine Anzeige zu krampfstillenden Mitteln, sondern müssen mit der Krankheit, aus der sie resultiren, durch entzündungswidrige Mittel bekämpft werden. Wenn aber bei der Encephalitis, nachdem den wichtigsten Indikationen Genüge geschehen, noch Betäubung zurückbleibt, das sensible Leben sehr zurückgedrängt ist und krampfhafte Zufälle die Furcht eines tieferen Gehirnleidens erregen (Wendt) oder wenn beim Croup nach geminderter Entzündung, nach schon erfolgtem Auswurfe lymphatischer Stoffe, die Krampfzufälle fortdauern oder von neuem eintreten, Beklemmung, Erstikkungsgefahr etc. erregen, dann ist der passende Gebrauch der krampfstillenden Mittel und vor Allem des Moschus eben so zulässig als wirksam. Zudem lehrt die Erfahrung, daſs bei Kindern sehr leicht der entzündliche Zustand, besonders nach etwas eingreifender Behandlung, in den entgegengesetzten, asthenischen übergeht und es wird daher in solchen Fällen der Moschus um so schätzbarer, als er schnell die etwa auf das spätere Befinden des Kindes nachtheilig einwirkenden Folgen der im Anfange nicht zu entbehrenden Blutentziehungen zu heben vermag. Zweckmäſsige Verbindungen sind in diesen Fällen die mit Calomel, Sulphur auratum Antimonii, Kermes minerale etc. um so theils dem etwa noch fortdauernden inflammatorischen Zustand zu begegnen, theils im Croup die Expectoration zu unterstützen und zu befördern. Mehrere Aerzte, namentlich Wigand, haben den Moschus auch gleich in den ersten Stadien des Croup, ohne irgend eine Blutentziehung vorauszuschikken, in Anwendung gesetzt und wollen auf diese Weise die heilsamste Wirkung davon gesehen haben. Wigand gab nach Beschaffenheit des Alters und der Constitution 2-5

Gr. Calomel mit ½-1 Gr. Moschus alle Stunde, so lange bis nach vorhergegangenen deutlichem Röcheln im Halse und allmähligem Hervorquellen des Schleimes aus dem Munde sich endlich ein tüchtiges Schleimerbrechen einstellte. Allein abgesehen davon, dafs wohl nicht alle diese Fälle wahrer Croup gewesen sein mögen, haben doch andere erfahrene Aerzte sich gegen diese Kurmethode erklärt und rathen bei wirklichem sthenischen Croup und bei grofser Vollsaftigkeit dringend zur Blutentleerung. Nur in Fällen, wo der Körper des Kindes sehr schlaff und welk ist, wo man mit Merkur auszukommen gedenkt, die prävalirenden krampfhaften Erscheinungen aber ein beruhigendes Mittel erheischen, da mag man gleich zum Moschus in der angegebenen Verbindung greifen und wird ihn mit Nutzen geben können. (Sachse).

3) Bei Krämpfen. Je entschiedener diese durch grofse Lebensschwäche bedingt werden, desto hilfreicher wirkt der Moschus. Einen ganz besondern Ruf hat er sich im Asthma Millari erworben; Wichmann nennt ihn hier specifisch. Sein dreister und frühzeitiger Gebrauch vermag hier allein den Tod, der durch Erschöpfung des Nervensystems und unter den Symptomen der Lungenlähmung erfolgt, abzuhalten. Schnuhr (Rust Magazin Bd. 25.) gab ihn mit grofsem Nutzen zu 2 Gr. mit 1 Gr. Castoreum 2stündlich, in Verbindung mit Asandklystiren, bei der genannten Krankheit. Hinze rühmt besonders die Verbindung mit *Sulphur aurat.* und Zinkblumen als sehr hilfreich.

Man gebe hier grofse Gaben, Kinder von 2-4 Jahren 2-6 Gr. 2stündlich und verbinde damit den Gebrauch anderer krampfstillenden, flüchtigen Arzneien, *Infus. Valerian*, *Liq. Ammon. anisat.*, *Asa foetida* etc. Bäder, Einreibungen. Im Keuchhusten pafst er vorzüglich dann, wenn nach geminderter phlogistischer Diathesis die Sensibilität des Gesamtorganismus tief ergriffen ist, ein Zustand, der sich durch Zukkungen, und grofser Erschöpfung, Ohnmachten etc. kund giebt. Hufeland rühmt ihn besonders nach vorausgeschicktem Brechmittel und sahe darnach einen Nesselausschlag entstehen.

Bei der Eklampsie und den Zukkungen der Kinder ist er eins der wichtigsten Mittel. Wendt sagt von ihm: Rein auf das sensible Leben einwirkend, ohne die positive Thätigkeit des Gefäfssystems auffallend und gewaltsam zu steigern, mufs der Bisam in Krampfkrankheiten überall die wichtigsten Dienste leisten, wo die Sensibilität vorherrschend ergriffen ist. Zu starker Andrang nach dem Kopfe und heftiges Fieber sind die zwei zu beachtenden Gegenanzeigen. Wo diese beiden Contraindikationen nicht statt finden, kann der Moschus bei allen weitgediehenen Krämpfen selbst den zartesten Kindern gegeben werden, wenn auch die ursächlichen Momente unausgemittelt geblieben sind.

Dosis und Darreichungsform. Bei der Verordnung des Moschus sind zunächst die beiden Rücksichten zu nehmen das man ihn 1) nicht zu spät, eine Methode, die das Mittel bei den meisten Kranken in Miskredit gebracht und 2) in nicht zu kleinen Gaben anwende. Bei ganz kleinen Kindern in den ersten Monaten kann man $\frac{1}{4}$-$\frac{1}{2}$ Gr. $\frac{1}{2}$-2 stündlich, bei etwas älteren aber nach den Umständen 1-2 Gr. und mehr in derselben Zeit reichen. Nervöse Fieber, Einsinken von Exanthemen, Croup, Asthma Millari machen gröfsere Gaben und zweckmäfsige Verbindungen unerläfslich (s. oben). Bezüglich der Darreichungsform, giebt man den Moschus in Pulver, mit Zukker wohl abgerieben in charta cerata, (die beste Form, die auch zu rascher Bereitung sich eignet, obwohl nach Tourtual der Moschus in flüssiger Form schneller und kräftiger wirken soll, als in Pulver) Schüttelmixturen, Lecksäften. Im pekuniären Interesse der Kranken macht Phöbus noch darauf aufmerksam, keine zu grofse Quantitäten (besonders wo das *ut aliquid fecisse videamur* nur zu seinem Gebrauch auffordert und der Tod nahe ist) auf einmal zu verordnen, auch wo möglich lieber eine runde Quantität ℈j. z. B. als etwas weniges darüber oder darunter zu verschreiben, weil sich der Apotheker die fehlende Anzahl von Granen mitbezahlen läfst.

433.

℞ *Moschi optim.* gr. iij.
Opii pur. gr. $\frac{1}{2}$.
Gumm. arabic. ℈j.
Sacchar. alb. ʒij.
terend. m. f. Pulv. divid. in vi. part. aequal.
S. 2stündlich 1 Pulver. (Bei Keuchhusten ohne Fieber.)

Gölis.

434.

℞ *Moschi optim.* gr. viij.
Calomelan. gr. viij.-xvj.
Sacchar. alb. ʒij.

M. terend. f. Pulv. divid. in viij. part. aequal.
S. 2stündlich 1 Pulver.

435.

℞ *Moschi optim.* gr. ix.
Sulphur. stibiat. aurant.
Zinc. oxydat. alb. ää gr. iij.
Sacchar. alb. ʒß.
M. f. Pulv. divid. in part. aequal. No. vi.
S. 2stündlich 1 Pulver. (Gegen Keuchhusten).
Hinze.

436.

℞ *Moschi orient.* gr. vj.
Sacchar. alb. ʒiij.
Misc. terend. invicem, adde
Aq. flor. Tiliae ℥iij.
Mucil. Mimos. ʒij.
MDS. 2stündlich 1 Efslöffel voll. (Für ein Kind von 2-3 Jahren.) Wendt.

437.

℞ *Moschi optim.* gr. vj.
Ammon. carbonic. gr. iv.
Sacchar. alb. ʒiij.
Misc. terendo et adde
Aq. flor. Chamomill. ℥iß.
MDS. Stündlich 1 vollen Theelöffel. (Bei Krämpfen eines Säuglings.) Wendt.

438.

℞ *Moschi optim.* gr. iij.-iv.
tere exactiss. cum
Aq. Foenicul. ʒvj.
adde
Liq. C. C. succin. ℈j.
Syr. Papav. Rhoeados. ℥j.
MDS. Stündlich 1 Theelöffel. (Für ein Kind von 6 Monaten auf ungefähr 12 Gaben berechnet.) Vogt.

439.

℞ *Moschi optim.* gr. v.
Gumm. Mimos. ʒij.
tere c. *Aq. Foenicul.* ℥j.
Syr. Althaeae ℥iij.
MDS. Stündlich umgeschüttelt 1 Kinderlöffel. (Für ganz kleine Kinder.)

440.

℞ *Moschi* gr. vj.
Mucil. Gumm. arabic.
Syr. rub. Idaei ää ℥ß.
MDS. 1-2stündlich 1 Theelöffel. Richter.

441.

℞ *Liq. C. C. succ.* gutt. xxx.
Moschi gr. iij.
Tinct. Opii crocat. gutt. x.
Syr. Althaeae ʒiß.
MDS. 2stündlich 1 Thee- bis Kinderlöffel. (Für Kinder von 2-4-6 Jahren. Bei nervösen Exanthemen.)
Richter.

442.

℞ *Rad. Valerian.*
— *Serpent.* ää ʒij.
Inf. *Aq. fervid.* s. q. per ½ hor.
Colatur ℥iv. refriger adde
Moschi genuin. gr. viij.
Liq. Ammon. pyro-oleos. ℈ij.
Tinct. Ambrae ʒij.

Syr. flor. aurant. ℥β.
MDS. ½ stündlich 2 volle Theelöffel. (Bei Asthma Millari.) Wendt.

Natrum muriaticum. Sal culinare. Küchensalz. Das Küchensalz wird zum innerlichen Gebrauch bei Kindern wohl nicht benutzt; die Krankheit, Hämoptysis, gegen die es bei Erwachsenen empfohlen worden, kömmt im kindlichen Alter, in welchem die Brustorgane weniger gefährdet sind und mehr der Kopf bedroht ist, zu selten vor, als dafs sich daraus eine Indikation für den inneren Gebrauch des Küchensalzes herleiten liefse. Rivin schlägt zwar vor, gegen Askariden alle Morgen nüchtern einen Efslöffel Salz verschlukken zu lassen, allein diese Methode möchte leicht störender, als die Würmer selbst wirken.

Aeufserlich ist die Anwendung des Küchensalzes ausgedehnter. Man benutzt es

1) zu Klystiren, um sie reizender, eindringlicher zu machen. Man setzt zu diesem Zwekke einen guten Thee- bis ½ Efslöffel zu dem gewöhnlichen Hausklystir von Kamillen und Oel. Devees empfiehlt in der Cholera der Kinder, um die grofse Irritabilität des Magens zu beseitigen, Klystire aus ℥iij. Wasser mit 3 Theelöffeln Kochsalz, die er 100 Mal ohne irgend ein anderes Mittel mit dem gröfsten Nutzen angewendet;

2) zu Waschungen; man soll mit einer Auflösung des Kochsalzes die ödematösen Kopfgeschwülste der Neugebornen waschen und reiben;

3) zu trokkenen Umschlägen. Ein englischer Arzt empfiehlt folgendes Verfahren als äufserst hilfreich beim Croup. Man soll Salz glühend machen, es in einen wollenen Strumpf schütten, diesen um den Hals des Kindes legen und so wie das Salz kalt geworden, einen neuen Strumpf anwenden. Dabei werde das Kind recht sorgfältig bedeckt, und schon nach kurzer Zeit wird es in einen starken Schweifs gerathen und gerettet sein. Das Mittel wirkt zugleich am *locus affectus* als Exutorium oder Rubefaciens, indem aufser der starken Hitze, die Haut auch noch durch kleine Salztheilchen, die durch den Strumpf dringen, stark gereizt und entzündet wird. Da das Mittel überall zur Hand ist, so wäre es wohl,

besonders wo andere Hilfsmittel nicht gleich zur Stelle sind, beim Croup zu versuchen;

4) zu Bädern, besonders bei Skropheln. Salzbäder sind hier von grofser Wichtigkeit, sie geben durch ihre reizende und materielle Wirkung den Lymphgefäfsen und Drüsen den gehörigen Grad von Tonus wieder und vermögen der verdickten Lymphe eine bessere und normalere Beschaffenheit zu verleihen. Man nimmt Küchen- oder Seesalz 1-4 ℔ zu einem Bade;

5) zu Salben; s. *Fel tauri.*

Natrum sulphuricum depuratum crystallisatum. Sal mirabile Glauberi. Schwefelsaures Natrum. Das Glaubersalz ist als Abführmittel bei Kindern nicht recht an seinem Platze. Es vermehrt die Stuhlausleerungen leicht über die Gebühr, bringt oft starke, wässrige, entkräftende Diarrhöe hervor, ohne doch den Darmkanal funditus zu reinigen und die schadhaften Stoffe recht auszuleeren. Aufserdem gilt von ihm noch besonders die oben bei *Kali tartaricum* erwähnte Bemerkung Formey's. Es pafst daher im Allgemeinen mehr für plethorische, kräftige Individualitäten und kann bei diesen in Entzündungen aller Art, nur nicht der Organe, in denen es zunächst seine Wirkung ausspricht, als ableitendes, laxirendes Mittel in Anwendung kommen.

Dosis und Darreichungsform. Man giebt das Glaubersalz etwa zu ℥j. auf ℥iv.-℥vj. Kinder- und Efslöffelweise, meistens in Verbindung mit anderen abführenden Mitteln, *Infus. Senn. comp.*, *Manna* und dergl. *Succus Citri* oder *Syr. Citri* dient als bestes Corrigens. Zu berücksichtigen ist noch, dafs man, um den oben erwähnten wässrigen, leicht erschöpfenden Durchfällen vorzubeugen, das Mittel aussetzen mufs, wenn sich Stuhl zeigt, weil dann gewöhnlich bald ein zweiter nachfolgt. Am anderen Tage kann man dann auf eben diese Weise seinen Gebrauch fortsetzen.

443.

℞ *Sal mirabil. Glaub.* ℥j.
Aq. Chamomill. ℥v.
Syr. Mannat. ℥ij.
MDS. Kindern von 1-2 Jahren 2stündlich 1' Kinder-

löffel, von 2-4 Jahren ½ Efslöffel, von 4-8 Jahren 3-2 stündlich 1 Efslöffel.

444.

℞ *Infus. Senn. comp.* ℥iij.
Sal mirabil. Glaub. ʒvj.
Syr. succ. Citr. ℥j.
MDS. Wie vorher.

445.

℞ *Mann. elect.* ℥ij.
Sal mirabil. Glaub. ℥j.
solve in
Aq. destillat. ℥vij.
MDS. Kinder- und Efslöffelweise.

Olea aetherea. **Aetherische Oele.** Die ätherischen Oele sind das wirksame Prinzip aller flüchtigen aromatischen Mittel, in ihnen also stellt sich diese Wirkung am reinsten dar und in so fern gehören sie zu den wirksamsten belebenden Mitteln. Sie erregen alle, neben der Sensibilität, auch die Irritabilität stark auf, erhitzen, beschleunigen den Puls, vertragen sich daher natürlich nicht mit Reizung, Gefäfserethismus, Wallungen, Congestionen. Aus dieser Darstellung ergiebt sich nun leicht, welche Vorsicht ihre Anwendung in den Krankheiten des kindlichen Organismus, die meistens in jenen Zuständen ihren Grund fiuden, erheischen mufs. Nur in Fällen also, wo hohe Grade von Lebensschwäche ein Erlöschen der thierischen Oekonomie drohen, wo es auf einen kräftigen, rasch wirkenden Anstofs für die verschiedenen Lebensfactoren ankömmt, wo heftige Krämpfe zu beseitigen sind, nur da werden sie an ihrem Platze sein und oft noch Hilfe bringen können. Allein auch hier sei man mit der Gabe vorsichtig und bemühe sich sie dem Grade der Lebensschwäche anzupassen, damit man nicht durch Ueberreizung die noch vorhandene Kraft ganz aufreibe und so das herbeiführe, was man zu bekämpfen sucht. Man gebe daher nicht zu grofse Gaben, setze sie nicht zu lange fort, verbinde zugleich Mittel damit, die der Materie denjenigen Ersatz leisten, der eigentlich zur Hebung der gesunkenen Lebenskräfte unbedingt nöthig wird und betrachte so jene flüchtigen Oele nur als Zeit gewinnende, die Wirksamkeit anderer Mittel vorbereitende Arzneien.

Dosis und Darreichungsform. Innerlich: Man giebt die ätherischen Oele zu ¼-½-1 Tropfen je nach dem

Alter und den Umständen in **Pulver** (als Oelzukker gewöhnlich 1 Tropfen auf ℈j. Zukker; wo der Geschmack brennend scharf ist, kann man dies Verhältnifs ändern) mit andern Mitteln, Absorbentien, Magnesia carbonica, s. dort, Antispasmodicis, Moschus etc. in Verbindung; in **flüssigen Formen**, jedoch nicht hier, wie bei Erwachsenen, in geistigen Flüssigkeiten aufgelöst, was wohl zu reizend wäre, sondern lieber in Lecksäften emulsionsartig subigirt.

Aeufserlich: Passender erscheint die äufserliche Anwendung der ätherischen Oele bei Kindern als Zusatz zu Waschungen, Einreibungen, Bädern und dergl. Die äufsere Haut nimmt an den meisten Affektionen der Respirations- und Digestionsorgane Antheil und oft werden bei dieser Applikationsart die ätherischen, flüchtigen Mittel sich wirksamer erweisen, als bei ihrer inneren Anwendung. Aufserdem hat man noch den grofsen, hier gewifs sehr zu berücksichtigenden Vortheil, das die so leicht nachtheilig werdende Einwirkung auf die Irritabilität und die daraus resultirende Erhizzung vermieden wird.

Oleum Absynthii aethereum. Aetherisches Wermuthöl. **Aeufserlich** zu Einreibungen, Klystiren, s. *Fel tauri.*

Oleum amygdalarum. Mandelöl. Das Mandelöl besitzt die Eigenschaften der fetten Oele im Allgemeinen; wie diese wirkt es erschlaffend und geschmeidigend auf die unmittelbar berührte Fläche sowohl als auf die ihr zunächst gelegenen Theile. Dabei zeichnet es sich vorzugsweise durch seinen sehr angenehmen Geschmack und seine etwas dickliche Konsistenz aus. Was **Hufeland** von den Oelen in Bezug auf die Krankheiten des kindlichen Alters sagt, gilt ganz besonders von dem *Oleum amygdalarum.*

1) Es giebt nichts, was jede Art von Reiz so abstumpft, als Oel.

2) Bei krampfhaften Zuständen, bei daher rührenden Zuschnürungen und Einsperrungen ist sein Werth entschieden.

3) Die Olea sind treffliche Anthelminthica, indem sie nicht allein Würmer abtreiben, sondern auch ihren Reiz und die daraus hervorgehenden Zufälle am schnellsten heben.

Aus dem Gesagten ergeben sich die Indikationen für die Anwendung des *Ol. amygdalarum* wie der übrigen fetten Oele. Entzündliche Affektion der Respirationswerkzeuge und des Darmkanals, entzündliche und sensible Reizungen anderer innerer Gebilde, krampfige Affektion derselben, Strangurie etc. scharfe die Gedärme angreifende Sekretionen, Wurmreiz, werden im Allgemeinen zu ihrem Gebrauch auffordern. Die Emulsionsform wird hier wenigstens das Vehikel für andere nöthige, wirksame Arzneien bilden.

Dosis und Darreichungsform. Innerlich: Selten wird man das *Ol. amygd.* pur reichen, am häufigsten mit Eigelb oder *Gummi arabicum* subigirt als Pseudoemulsion, etwa ℥β.-j. auf ℥iij.-iv. Wasser, in Verbindung mit anderen krampfstillenden Mitteln, *Extractum Hyoscyami*, *Aq. lauro-cerasi*, abführenden Manna, Salzen, antiphlogistischen *Nitrum*, anthelminthischen *Semina Cinae*, *folia Sennae* etc.

Aeufserlich pafst das Mandelöl wie auch andere wohlfeilere Oele, z. B. *Ol. olivarum*, besonders zu Einreibungen für die zarte Haut der Kinder, weil die Einreibung länger fortgesetzt werden kann, ohne die Haut zu entzünden und wund zu machen. Man bedient sich seiner bei Excoriationen und Schrunden der Oberhaut, bei *Induratio Mammae*, trockner *Crusta lactea* etc.

445.

℞ *Ol. amygdal. dulc.* ℨiij.
Gumm. arabic. ℨj.
Aq. Cerasor. nigr. ℥j.
Syr. opiat. ℨij.
MDS. Stündlich 1 Theelöffel.

447.

℞ *Ol. amygdal. dulc.* ℥j.
Gumm. arabic. q. s. ut
f. c. *Aq. flor. Tiliae* ℥ij.
— *Chamomill.* ℥j.
l. a. Emuls., cui adde
Syr. Mannat. ℥β.

MDS. Stündlich 1 Kinderlöffel. (Für einen Säugling.)

448.

℞ *Ol. amygdal. dulc. rec. express.* ℨβ.
Mell. q. s. ad subaction.
Syr. Mannat. ℥β.
MDS. Zu 1-2 Theelöffeln gut umgeschüttelt zu geben. (Als Abführung für kleine Kinder.) Kämpf.

449.

℞ *Aq. flor. Tiliae* ℥ij.
— *Cerasor. nigr.*
Ol. amygdal. dulc. āā ℥j.
Kali carbonic. ℈j.
Vitell. Ov. ʒiij.
Mucil. Mimos. ʒj.
MS. Alle ½-1 Stunde 1 Theelöffel. (Gegen Reifsen im Leibe der Kinder.)
Rosenstein. L. W. Sachs.

450.

℞ *Ol. amygdal. dulc.*
Vitell. Ov. āā ʒij.
Syr. Althaeae ℥iβ.
MS. Theelöffelweise. (Saft bei Halsaffektion.)

451.

℞ *Ol. amygdal. dulc.* ℥ij.
Syr. Violar.
— *flor. aurant.* āā ℥j.
Sacchar. cand. ʒiβ.
MDS. Theelöffelweise. (Bei Reizhusten.)
Sydenham. L. W. Sachs.

452.

℞ *Ol. amygdal. dulc.* ℥β.
Gumm. arabic. q. s. ut f. c. *Aq. Foenicul.* ℥iij. Emuls., cui adde
Mann. elect. ʒj.
Syr. emulsiv. ℥β.
MDS. Stündlich 1 Kinderlöffel.

453.

℞ *Ol. amygdal. dulc.* ℥β.
Aq. flor. Tiliae ℥iij.
Mucil. Gumm. Mimos. s. ut f. Emuls., cui adde
Mann. ʒvj.
Tartar. natron.
Nitr. pur. āā ʒj.
Syr. emulsiv. ℥β.
MDS. 2stündlich 1 Kinderlöffel. (Für ein Kind von 2 Jahren; bei entzündlichem Fieber) Hufeland.

454.

℞ *Semin. Cinae* ʒij.
Fol. Senn. ʒβ.
Inf. *Aq. fervid.* q. s. Colatur. ℥iij., adde
Ol. amygdal. dulc. ℥β.
Mucil. Gumm. arabic. q. s. ut f. Emuls., cui adde
Nitr. pur. ʒj.
Syr. emulsiv. ℥j.
MDS. 2stündlich 1 Efslöffel. (Für ein Kind von 5-6 Jahren; bei Wurmfieber.)
Hufeland.

455.

℞ *Ol. amygdal. dulc.*
Ol. Hyoscyam. āā ℥j.
MDS. Aufzustreichen. (Bei *Induratio Mammae* Neugeborner, wenn starke Schmerzen vorhanden sind.)

Oleum Cajeputi. Cajeputöl. Wichmann empfahl das *Oleum Cajeputi* zum inneren Gebrauche als Surrogat des Moschus bei Asthma Millari, allein es steht diesem an Wirksamkeit bei weitem nach und pafst auch eigentlich wegen seiner sehr erhitzenden, aufregenden Wirkung nicht recht für das kindliche Alter. Aus gleichem Grunde möchte auch seine innere Anwendung gegen Würmer, wogegen es Rudolphi empfohlen, zu vermeiden sein.

Aeufserlich soll es zu einem Tropfen auf Leinwand getröpfelt und in die Herzgrube gelegt, bei Krämpfen der Kinder gute Dienste leisten. (Acrel.) Auch seine anthelminthische Kraft läfst sich auf diesem Wege und ohne die oben erwähnten Nachtheile benutzen; man kann es zu diesem Zwekke in die Nabelgegend einreiben oder auf Baumwolle getröpfelt auf den Leib appliziren.

456.

℞ *Ol. Cajeput.* gutt. vj.
Sacchar. alb. q. s.
Aq. Foenicul. ℥ij.
Tinct. Castorei ℈j.
Syr. cort. aur. ℥β.
MDS. 2stündlich 1 Theelöffel.
(Bei Asthma Millari.)

457.

℞ *Ol. Nucist.* ℥β.
— *Hyoscyam. coct.* ʒvj.
leni calore liquat. admisce
Ol. animal. aether.
— *Cajeput.* āā ʒβ.
M. f. liniment. d. in olla alb.
S. In den Leib einzureiben.
Voigt.

Oleum Camphoratum. Kampherhaltiges Oel. Kann bei Kindern zweckmäfsig statt des Linimentum volatile Camphoratum als Einreibung benutzt werden. Das letztere reizt die Haut zu sehr und kann wegen des penetranten Geruchs leicht nachtheilig werden.

Oleum Carvi. Kümmelöl. Innerlich bei hohen Graden von Schluchsen, Magenkrämpfen, Koliken etc. zu ½-1 Tropfen als Zusatz zu absorbirenden, krampfstillenden Pulvern, oder auch in Kamillenthee.

Aeufserlich: Als Zusatz zu antispasmodischen, karminativen Einreibungen auf Magen und Unterleib.

458.

℞ *Magnes. carbonic.* ʒj.
Rad. Rhei.
Rad. Irid. florent. āā ℈j.
Ol. Carvi gutt. iij.
M. f. Pulv.

S. 3-4 Mal täglich eine Messerspitze. (Für Säuglinge bei Krampf.)

459.

℞ *Ol. Carvi.*
— *Menth. Pider.* āā ℈ij.
Ol. Olivar. ℥j.
Laud. liquid. Sydenh. ℈j.-ʒβ.
MDS. In den Magen einzureiben. Henke.

Oleum Chamomillae simplex. Kamillenöl. Wird in kleinen Gaben von $\frac{1}{24}$-$\frac{1}{12}$ Tropfen von Löbenstein-Löbel bei kleinen Kindern gegen Keuchhusten im 2ten Stadium empfohlen.

460.

℞ *Ol. Chamomill.* gutt. j.-ij.
Gumm. arabic. q. s.
Aq. flor. aurant. ℥ij.
Syr. flor. aur. ℥β.
MDS. 2stündlich 1 Theelöffel.

Oleum Crotonis. Krotonöl. Kann in verzweifelten Fällen bei Kindern, denen auf anderem Wege keine Arznei beizubringen ist, zur Bethätigung der Darmexcretion als Einreibung auf den Unterleib benutzt werden. Man nimmt zu diesem Zwekke 2 Tropfen *Ol. Crotonis* auf ℥j. *Ol. Nucum Juglandis* und reibt diese Mischung ein. Darnach entstehende Pusteln und erysipelatöse Entzündung verbieten den ferneren Gebrauch.

Oleum Lini. Leinöl. Wird vorzugsweise gern als Zusatz zu Klystiren benutzt, etwa 1-2 Efslöffel Oel mit 1 Theelöffel Salz oder ein Paar Theelöffeln Honig auf 2 Tassen Wasser, Kamillenthee etc., s. den Artikel Klystir.

Oleum Morrhuae s. Jecinoris Aselli. Berger Leberthran. Der Berger Leberthran (von Gadus Morrhua und Molva) ward zuerst von Schenk und Osberghaus gegen Rhachitis, skrophulöse Knochenleiden, Coxarthrocace empfohlen und zahlreiche Erfahrungen späterer Aerzte bestätigen den Nutzen des Mittels gegen die genannten Affektionen. Gumpert (Hufeland's Journal 1828) und Günther (Jahrbücher der medizinischen Gesellschaft zu Würzburg von Friedrich 1828) machten mit grofsem Erfolge Gebrauch von dem Leberthran. Ein 4jähriger Knabe, der schon ganz abgezehrt war, hektisches Fieber und stark eiternde, übelriechende Geschwüre im Nakken und an den Extremitäten hatte, nahm täglich 2 Theelöffel davon und wurde in 3 Monaten dadurch völlig hergestellt. Heineken sagt, er habe in der letzten Zeit kein anderes Mittel nöthig gehabt; er fand es vorzüglich bei schlechter Ernährung und Abmagerung sehr heilsam, doch, setzt er hinzu, müsse der Gebrauch anhaltend und die Diät sorgfältig sein. Knod von Helmenstreit (Hufel. Journal 1832) fand es bei Coxalgie noch hilfreich, wo Fontanell und Glüheisen in Stich gelassen hatten; er gab einem 2jährigen Kinde 2 Mal täglich ½ Efslöffel davon. Eben so günstig sprechen sich Heyfelder und Schmidt (Rust's Magazin Bd. 35.) darüber aus. Schmidt behandelte 21 rhachitische Kinder damit und behauptet, das Mittel wirke auflösend, befördere gelind den Stuhlgang, beseitige Anschoppungen der Milz und Leber und löse die Stokkungen der Lymphgefäfse; dabei soll es den schwachen Magen verbessern und den Appetit mehren. Er gab es rein.

Dosis und Darreichungsform. Man giebt den Leberthran Kindern von 2 Jahren 2 Mal täglich 1 Theelöffel, 3-6jährigen ½ Efslöffel eben so oft und ältern 1 Efslöffel 2 Mal täglich. Zur Milderung des sehr widerlichen Geschmakkes kann man das Mittel in Syrup geben und nach dem Einnehmen den Mund mit etwas Pfeffermünzwasser ausspülen, auch eine Tasse schwarzen Kaffees nachtrinken lassen. Der braune Thran hat sich bei der Anwendung wirksamer als der hellgelbe gezeigt und empfiehlt sich, vermöge seiner eigenthümlichen Ranzigkeit, als ein kräftiges Reizmittel für das Nerven- und Gefäfssystem, welches zugleich den überwiegenden Vegetationsprozefs beschränkt.

461.

℞ *Ol. Jecinor. Asell.* ℥j.
Liq. Kali carbonic. ʒij.
Ol. Calam. aromat. gutt. iij.
Syr. Cort. aurant. ℥j.
MDS. Morgens und Abends 1-2 Theelöffel voll.

Oleum Nucistae. Oleum Nucis moschatae. Muskatöl. Beliebte Einreibung auf Magen und Unterleib bei Dyspepsie, Durchfällen, Krämpfen etc. der Kinder. Man kann dazu zweckmäfsig den *Balsamus Nucistae* der *Ph. Borussica* verordnen, der andere magistrale Formeln entbehrlich macht. Verbindungen mit *Ol. Cajeputi, Mixtura oleos. balsamica*, s. dort.

462.
℞ *Ol. Nucist.* ʒiβ.
— *Hyoscyam. coct.* ℥j.
leni calor. liquat. admisce
Ol. Rorismarin. ʒj.
S. Theelöffelweise zum Einreiben in den Unterleib.
Vogt.

Oleum Olivarum. Baumöl. Für den innerlichen Gebrauch wird man wohl meistens dem angenehmeren *Oleum Amygdalarum* den Vorzug geben; äufserlich aber macht ein reines Olivenöl jedes andere fette Oel entbehrlich. Man benutzt es

1) zu Einreibungen, um Spannung der Haut, Krampf derselben zu heben; es bringt reichliche Ausdünstung ohne profusen Schweifs hervor. Dähne empfahl Einreibungen von Oel als Vorbauungs- und Heilmittel des Scharlachfiebers; es wird hier theils prophylaktisch als Schutz gegen die atmosphärischen Einflüsse, theils therapeutisch durch Erregung eines starken Schweifses nützlich. Wendt räth bei habitueller Obstruktion kleiner Kinder, die er durch öftere Wiederholung abführender Mittel nicht bekämpft wissen will, zu angemessener Diät und Einreibungen von erwärmtem Olivenöl in den Unterleib, 2-3 Mal täglich;

2) zu Klystiren; es ist der gewöhnlichste Zusatz zu ausleerenden Klystiren und pafst besonders dann, wenn sich vieler harter Unrath angehäuft hat oder die Gedärme sich in einem gereizten Zustande befinden. In Wurmfiebern, bei durch Würmer erzeugten Krämpfen, Koliken, wirken Klystire mit vielem Oele sehr heilsam; sie vermindern hier die Reizung und das Ansaugen der Würmer, befördern auch die Wirkung anderer gereichten Anthelminthica. Man nimmt 1-2 Efslöffel oder mehr Oel zu einem Klystir.

3) Das Oel leistet in chronischen Hautausschlägen durch seine erweichende Kraft, Minderung der grofsen Empfindlichkeit der Haut, Abhalten der äufseren Einflüsse oft grofsen Nutzen. Erregen sie heftiges Brennen oder wünscht man trokkene Grindborken zu erweichen, so pafst es vorzugsweise.

Oleum Ricini. Rizinusöl, Kastoröl. Das Rizinusöl laxirt gelinde, ohne Schmerzen uud Unbequemlichkeiten im Darmkanale zu erregen und wird daher in Fällen, wo es nur auf Entleerung des Darmkanals ankömmt und mit dieser keine weitere Nebenwirkung verbunden werden soll, am passendsten in Anwendung kommen. Zugleich besitzt es einhüllende schmerzlindernde Kräfte und wird daher bei gereiztem Zustande der Darmschleimhaut, bei allen schmerzhaften Unterleibskrankheiten der Kinder, bei Reissen und Krämpfen von Säure, Koliken vom Zahnen, um das Kindspech auszuleeren, üherhaupt bei allen Uebeln derselben, die aus scharfen Unreinigkeiten im Darmkanale entspringen, mit Nutzen in Gebrauch gezogen. Bei Wurmkuren ist es das gebräuchlichste Abführmittel.

Dosis und Darreichungsform. Innerlich: Am besten giebt man das Rizinusöl wohl pur, Neugebornen zu einem Theelöffel ein- oder ein Paarmal hintereinander, gröfseren Kindern Thee- und Kinderlöffelweise 2 - 3 stündlich. Den ekelhaften Geschmack wird man am besten und einfachsten corrigiren, wenn man es bei gröfseren Kindern, (bei kleineren, die sich der äufseren Eindrükke noch nicht bewufst sind, fällt diese Rücksicht wohl weg) in etwas Mandelmilch (auch wohl Fleischbrühe) nehmen läfst. Mit gleichen bis doppelten Theilen Rhabarbersyrup soll es gleichfalls besonders gut zu nehmen sein und zugleich am besten seine Wirkung äufsern.

Aeufserlich empfiehlt Fischer (die Skropheln. Prag 1832) eine Einreibung von *Ol. Ricini* mit *Tinct. Colocynthidis* in den Unterleib bei skrophulösen Kindern mit angeschwollenen meseraischen Drüsen.

463.

℞ *Ol. Ricin.* ℥ß.
Syr. Cichorei ℥ß.
Vitell. Ov. j.

Tinct. Rhei aquos. ℥ij.
MDS. Stündlich 1-2 Theelöffel. (Für kleine Kinder.)
Jahn.

464.

℞ *Ol. Ricin.* ℥iij.-℥vj.
Gumm. Mimos. q. s.
Aq. Foenicul. ℥ij.
Syr. Mannat. ℥j.
M. f. l. a. mixtura.
S. Kinderlöffelweise bis zur Wirkung. (Als Abführung für Kinder.)
Berends.

465.

℞ *Ol. Ricin.* ℥j.
Tinct. Colocynthid. ℥β.
MDS. So viel als die hohle Hand zu fassen vermag, lauwarm des Tages 4 Mal in den Unterleib einzureiben.
Fischer.

Oleum Rorismarini s. Anthos. **Rosmarinöl.** Mende empfiehlt bei Scheintod der Neugebornen, dieselben sammt der Nabelschnur in ein warmes Bad von 28-29 Grad Reaumur zu legen, in das man 6 Tropfen *Ol. Rorismarini* getröpfelt hat.

Oleum Terebinthinae. **Terpenthinöl.** Wird von Gibbons gegen *Tinea capitis* empfohlen; er läfst den Kopf kahl scheeren, jeden Tag früh mit Seifenwasser abwaschen, abtrocknen und dann 5-10 Minuten lang die folgende Mischung einreiben.

466.

℞ *Ol. Terebinth.* ℥j.
Ol. Olivar. ℥ij.
MDS. Zum Einreiben.

Oleum Tanaceti. **Rainfarrnöl.** Aeufserlich als Zusatz zu anthelminthischen Einreibungen, etws ℈j.-ʒβ. auf ℥j.-ij. Fett, s. *Fel tauri.*

467.

℞ *Extr. nuc. jugland.*
Fell. tauri āā ℈iv.
Adipis suill. ℥j.
leni calore mixtis et refriger.
adde
Ol. Tanacet. gr. xv.
M. f. Ungt.
S. In den Unterleib einzureiben.
Dörffurt.

Opium, Meconium et Opii praeparata. **Opium, Mohnsaft.** Die Frage über die Zulässigkeit der inneren Anwendung des Opiums bei Kindern und die genaue Bestimmung der Fälle, in denen dies Mittel indizirt ist, gehört unstreitig mit zu den wichtigsten Gegenständen der Heilmittellehre für Krankheiten des kindlichen Alters. Während viele sehr erfahrene Praktiker sich gradezu gegen jeden Gebrauch des Opiums bei ganz jungen Kindern erklären, und keinen Zustand als Indikation für dessen Anwendung auch in der kleinsten Gabe gelten lassen wollen, sieht man wieder andere, nicht weniger mit den Krankheiten des kindlichen Organismus vertraute Aerzte, (ich erinnere nur an Gölis) die es bei den verschiedenartigsten Leiden und in jedem Alter dreist und ohne Gefahr zu fürchten in Gebrauch ziehen. Wenn nun diese letzteren Erfahrungen auch die Anwendung des Opium's in geeigneten Fällen und unter Beobachtung der höchsten Vorsicht rechtfertigen und es überdies auch sehr zu bedauern wäre, ein so kräftiges Mittel wie es unstreitig das Opium ist, im Heilapparate für Kinder ganz zu entbehren, so müssen doch andererseits die Erfahrungen der Gegner des Opium's uns zur gröfsten Behutsamkeit beim Gebrauch dieses heroischen Mittels auffordern und uns veranlassen, nur in den dringendsten Fällen zu dieser so kräftigen, aber nur zu gefährlichen Waffe bei Bekämpfung der Krankheit zu greifen, ja uns derselben bei ganz jungen, zarten Kindern und bei grade vor sich gehenden Evolutionsprozessen durchaus zu enthalten. Ich erwähne hier nur, unter vielen, des von Wendt angeführten Falles, wo der Gebrauch einer Mixtur von ℥ij., in der 7 Tropfen *Tinct. Opii crocata* enthalten waren, einem 7wöchentlichen Kinde den Tod durch Betäubung zugezogen hat, eine Erfahrung, die wahrlich nicht geeignet ist, zum Gebrauche des Opium's in einem so frühen Alter einzuladen. Wird auch nicht in allen Fällen unvorsichtiger und zu dreister Anwendung des Opium's der Ausgang ein tödtlicher sein, so kann doch durch dasselbe das noch so schwache Sensorium der Kinder leicht auf eine unheilbare Weise verletzt werden. Die pharmakodynamische Eigenthümlichkeit des Opium's mufs hier als bekannt vorausgesetzt werden; es stehe hier nur die Bemerkung dafs, nach dem Ausspruche aller Erfahrenen, die Krankheiten, die zu seinem Gebrauche auffordern, den Karakter der Asthenie und zwar der nervösen Asthenie gemeinsam haben müssen. Schon dieser Umstand allein reicht hin, die Anwendung des Opium's in der Kinderwelt sehr zu beschränken, da, wie Wendt so treffend bemerkt, es immer sehr gewagt ist, bei Kindern eine asthenische Diathesis wittern zu wollen. Kinder tragen ein reges Leben in sich und haben daher bei schnell eintretenden, mit bedeutenden Erscheinungen einhergehenden Krankheitsformen die Vermuthung einer entzündlichen Diathesis für sich. — Man hat das Opium in folgenden Krankheitsformen des kindlichen Alters empfohlen:

1) Bei nervösen Exanthemen, besonders den Pokken, wenn diese im Stadium der Eiterung flach und niedrig in der Haut liegen, sich nicht heben wollen, grau, mifsfarbig, blau werden oder sich mit mifsfarbiger Lymphe füllen, in Brand übergehen und Unheil bringende Zufälle aus dem gesunkenen Zustande des Gefäfssystems und der kranken Haut entspringen. Hier ist die thätige Anwendung der flüchtigen Reizmittel und vor Allem des Opium's dringend indizirt und die berühmtesten Aerzte der älteren und neueren Zeit sind seine eifrigen Empfehler und Lobredner.

2) Bei Durchfällen. Nach Hufeland ist das Opium nicht zu entbehren bei langwierigen schwächenden Durchfällen, die nichts als wässrige, schleimige, farb- und geruchlose Stoffe ausleeren und gewöhnlich Folge einer schlechten, unordentlichen Diät, des plötzlichen Entwöhnens in den ersten Monaten oder auch eines anhaltenden Zahnreizes sind. Ein solcher Durchfall beraubt am Ende die Kinder aller Ruhe, Wärme, Kräfte und Säfte und die Gedärme alles natürlichen Schleimes, versetzt den Darmkanal zuletzt in den höchsten Grad kränklicher Reizbarkeit und kann durch Auszehrung oder auch durch Konvulsionen und Brand tödtlich werden. Hufeland erwähnt eines Falles, wo dieser beständige Abgang bei einem vierteljährigen Kinde schon 4 Wochen fortgedauert hatte und die besten besänftigenden, einwikkelnden, anhaltenden und tonischen Mittel umsonst gebraucht worden waren, bis man zuletzt Opium, sowohl äufserlich auf den Leib, in Verbindung aromatischer Umschläge und in Klystiren, als auch innerlich täglich 3-4 Tropfen Laudanum mit

Salepschleim anwendete, wodurch denn bald Hilfe erfolgte und das Kind sich völlig erholte. Zu bemerken ist noch, das in diesem Falle Kinder weit mehr vom Opium ohne Schaden vertragen, als aufserdem. Bei bedeutendem, die Kräfte schnell zerstörendem Durchfall, wie er oft im bösartigen Scharlach beobachtet wird, empfiehlt Wendt gleichfalls den vorsichtigen Gebrauch des Opiums, aber auch nur dann, wenn die Kinder schon über die 2 ersten Jahre hinaus sind.

3) Bei der Ruhr. Kein Mittel mindert den Stuhlzwang und Schmerz im Mastdarme palliativ schneller als ein Klystir von einem *Infus. Lini* mit einigen Tropfen Laudanum (Tourtual). Zuweilen ist in diesem Falle der *Sphincter ani* so krampfhaft verschlossen, dafs die Anwendung des Klystirs schwierig wird. Ein erweichendes Dampfbad, warme ölige Einreibungen um den After und eine geübte Hand erleichtern alsdann sehr diese Operation.

4) Bei Wechselfiebern. Hufeland giebt hier das Opium in Fällen, wo das Wechselfieber sehr hartnäkkig, die Ursache mehr nervigt ist, oder das Fieber, nach gehobener Ursache, noch als Nervenkrankheit fortdauert. In solchen Fällen, wo China und Salmiak nicht helfen, gelang ihm bei 3-5jährigen Kindern oft noch die Kur durch mäfsige Gaben Doversches Pulver 8 Gr. kurz vor dem Anfalle gereicht.

5) Beim Keuchhusten. Hier ist besonders Henke sein eifriger Lobredner. Das Opium leistete ihm in dieser, oft allen Mitteln widerstehenden Krankheit die herrlichsten Dienste und soll selbst bei den zartesten Kindern keine nachtheilige Folgen hervorbringen. Dazu gehört aber, dafs man den Mohnsaft in öfter wiederholten, aber sehr kleinen, dem Alter und der inviduellen Erregbarkeit (deren genaue Bestimmung und Würdigung aber oft so schwer ist!) angemessenen Gaben darreiche und den Gebrauch desselben vermindere, wenn die Heftigkeit des Hustens überwunden ist, wo dann die tonischen Mittel angezeigt seien. Allein bedenkt man, das nach allen Erfahrungen kein Mittel im Stande ist, den Verlauf dieser Krankheitsform bedeutend abzukürzen, dafs der Ausspruch Sydenham's, Werlhoff's und Hufeland's, der Keuchhusten lasse sich unter 4 Wochen nicht heilen, noch immer seine volle Gültigkeit hat und dafs die Kunst ihre

Aufgabe nach Möglichkeit gelöfst hat, wenn es ihr gelingt, schnell oder langsam tödtende Folgekrankheiten zu verhüten, so möchte es gerathen sein, der blofsen, so sehr problematischen Abkürzung wegen, das Opium im Keuchhusten, namentlich bei sehr zarten Kindern, nicht anzuwenden, oder doch wenigstens seinen Gebrauch nur auf die Fälle zu beschränken, wo dringende, sich für die Anwendung des Opiums eignende Zufälle zum Versuch der Heilung oder Abkürzung auffordern. Es möchten dahin die Fälle gehören, wo der Husten einen so hohen Grad von Heftigkeit erreicht hat, dafs es dringend nöthig wird, wenn auch nur auf einige Zeit den Reiz zu stillen und dem Kinde eine ruhige Nacht und etwas Erholung zu verschaffen.

6) Bei Krämpfen. Diese im kindlichen Alter so häufigen, die verschiedenartigsten Krankheitsformen begleitenden Zufälle sind es grade, die nur in sehr seltenen Fällen und unter scharf bezeichneten Umständen im Mohnsaft ein Heilmittel anerkennen und nie sollte man demselben eine allgemeine beruhigende, krampfstillende Wirkung bei Kindern beimessen. Der hochverdiente Wendt hat daher gewifs Recht, wenn er mit eindringlichem Worte dem beginnenden Arzte einprägt, in solchen Fällen alle Opiumpräparate vom Diacodionsyrup an bis zur *Requies magna Nicolai* bei Kindern zu vermeiden.

Die regelwidrige und willkührlose, durch Verstimmung des Nerven- oder Gefäfssystems herbeigeführte Kontraktion der Muskeln, die man Krampf nennt, kann auf zweierlei Weise entstehen: 1) durch Druck auf die Hirnsubstanz von überfüllten Gefäfsen oder selbst von ausgetretenen Flüssigkeiten und 2) durch unmittelbare Erschöpfung der Zentralorgane des Nervensystems, wodurch den peripherischen Gebilden ein unverhältnifsmäfsiges Uebergewicht ertheilt wird. Berücksichtigt man nun, dafs grade das erste Entstehungsmoment für Krämpfe, die Ueberfüllung des Gehirns mit Blut und der daraus resultirende Druck, bei Kindern das häufigere ist, dafs hier, wo die Formation des Kopfes eine so bedeutende Rolle spielt und ein so starker Andrang der Säfte nach demselben sich kund giebt, bei allen bedeutenden Krampfformen jene Ursache mit grofser Wahrscheinlichkeit supponirt werden mufs, so wird man auch leicht die grofse Gefahr erkennen die aus der Anwendung der so genannten Antispasmodica, besonders aber des Opium's, das die Congestion nach dem Kopfe so bedeutend steigert, Verstopfung macht etc., in dergleichen Fällen nothwendig resultiren mufs. Dazu kömmt noch, dafs aufser den eben berührten Causalmomenten, noch so häufig Krämpfe bei Kindern konsensuell und ganz besonders aus Störungen im Magen und Darmkanal, Indigestionen etc. entstehen, Fälle, für welche das Opium auch natürlich nicht pafst und für die ein Abführmittel, ein Brechmittel, ein Klystir oft das beste Antispasmodicum wird.

Es wird daher der Gebrauch des Opium's als eines Antispasmodicum's nur auf die gewifs seltenen Fälle zu beschränken sein, wo bei gröfseren Kindern der Krampf lediglich aus einem blofsen *Erethismus nervorum*, aus einer unmittelbaren Erschöpfung der Zentralorgane des Nervensystems resultirt, wo lang dauernde Schmerzen, grofse Unruhe eine auch nur momentane Milderung und Beruhigung der Zufälle wünschenswerth machen, und endlich, wo das so tief gesunkene Leben des Nerven- und Gefäfssystems, das oft von Krämpfen begleitet wird, bei den oben angegebenen bösartigen Formen von Exanthemen, hartnäkkigen Wechselfiebern etc. seine Anwendung erfordert.

7) Bei Cholera der Kinder, anhaltendem heftigen Erbrechen etc. Krankheitsformen, denen sehr oft entzündliche Zustände im Magen und Darmkanale zum Grunde liegen, wonach man also zunächst zu forschen haben wird, ehe man zum Opium greift, das bei stürmischen Zufällen allerdings dann zu versuchen ist.

8) Bei der Magenerweichung kleiner Kinder hat es Cruveilhier innerlich und in Klystiren (s. *Extract. Opii*) empfohlen; es scheint aber hier nichts besonderes zu leisten.

Dosis und Darreichungsform. Innerlich: Wo man das Opium bei kleinen Kindern (Wendt, Jahn und andere wollen es in den ersten 2 Jahren gar nicht gegeben wissen) anwenden zu müssen glaubt, da beginne man mit sehr kleinen Gaben. Meistens bedient man sich der Opiumtincturen, *Tinctura Opii simplex* und *Tinctura Opii crocata*, *Laudanum liquidum Sydenhami* von denen beide in einer Drachme 6 Gr. Opium enthalten. (*Tinct. Opii s.* ʒj. = 92 Tropfen, *Tinct. Opii crocat.* ʒj. = 75 Tropfen). Man gebe Kindern unter 1 Jahre ¼ Tropfen pro dos. und etwa 2-3 Tropfen auf den Tag, Kindern von 2-6 Jahren 1-3 gutt. 2stündlich, bei hoher Gefahr auch wohl in kürzeren Zwischenräumen. (Henke.) Zur genauen Bestimmung der Gabe möchte es am zweckmäfsigsten sein, die Tinctur mit Zukker vermischt als Pulver zu geben; s. unten. Will man sie flüssigen Formen zusetzen, so berechne man doch ja, wie viel Thee- und Kinderlöffel die Gesammtquantität, die man verschrieben, ausmache, um so jedem möglichen Irthum zu entgehen. Ein Saft von ℥j. Wasser und ʒvj. Syrup wird ungefähr 12 Theelöffel geben, wonach man also den Zusatz von Opium zu bestimmen hat. Bezüglich der übrigen Präparate des Opium's ist hier zunächst des offizinellen *Pulvis Doveri* zu erwähnen. Es besteht dieses Pulver bekanntlich aus gleichen Theilen Opium und *Rad. Ipecacuanhae* mit 16 Theilen *Kali sulphuricum* (18 Gr. = 1 Gr. Opium). Zweckmäfsiger aber dürfte es sein, diese Mischung, da wo sie angezeigt ist, magistral zu verordnen, um so die Gabe und die einzelnen Ingredienzien der jedesmaligen Individualität des Falles anzupassen. Von der *Massa pilularum de Cynoglosso* (keine Pillenmasse, sondern ein Pulver, von dem 7 Gr. ungefähr 1 Gr. Opium enthalten) kann man älteren Kindern zu 1 Gr. pro dos. geben. (Tourtual.)

Aeufserlich kann das Opium mit gröfserer Sicherheit in Anwendung gebracht werden, da hier seine erhitzenden, obstruirenden Wirkungen weniger zu fürchten sind. Man bedient sich seiner zu Einreibungen (s. *Ol. Nucistae*, *Ol. Carvi*) zu Pflastern (auf die Fufssohlen gelegt: Hufeland, s. unten) zu Klystiren etwa 1-4 Tropfen Laudanum für Kinder von 1-3 Jahren (vorsichtig, da eine starke Gabe hier eben so heftig wirkt, als wäre sie dem Magen einverleibt worden) zu Augenwassern (gewöhnlich im Anfange mit 3 Theilen Wasser verdünnt, später auch wohl pur, einige Tropfen ins Auge gebracht, bei allen Entzündungen mit dem Karakter der Schwäche, grofser Empfindlichkeit, Lichtscheu und excessiver Sekretion der Meibomschen Drüsen).

468.

℞ *Decoct. Althaeae* ℥ij.
Tinct. cort. aur. gutt. vj.
Laud. liquid. Sydenh. gutt. ij.
Syr. flor. aur. ʒij.

MDS. Stündlich 1 Theelöffel. (Bei Cholera der Kinder.)
Gölis.

469.

℞ *Decoct. Althaeae* ℥iv.
Laud. liquid. Sydenh. gutt. ij.
Oxymell. Squill. ʒij.
MDS. Theelöffelweise. (Bei einfachem Husten.)
Gölis.

470.

℞ *Decoct. Salep.* ℥ij.
Laud. liquid. Sydenh. gutt. ij.
MDS. 1-2stündlich 1 Theelöffel. (Bei Diarrhöe eines 1-2jährigen Kindes.)
Gölis.

471.

℞ *Sacchar. alb.* ℈viij.
Tinct. thebaic. s. gutt. ij.-iv.
M. f. Pulv. divid. in part. aequal. No. viij.
S. 1-2stündlich 1 Pulver. (Für Kinder unter 1 Jahre bis zu 2 Jahren.)

472.

℞ *Aq. Foenicul.* ℥j.
Tinct. Opii s. gutt. vj.-viij.
Syr. Cinnam. ʒvj.
MDS. Stündlich 1 Theelöffel voll. (Für Kinder von 1-3 Jahren.)
Henke.

473.

℞ *Aq. Foenicul.* ℥j.
Tinct. Opii s. gutt. xv.-xx.
Liq. anodyn. Hoffmann. ʒß.
Syr. cort. aurant. ʒvj.
MDS. In 2 Tagen zu verbrauchen. (Für Kinder von 4-10 Jahren.)
Henke.

474.

℞ *Aq. Meliss.* ℥iij.
— Chamomill.
Syr. flor. aur. āā ℥j.
Tinct. Opii crocat. ℈ß.
MDS. 2stündlich 1 Efslöffel. (Für ein Kind von 8 Jahren.)
Wendt.

475.

℞ *Aq. Meliss.* ℥iij.
Tinct. Opii croc. gutt. viij.-xij.
Mucil. Mimos.
Syr. cort. aur. āā ℥ß.
MDS. 2stündlich 1 Efslöffel. (Bei nervösem Scharlach mit Diarrhöe.)
Wendt.

476.

℞ *Ungt. nervin.* ℥ß.
Camphor. ʒß.
Laud. liquid. Sydenh. ℈j.
MDS. Zum Einreiben. (Bei Cholera der Kinder.)
Gölis.

477.

℞ *Emplast. de Galban. croc.*
Camphor.
Opii pur. āā ℈ß.
MDS. Auf die Fufssohlen zu legen.
Hufeland.

Ova gallinacea. **Hühnereier.** Man gebraucht von ihnen das Eigelb, *Vitellum Ovi.* Jörg empfiehlt als Surrogat der Milch bei Kindern, die ohne Mutter- und Ammenbrust aufgezogen werden, ein Eidotter mit 1 ℔. lauwarmen Wassers zu quirlen und dies mit feinem gestofsenen Zukker versüfst den Kindern zu geben. Hufeland rühmt seinen *Potus antatrophicus Ph. Paup.* als ein höchst nützliches Mittel bei *Atrophia mesenterica infantum.* Man mischt nach Verschiedenheit des Alters ½ oder ganzes Eidotter mit einer gewöhnlichen Weinflasche voll Wasser (2 ℔.), schüttelt es so lange bis es eine milchige Flüssigkeit wird, setzt dann eine Messerspitze voll Salz hinzu und läfst dies das Kind als gewöhnliches Getränk gebrauchen.

Oxymel Squillae. **Meerzwiebelsauerhonig.** Das *Oxymel Squillae* wird, für sich allein gegeben, als Emeticum nur für ganz kleine Kinder benutzt. Als kräftig incidirender Zusatz und Unterstützungsmittel dient es da, wo man die Expectoration befördern, die Diurese bethätigen, anthelminthisch etc. wirken will; auch ist es der gewöhnlichste Zusatz zu Brechmitteln. Ueberhaupt scheint für kleinere Kinder diese Darreichungsform der Squilla am passendsten. Mit *Vinum antimonii* zu gleichen Theilen empfahl es Wildberg als Prophylacticum gegen Masern; man giebt Kindern von 1 Jahre Morgens und Abends 10 Tropfen und mit jedem Jahre 5 Tropfen mehr von dieser Mischung.

Dosis und Darreichungsform. Wo man die brechenerregende Wirkung haben will, da giebt man das *Oxymel Squillae* bei Neugebornen alle 20 Minuten zu 1 Theelöffel, bei etwas älteren Kindern alle 10 Minuten zu 1 Thee-Desertlöffel; zweckmäfsig setzt man auch wohl noch etwas *Vinum antimonii* hinzu; s. dieses. Als Zusatz wird es etwa zu ʒij.-℥β. zu Mixturen von ℥ij.-iv. gesetzt, s. die Verbindung mit *Manna, Liq. Ammon. acetici, Rad. Senegae* etc.

Oxymel simplex. **Sauerhonig.** (1 Theil Essig und 2 Theile *Mel despumatum*). Wird als Zusatz zu kühlenden und abführenden Mixturen, Drachmen- und Unzenweise benutzt, giebt auch mit Wasser, Haferschleim etc. vermischt (etwa ein Paar Unzen auf 1 Quart Wasser) ein angemessenes Getränk bei entzündlichen Fiebern, Exanthemen, pafst jedoch nicht bei Neigung zum Durchfall oder wo Calomel gereicht wird.

Aeufserlich als Zusatz zu Mund- und Gurgelwassern, Pinselsäften, Klystiren (1-3 Efslöffel zu einem Klystir). Zweckmäfsiger läfst man wohl zu diesem Zwekke die Mischung im Hause bereiten, wo man dann mit der Quantität der Bestandtheile variiren kann, mehr Essig z. B. nimmt etc.

Petroleum. Oleum Petrae. **Steinöl.** Das Steinöl wird als Einreibung auf den Unterleib gegen Würmer und die dadurch erregten Zufälle benutzt. Rosenstein bediente sich seiner als Einreibung mit gequetschtem Knoblauch, wenn die Würmer heftige Schmerzen verursachten und durchbohren wollten. Zweckmäfsig kann man damit noch ein ätherisches, anthelminthische Kräfte besitzendes Oel verbinden; man reibe jedoch nicht zu viel und zu stark ein, da das Petroleum zu stark reizt, leicht Entzündung, selbst Blasen erregt.

478.

℞ *Ungt. Althaeae* ℥ij.
Ol. Petrae ʒij.
Ol. Absynth. aether. ʒß.
MDS. In die Nabelgegend einzureiben. (Bei Würmern.)
Dornblüth.

479.

℞ *Petrolei* ʒij.
Ungt. Digital.
Sap. Venet. āā ʒiij.
Camphor. ʒj.
Ammon. carb. pyro-oleos. ʒß.
MDS. Zum Einreiben. (Bei skrophulösen Verhärtungen.)
Knothe.

Phosphorus. **Phosphor.** Nur in höchst seltenen Fällen möchte sich wohl in den Krankheiten des kindlichen Alters eine Indikation zum Gebrauche dieses so heftigen, unter allen flüchtigen Mitteln am meisten reizenden Mittels auffinden lassen. Zu versuchen wäre es da noch, wo alles verloren zu sein scheint, wo das Bewustsein erloschen, der Kranke in der tiefsten Betäubung todtenähnlich sich befindet wo die Pulse kaum fühlbar, das Athemholen röchelnd, die Extremitäten kalt sind, mit einem Worte, bei den höchsten Graden typhöser Fieber, Exantheme etc. (Wendt). Wendt rühmt hier vorzüglich seine Verbindung mit *Ol. animale aethereum*, bemerkt aber, dafs dies Mittel eben so wenig als Opium ganz kleinen Kindern gereicht werden dürfe.

Dosis und Darreichungsform. Innerlich: Die Gabe erfordert natürlich die gröfste Vorsicht; man beginne mit $\frac{1}{10}$-$\frac{1}{20}$ Gr. und steige nur behutsam. Nie gebe man den Phosphor in festen oder festweichen Arzneiformen, sondern immer nur aufgelöst in Aether, ätherischen oder fetten Oelen, die Einzelgaben in einem schleimigen Vehikel.

Aeufserlich dient eine Auflösung des Phosphors in Aether, ätherischen und fetten Oelen als Einreibung bei Lähmungen, Kontrakturen etc. Löbenstein-Löbel empfiehlt eine solche Einreibung namentlich gegen den Keuchhusten. Er heilte in 3 Fällen veraltete Keuchhusten, gegen welche die kräftigsten inneren und äufseren Mittel nichts gefruchtet, durch Einreibung der unten näher angegebenen Mischung auf Brust, Magen und Rückgrath; am 3-4ten Tage zeigte sich an den eingeriebenen Stellen ein petechienähnlicher Ausschlag.

480.

℞ *Ol. animal. aether.* ʒj.
Phosphor. gr. ij.
Misc. solvend. d. in vitro epist. vitreo munit.
S. Stündlich 2-3 Tropfen mit etwas Wasser zu geben.
Wendt.

481.

℞ *Phosphor.* gr. iij.
Camphor. gr. xij.
Ol. Carv. aether. ʒiij.
MDS. 3 Mal täglich einzureiben. Löbenstein.

Plumbum aceticum depuratum. Saccharum Saturni. **Gereinigter Bleizukker.** Das essigsaure Blei besitzt die eigenthümliche Eigenschaft des Bleies in hohen Graden und ist unter allen das kräftigste Präparat. Es pafst als stark zusammenziehendes, die Reizbarkeit der Faser beschwichtigendes, die lebendige Thätigkeit beschränkendes Mittel und ist da, wo sich eine überwiegende Expansion und Auflokkerung, die sich durch Verflüssigung, reichliche Absonderung etc. ausspricht, kund giebt, indizirt. Namentlich ist es gegen profuse Schleimflüsse, *Phtisis pituitosa* empfohlen worden; wo daher in dem 3ten Stadium des Keuchhustens die Absonderung des Schleimes zu häufig ist und den Anstrich einer *Phtisis pituitosa* gewinnt, da kann es größeren Kindern in der angemessenen Gabe wohl mit Nuzzen gereicht werden. Hamilton empfiehlt seinen inneren und äufseren Gebrauch als besonders heilsam bei der fressenden Halsentzündung der Kinder und Mitchell wandte es mit Erfolg in der Cholera an; er gab 10-20 monatlichen Kindern $\frac{1}{8}$-$\frac{1}{4}$ Gr. mit $\frac{1}{2}$-1 Gr. Zukker.

Dosis und Darreichungsform. Innerlich: Man giebt den Bleizukker zu $\frac{1}{8}$-$\frac{1}{4}$-$\frac{1}{2}$ Gr. ein Paarmal täglich in Pulver oder Auflösung; der sonst gebräuchliche Zusatz von Opium pafst nur für gröfsere Kinder.

Aeufserlich bedient man sich des essigsauren Bleies zu Fomenten (wofür man *Acet. Saturn.* oder *Aq. plumbica* geben kann), zu Cataplasmen mit Semmelkrume, zu Mund- und Gurgelwassern (nicht recht anwendbar bei Kindern, da sie leicht etwas davon verschlukken könnten), zu Augenwassern (etwa 1 Gr. auf ℥j. Wasser, bei Augenentzündung der Neugebornen; Carus, Devees). Vorsichtig sei man jedoch bei seiner äufsern Applikation auf entzündete oder wohl gar ihrer Oberhaut beraubte Stellen. Es wird diese Vorsicht um so mehr gerechtfertigt, als neuere Beobachtungen lehren (s. Stokes Vorlesungen, übers. von Behrend) dafs grade die äufsere Anwendung es ist, in welcher das essigsaure Blei, durch den Einflufs der atmosphärischen Luft, seine giftigen Wirkungen am meisten ausspricht, während der innere Gebrauch längere Zeit ohne Schaden fortgesetzt werden kann. Man wende es daher nie anhaltend und auf keine zu grofse Fläche an.

482.

℞ *Plumb. acet. depur.* gr. ij.
solve in
Aq. destillat. ℥iij.
Syr. amygdal. ℥j.
MDS. 3 Mal täglich 1 Efslöffel. (Im 3ten Stadium des Keuchhustens.)
Wendt.

483.

℞ *Plumb. acetic. depur.* gr. viij.

solve in
Aq. rosar. ℥viij.
MDS. 3stündlich 1 Efslöffel.
Hamilton.

484.

℞ *Sacchar. Saturn.* ℈j.
Aq. destillat. ℥viij.
MDS. Zum Gurgeln.

485.

℞ *Plumb. acetic.* gr. viij.
Aq. destillat. ℔ij.
MDS. Mit Semmelkrume zum Umschlag bei Intertrigo mit bedeutender Entzündung.
Wendt.

486.

℞ *Plumb. acet. depur.* gr. iv.
Aq. destillat. ℥iv.
Mucil. Gumm. Mimos. ℥β.
MDS. Augenwasser. (Bei Blenorrhöa oculi Neonatorum.) Wendt.

Pulpa Cassiae. Kassienmufs. Ein kühlendes, gelind abführendes Mittel; zur Erzielung der letztgenannten Wirkung kann es jedoch nur als Zusatz zu anderen abführenden Arzneien gebraucht werden, da es allein gegeben nur unsicher auf den Stuhl wirkt. Es pafst bei gastrischen Fiebern, bei Anginen mit gastrischem Karakter, wo grofse Hitze, Aufregung des Gefäfssystems etc. die Anwendung von Brechmitteln nicht gleich gestattet, bei Stomacace etc. Man verbindet es in diesen Fällen zweckmäfsig mit dem *Acidum tartaricum* in kleinen Gaben.

487.

℞ *Pulp. Cassiae* ℥j.
Acid. tartaric. ℈j.-ʒβ.
Aq. flor. Tiliae ℥iij.
Syr. Mannat. ℥j.
MDS. 2stündlich 1 Efslöffel. (Für ein Kind von 2-3 Jahren.) Wendt.

Pulpa Tamarindorum. Tamarindenmufs. Die *Pulpa Tamarindorum* ist, wie die Tamarinden in Substanz, ein kühlendes, abführendes, antiseptisches Mittel; sie befördert die Ausleerung schadhafter, galliger Stoffe auf sanftere Weise und unter einer weniger schwächenden Nebenwirkung, als die Salze. Man wird das Mittel mit Vortheil geben, wo man bei bedeutendem Gefäfserethismus, selbst entzündlichen Zuständen, sanft die Darmausleerung befördern will, in gastrischen, gastrisch-nervösen Fiebern, galligen Ruhren und Durchfällen etc. Nur verlasse man sich nicht zu sehr auf die abführende Wirkung der *Pulpa Tamarindorum;* allein, ohne Zusatz von anderen laxirenden Mitteln gegeben, bedarf es oft mehrerer Unzen, ehe auch nur eine Stuhlentleerung erfolgt; es wird daher in den meisten Fällen nöthig werden, Salze, Manna und dergl. als Adjuvantia mit ihr zu verbinden.

Dosis und Darreichungsform. Man giebt die *Pulpa Tamarindorum* als Getränk (in Fiebern; ℥β. *Pulpa* und ʒij. *Pasta Althaeae* löfst man in ℔.ij. heifsen Wasser auf und giebt die erkaltete Colatur zum Getränk) als Latwerge, Schütteltrank auch wohl Abkochung (die sich eigentlich mehr für die Tamarinden in Substanz eignet, doch aber die Wirkung nicht allein nicht zu beeinträchtigen, sondern sogar ihre laxirende Eigenschaft zu erhöhen scheint, wie sich Verfasser, welcher der Darreichungsart Wendt's (s. d. Formel) gefolgt ist, häufig überzeugt hat.)

488.

℞ *Pulp. Tamarind.* ℥ij.
Coq. in s. *Aq. fervid.* q. per ½ hor. Colatur. ℥vj., adde
Syr. Mannat. ℥j.
MDS. Stündlich 1-2 Efslöffel. (Für ein Kind von 4-6 Jahren.) Wendt.

489.

℞ *Pulp. Tamarind.* ℥j.
Coq. in s. q. *Aq.* per ¼ hor. in Colatur. ℥iv., solve
Sal. amar. ʒj.-ij.
Syr. Mannat. ℥j.
MDS. 2stündlich 1 Efslöffel. (Für ein Kind von 2-3 Jahren.

490.

℞ *Pulp. Tamarind.* ℥j.
Tart. depurat.
— *natronat.* āā ʒiij.
Sem. Foenicul. ℈j.
Syr. Mannat. q. s. ut f. electuar.
DS. 2stündlich 1 Theelöffel.

Radix Althaeae. **Altheewurzel.** Die Altheewurzel enthält reinen Schleim und Stärkemehl, wirkt gelind nährend, die Reizbarkeit mindernd, involvirend etc. und wird daher gerne bei Reizungen der Mundhöhle, der Respirationsorgane, des Darmkanals, theils für sich allein, theils als Vehikel für andere Arzneien benutzt. Auch hier, wie bei dem arabischen Gummi, müssen wir an den sehr ausgedehnten (und gewifs erfolgreichen) Gebrauch, den französische und englische Aerzte von den schleimigen, einhüllenden Mitteln und namentlich von der Altheewurzel in der Kinderpraxis machen, erinnern; Aphthen, Erbrechen, Diarrhoe etc. werden oft allein durch den inneren und äufseren Gebrauch von dergleichen demulzirenden Arzneien beseitigt.

Dosis und Darreichungsform. Innerlich: Man giebt die Altheewurzel im Decoct (die Infusion ist unpassend, da die wirksamen Bestandtheile, Schleim und Stärkemehl, nur durch Kochen gehörig gelöfst werden können) zum Getränk (etwa ʒj.-ij. mit 1 ℔. Wasser auf ¾ ℔. eingekocht, mit Syrup, Honig, Zukker versüfst). Als Arznei etwa ʒj. mit ℥vj. auf ℥iv. eingekocht, mit einem Syrup, efslöffelweise. Aeufserlich: Abgekocht für sich allein oder als Vehikel anderer Arzneien zu Fomentationen, Einspritzungen, Gurgelwassern, Klystiren (etwa ʒij. mit einigen Tassen Milch abgekocht).

Radix Angelicae. **Angelikwurzel.** Die Angelika ist ein kräftiges flüchtiges Reizmittel, das besonders auf das vegetative Leben wirkt und die Funktion der absondernden Organe, vorzugsweise der Haut bethätigt. Sie wird in Fiebern, akuten Exanthemen etc. benutzt, wenn die sehr gesunkenen Kräfte eine Erregung der Nervengeflechte des Unterleibes und der peripherischen Organe nöthig machen und man gerne eine Krise durch die Haut herbeiführen will. Man verbindet sie in solchen Fällen nach den Umständen mit anderen schwächeren oder stärkeren Diaphoreticis, *Liquor Ammon. acetic.*, *Camphora*, Aether und dergl.

Dosis und Darreichungsform. Man giebt die Angelica zu ʒij.-iij. auf ℥vj. Colatur im Aufgufs (schön roth) und läfst davon 2stündlich Kinder- bis Efslöffelweise nehmen.

491.
℞ *Rad. Angelic.* ʒiij.
Inf. *Aq. fervid.* q. s. et diger. per ¼ hor. Colatur. ℥vj., adde
Liq. Ammon. acetic. ʒß.
Camphor. gr. vj.
Syr. cort. aurant. ℥j.
MDS. Stündlich 1 Kinderlöffel. Henke.

492.
℞ *Rad. Angelic.* ʒij.
— *Arnic.* ʒß.
Inf. *Aq. fervid.* q. s. diger.

per ¼ hor. Colatur. ℥v. refriger., adde
Moschi optim. gr. iv.
Camphor. gr. ij.
Gumm. Mimos. ʒj.
Elaeos. Foenicul. ʒiij.
MDS. Stündlich 1 Kinderlöffel. (Bei nervösen und fauligen Exanthemen.)
Casper.

Radix Arnicae. **Wohlverleihwurzel.** Was von der therapeutischen Benutzung der *Flores Arnicae* (s. diese) bemerkt worden, gilt im Allgemeinen auch von der Wurzel, und es ist hier nur auf den Unterschied aufmerksam zu machen, der zwischen beiden statt findet. Beide werden in asthenischen Krankheiten, wo die Abscheidung in der äufseren Haut, in den Nieren und Schleimhäuten und die innere Resorption der Venen und Lymphgefäfse in den übrigen Organen gesteigert werden soll, mit Nutzen in Anwendung kommen, wenn in dem späteren Zeitraume, nachdem die eigentliche entzündliche Reaktion vorüber ist, ein atonischer, lähmungsartiger Zustand der verletzten Gebilde mit schwacher Resorptionsthätigkeit vorhanden ist, wie z. B. nach *Hydrocephalus acutus.* Die Wurzel, von der hier die Rede ist, unterscheidet sich nur dadurch von den Blumen, dafs sie von mehr fixer, tonischer Beschaffenheit ist und daher bei Leiden der Schleimhäute der Brust und des Unterleibes, bei Neigung zu colliquativen Durchfällen etc. den Vorzug verdient.

Dosis und Darreichungsform. Wie für die *Flores Arnicae* die Infusionsform, so pafst für die Radix die des Decocts, etwa ʒß.-j. auf ℥iij.-iv Colatur, den Tag über verbraucht. Man fange mit kleinen Gaben an, da das Mittel nicht immer gut vertragen wird und oft manche üble Zufälle erregt. Passende Verbindungen sind die mit Colombo, Aether, Opium und dergl.

493.
℞ *Rad. Arnicae* ʒß.
— *Colombo* ℈ij.
Coq. c. *Aq.* q. s. per ¼ hor. Colatur. ℥iv., adde
Laud. liquid. Sydenh. gutt. ij.
Syr. Menth. ℥ß.
MDS. 2stündlich 1 Kinderlöffel. (Für ein Kind von 2 Jahren. Bei chronischer Diarrhoe nach Schleimfieber.)
Gölis.

494.
℞ *Rad. Arnicae* ʒβ.
Coq. c. *Aq. fervid.* q. s. per ¼ hor. Colatur. ℥iij. refriger., adde
Spirit. nitr. dulc. gutt. vj.
Syr. Foenicul. ʒvj.
MDS. 2stündlich 1 Kinderlöffel. (Für Kinder von 1-2 Jahren.) Gölis.

495.
℞ *Rad. Arnicae* ʒj.
Coq. c. *Aq. fervid.* q. s. per ¼ hor. Colatur. ℥iv. refriger., adde
Aether. Vitriol. gutt. x.
Syr. Menth. ʒvj.
MDS. Stündlich 1 Efslöffel. (Für ein gröfseres Kind.) Gölis.

Radix Artemisiae. **Beifufswurzel.** Der Beifufs (von Burdach gegen Epilepsie empfohlen) ist in neuerer Zeit von Dr. Biermann (Hufeland's Journal Bd. 78.) gegen *Eclampsia infantum* in der Periode der Dentition mit Nuzzen angewendet worden. Er gab ihn Kindern von 1 Jahre, auch zarteren Säuglingen, in steigenden Gaben, indem er mit ½ Gr. anfing, nach einer Stunde 1 Gr. und nach wieder einer Stunde 2 Gr. gab; dies war gewöhnlich die letzte Dosis. Bei Kindern von 2 Jahren und darüber bedarf es dieser Steigerung nicht mehr; hier soll man stündlich 1-2 Gr. geben, nie aber die Gabe von 2 Gr. überschreiten. Auch dem Dr. Wutzer (Hecker's Annalen 17. Bd.) zeigte sich die *Radix Artemisiae* in der genannten Krankheit von Nutzen.

Radix Belladonnae. **Tollkirschenwurzel.** Schon oben (s. *Herba Belladonnae*) ist bemerkt worden, dafs man der Belladonnawurzel den Vorzug vor dem Kraut gebe, weil sie weniger scharf sei. (Dies behauptet Gölis, Vogt aber sagt, die Wurzel habe mehr Schärfe, das Kraut aber mehr narkotische Bestandtheile; nach ihm ist die Wurzel auf jeden Fall kräftiger als die Blätter). Wie das *Extractum Belladonnae* hat man auch die Belladonnawurzel als Prophylacticum gegen Scharlach und als Heilmittel gegen Keuchhusten, Skropheln und daraus hervorgehende Drüsenverhärtungen, Skirrhen und karzinomatöse Entartungen benutzt. Ueber die Wirksamkeit der Belladonna als Schutzmittel gegen Scharlach und über die Zulässigkeit ihrer Anwendung, so wie über die näheren Indikationen für ihren Gebrauch, s. das bei *Extr.* und *Herba Belladonnae* Gesagte. Grofse Vorsicht ist immer beim Gebrauche der Belladonna zu empfehlen und Jahn's Vorschrift, den Aufgufs (s. unten) beim Keuchhusten so lange zu geben, bis Schwindel, Flimmern vor den Augen etc. entsteht, ist durchaus nicht zu billigen und mufs als ein gefährlicher Rath bezeichnet werden. Es ist überhaupt gar nicht rathsam, den Keuchhusten, zumal bei sehr vollsaftigen, starken Kindern, mit diesem Mittel gewaltsam zu unterdrükken, und Gölis erinnert mit Recht, dafs die grofsen Gaben der Belladonna oft den ersten Grund zur hitzigen Gehirnwassersucht abgäben. Unter den unten näher angegebenen Formeln finden sich mehrere, die theils wegen der ganz unpassenden Darreichungsform, theils wegen der viel zu starken Gabe verwerflich erscheinen. Noch ist zu erwähnen, dafs Hufeland die Belladonna besonders bei durch Skrophelreiz hervorgerufenen konvulsivischen Zufällen rühmt; er giebt sie Kindern in einer durch Digestion mit Weinessig entstandenen Bereitung, wozu noch etwas Honig hinzugesetzt wird; dies *Oxymel Belladonnae* verbindet er mit *Tinctura Rhei vinosa* (s. unten).

Dosis und Darreichungsform. Man giebt die *Radix Belladonnae* zu $\frac{1}{10}$-$\frac{1}{8}$-$\frac{1}{4}$-$\frac{1}{2}$ Gr. (Lenhossek (in den Abhandlungen östreichischer Aerzte) giebt Kindern unter einem Jahre nur $\frac{1}{4}$ Gr. in 24 Stunden, älteren 1 Gr. in 6-8 Dosen vertheilt in eben dieser Zeit) in Pulver; in Aufgufs (etwa ℈ß. auf ℥iij-iv. Wasser, 2 Mal täglich einen Kinder- bis Efslöffel). Die Vorschrift Schäffer's, der die Belladonna kochen läfst und enorme Dosen giebt (s. unten), ist nicht nachzuahmen. Beliebte Verbindungen sind die mit *Flores Sulphuris*, *Ipecacuanha*, *Kermes minerale*, *Sulphur auratum Antimonii* etc.

496.

℞ *Rad. Belladonn.* gr. ij.
Sacchar. lact.
Sulphur. depurat. āā ℨß.
Rad. Ipecacuanh. gr. ij.
M. f. Pulv. divid. in viij. part. aequal.
S. 4 Mal täglich 1 Pulver mit Zukkerwasser. (Bei Keuchhusten 3-4jähriger Kinder.) Kopp.

497.

℞ *Rad. Belladonn.* gr. v.
Flor. sulphur. ℨj.

Tart. depurat. ℈v.
Elaeos. Foenicul. ʒij.
M. f. Pulv. divid. in x. part. aequal.
S. 4stündlich 1 Pulver. (Für 1 Kind von 10 Jahren bei Keuchhusten.) Vogt.

498.

℞ *Rad. Belladonn.* gr. j.
Opii pur. gr. ½.
Sacchar. alb. ℈iv.
M. f. Pulv. divid. in viij. part. aequal.
S. 2 Mal täglich 1 Pulver. (Bei Keuchhusten.) Gölis.

499.

℞ *Rad. Belladonn.* gr. iv.
Pulv. Dover. gr. x.
Flor. sulphuris. ℈iv.
Sacchar. alb. ʒij.
M. f. Pulv. divid. in xx. part. aequal.
S. 3stündlich 1 Pulver. (Für 1 - 2jährige Kinder. Bei Keuchhusten. Nebenbei soll man noch von einer Mischung aus 12 gutt. Blausäure, ℥j. Kamillenwasser u. ℥ij. Liquiritiensyrup theelöffelweise geben. Wohl zu dreiste Gaben.)
Kahleise (Hufel. Journ. Bd. 68.)

500.

℞ *Pulv. rad. Bellad.* gr. iij.
— — *Ipecacuanh.* gr. xij.
Sulphur. depurat. ℈j.
Ammon. muriat. ʒß.
Pulv. rad. Liquirit.
Sacchar. alb. āā ʒijß.
Ol. Anisi.
— *Succini* āā gutt. ij.
M. f. Pulv.
S. 2stündlich eine Messerspitze. (!) Bei Keuchhusten. (Eine unpassende Darreichungsform.) Dornblüth.

501.

℞ *Rad. Belladonn.* ℈ß. - j.
Inf. *Aq. fervid.* q. s. Colatur. ℥iv., adde
Syr. Althaeae ℥ß.
MDS. Efslöffelweise.
Jahn.

502.

℞ *Rad. Seneg.* ʒj.
— *Althaeae* ʒiij.
— *Belladonn.* ʒß.
Coq. c. *Aq. font.* q. s. in Colatur. ℥iv., adde
Aq. lauro-ceras. ʒij.-℥ß.(?)
Pulv. rad. Bellad. ʒß. (!)
Syr. Rhei ℥j.
MDS. 2stündlich 1 Efslöffel. Für Kinder von 5-8 Jahren. Bei Keuchhusten. (Enorme Gaben!!)
Schäffer.

503.

℞ *Oxymell. Belladonn.*
Tinct. Rhei vinos. āā ℥j.
MDS. 2 Mal täglich 60 Tropfen. (Für ein 2jähriges Kind.)
Hufeland.

Radix Calami aromatici. **Kalmuswurzel.** Dies flüchtig tonische Mittel wirkt vorzugsweise wohlthätig auf die ersten Wege und wird namentlich bei schwacher Verdauung gute Dienste leisten. Es pafst mit anderen gewürzhaften bitteren Mitteln verbunden in Skropheln, Rhachitis, Atrophie, Hautwassersucht nach Scharlach (hier in Verbindung mit warmen Bädern) bei Durchfällen aus Atonie des Darmkanals etc.

Dosis und Darreichungsform. Innerlich: Man giebt die Kalmuswurzel gewöhnlich im Aufgufs, für ganz kleine Kinder ʒß.-j., für gröfsere ʒij.-iij. auf ℥vj. Colatur, 2stündlich 1 Kinder- bis Efslöffel, in Verbindung mit anderen tonischen, flüchtigen Mitteln, China, Aether und dergl. Richter räth bei chronischen Krankheiten der Kinder mit kleinen Gaben, ʒj.-ij. im wässrigen Aufgusse, mit etwas Zimmtwasser, versüfstem Salzgeiste in 1-2 Tage zu verbrauchen, anzufangen, nach 8-14 Tagen aber die Gabe zu vermehren, den Aufgufs mit Wein bereiten zu lassen und ein bitteres Extract hinzuzusetzen.

Aeufserlich den Aufgufs als Waschung (Horn liefs mit bestem Erfolge bei skrophulösen, rhachitischen, atrophischen Kindern, Unterleib, Brust, Rückgrath mit einigen Unzen eines spirituösen Aufgusses des Kalmus waschen) zu Bädern ℥ij.-iv. auf ein Bad.

504.

℞ *Rad. Calam. aromat.* ʒß.
Inf. in s. q. *Aq. fervid.* per ½ hor. in Colatur. ℥iij., solve
Pulv. Gumm. Mimos. ʒj.
Sacchar. alb. ʒij.
MDS. Stündlich 1 Kinderlöffel. (Bei Durchfall eines Säuglings.) Wendt.

505.

℞ *Cort. Chin.* ℥ß.-ʒvj.
Coq. c. s. q. *Aq.* per ½ hor. sub. finem coct. infunde per ¼ hor.
Rad. Calam. ʒj.-iß.
Colatur ℥vj. refriger., adde
Aq. Cinnamom. vinos.
Syr. cort. aurant. āā ℥ß.
MDS. 2stündlich 1 Efslöffel.

506.

℞ *Rad. Calam. aromat.* ʒij.
— *Caryophyllat.* ℥ß.
Inf. *Aq. fervid.* q. s. per ½ hor.
Colatur. ℥vj. refriger., adde
Essent. cort. aur. ʒj.
Tinct. Rhei vinos. ʒij.
Syr. cort. aur. ℥j.
MDS. 2stündlich 1 Kinder- bis Efslöffel voll. Henke.

Radix Colombo. **Kolombowurzel.** Die Wirkungen der Colombo sind hauptsächlich gegen die Schleimhaut der Unterleibsorgane, so wie gegen die Leber gerichtet. Sie verbessert die Sekretionen in den genannten Organen und vermag da, wo Atonie der Gedärme sich in einem überwiegenden und in seiner Mischung verdorbenen Absonderungsprozefs ausspricht, gute Dienste zu leisten. Sie pafst daher bei Ruhren, chronischen Durchfällen etc. verträgt sich jedoch nicht mit entzündlichen und gastrischen Zuständen, die vorher zu beseitigen sind.

Dosis und Darreichungsform. Nicht passend für Kinder ist die Pulverform, zweckmäfsiger der Aufgufs oder die Abkochung (der Aufgufs ist bitter, nicht schleimig, das Decoct mehr schleimig als bitter) ʒβ.-ij. auf ℥iij.-iv. Colatur, 2stündlich 1 Kinder- bis Efslöffel, in Verbindung mit anderen passenden Mitteln, Arnica, kleinen Gaben Opium und dergl. Zweckmäfsig ist auch die Darreichungsform im Extract., s. dieses.

507.

℞ *Rad. Colombo* ʒβ.
— *Salep* ℈β.
Coq. c. *Aq. font.* per ¼ hor. Colatur. ℥iij., adde
Syr. Chamomill. ℥β.
MDS. Stündlich 1 Kinderlöffel. (Für ein 2jähriges Kind. Bei Durchfall.)
Gölis.

508.

℞ *Decoct. Salep* (ex gr. viij.) ℥ij.
Laud. liquid. Sydenh. gutt. ij.
Pulv. rad. Colombo gr viij.-x.
Syr. Chamomill. ℥β.
MDS. Umgeschüttelt stündlich 1 Kinderlöffel.
Gölis.

Radix Helenii s. Enulae. **Alantwurzel.** Die Alantwurzel spricht ihre Heilkräfte vorzüglich im gesammten vegetativen Leben, in den Schleimhäuten, dem Lymph- und Drüsensystem aus, belebt und stärkt sehr kräftig die Metamorphose in diesen Organen und pafst daher als ein die Thätigkeit in der Ernährung und die Dichtigkeit der Faser vermehrendes Mittel in allen den Fällen, wo es auf Vermehrung der Kraft und des Tonus in dem Gesammtorganismus ankömmt. Besonders hilfreich zeigt sie sich bei Verschleimung der Lungen, des Magens und Darmkanals, bei Hautkrankheiten, besonders akuten Exanthemen, wenn sich die Krankheit nicht gehörig durch die Absonderungsorgane entscheiden will, hydropische Affectionen zu fürchten oder schon eingetreten sind etc. In diesem letzteren Falle wird man sie zweckmäfsig mit diuretischen Mitteln verbinden.

Dosis und Darreichungsform. Man giebt die Alantwurzel im Aufgufs, etwa ʒj.-ij. auf ℥iv.-vj. (zur Darstellung der fixen, scharfen Bestandtheile pafst die Abkochung besser) 2-3 stündlich 1 Kinder- bis Efslöffel voll.

509.

℞ *Rad. Helenii* ʒij.
— *Seneg.* ℈ij.
Inf. l. a. *Aq. commun. fervid.* ℥vj., in Colatur. solve
Sal. Ammoniac. dep. ʒj.
Syr. Capit. Papav. ℥β.
MDS. 2stündlich 1 Efslöffel.
Richter.

510.

℞ *Rad. Helenii* ʒj.
Inf. in *Aq. fervid.* per ½ hor.
Colatur. ℥iv., adde
Kali carbonic.
Acet. Squill. saturat. ʒβ.
Syr. flor. aurant. ℥β.
MDS. 2stündlich 1 Efslöffel. (Bei Hydrops nach Scharlach.)
Wendt.

511.

℞ *Rad. Helenii* ℥iij.
Coq. c. *Aq. font.* s. q. ad mucil. Cola et adde
Adip. suill. q. s. ut f. Unguentum.
MDS. Zum Einreiben. (Gegen Krätze bei kleinen Kindern.)
Hufeland.

Radix Jalapae. **Jalapenwurzel.** Die Jalape ist unter den harzigen drastischen Purgirmitteln das am meisten gebräuchliche in der Kinderpraxis. Sie führt sicher ab, wirkt kräftig auf das lymphatische System des Darmkanals, so wie überhaupt auf das gesammte vegetative Leben und pafst daher in allen Fällen, wo man bei torpiden Zuständen des Darmkanals, bei Ueberfüllung mit Schleim, namentlich Wurmschleim, bei hydropischen Affektionen etc. eines kräftigen Reizes bedarf, um die Contenta des Darms zu entleeren. Zugleich wirkt sie anthelminthisch und ist daher ein gewöhnlicher Zusatz zu wurmtreibenden Arzneien. Zu 1-3 Gr. mit ½-1 Gr. Nux moschata oder Fenchelsamen verbunden und

2-3 Mal täglich gegeben, empfiehlt sie Rauch bei Durchfällen von Erschlaffung des Darmkanals mit Auftreibung des Unterleibes.

Dosis und Darreichungsform. Man giebt die Jalape Kindern unter 1 Jahre zu 2-4-6 Gr. (Hufeland gab sie Kindern von 2-3 Monaten schon zu 4-6 Gr.) älteren von 2-3 Jahren zu 6-10 und noch älteren zu 15 Gr. in Pulver, mit *Magnesia carbonica*, gewöhnlich auch mit ½-3 Gr. Calomel verbunden, (das gebräuchlichste Abführmittel für Kinder, s. Calomel).

Elaeosacchar. Citri corrigirt am besten ihren Geschmack. Als Zusatz zum Calomel in Entzündungen, wenn grofser Torpor des Darmkanals vorhanden ist, wird sie zu 3-5 Gr. gebraucht; Gölis giebt hier der *Jalapa tosta* den Vorzug, weil diese nicht so leicht Erbrechen und Kolikschmerzen erregen soll. Die anderen Verbindungen ergeben sich aus dem jedesmaligen Heilzwekke; s. *Sem. Cinae.*

512.

℞ *Pulv. rad. Jalap.* gr. xxiv.
Calomelan. gr. iv.
Sacchar. alb. ʒij.
M. f. Pulv. divid. in xij. part. aequal.
S. 2 Mal täglich 1 Pulver. (Für ein Kind von 6 Monaten. Bei Obstruction.)
Wendt.

513.

℞ *Pulv. rad. Jalap.* ℈ij.-ʒj.
Calomelan. ℈j.-ij.
Extr. Hyoscyam. gr. ij.
Elaeos. Citri ʒij.
M. f. Pulv. divid. in x. part. aequal.
S. Früh und Abends 1 Pulver. (Für Kinder von 3-6 Jahren. Bei Askariden.)
Wendt.

514.

℞ *Calomelan.* gr. iij.
Pulv. rad. Jalap. gr. xv.
Elaeos. Citri ℈j.
M. f. Pulv.
DS. Auf einmal zu nehmen. (Für Kinder von 6-8 Jahren.) Henke.

Radix Ipecacuanhae. Brechwurzel.

Die Ipecacuanha macht in ihrer vollen Dosis unter allen Akrien am sichersten Erbrechen, ohne schädliche Nebenwirkung und ohne Durchfall; sie wird deshalb auch noch bei ziemlich grofser Empfindlichkeit der Nerven ertragen und pafst daher für zarte, reizbare, kindliche Individualitäten besonders gut. In refracta dosi gehört sie zu denjenigen Mitteln, welche auf die sensible Thätigkeit einen beruhigenden, die krankhaften Oscillationen des aufgeregten Nervensystems beschränkenden Effect haben, ohne die irritable Thätigkeit zu steigern; sie kann daher bei Nervenleiden mit phlogistischer Diathesis in Anwendung kommen. Durch diese krampfstillende Wirkung bedingt ist wohl ihre diaphoretische Kraft, wenn ein Krampf in dem Hautorgan die Thätigkeit desselben verhindert, die Haut trokken und kühl ist. Exantheme sich nicht recht heben wollen etc. Sie vermag ferner Fehler der Ab- und Aussonderung der Darmschleimhaut zu verbessern und wirkt daher bei gastrischen Beschwerden als Folge dieser gestörten Sekretionen besonders günstig. Ihre Benutzung ergiebt sich aus dem Gesagten. Bei gastrischen Zuständen durch krankhafte Thätigkeit der Reproduktionseingeweide veranlafst, bei Katarrhalfiebern mit Reizung der Lungen- und Bronchialschleimhaut, bei Durchfällen, (hier besonders hilfreich) bei krampfhaften Krankheitsformen, besonders wenn sie die Verzweigungen des Lungenschlundnerven und das Hautorgan betreffen, Keuchhusten, Exanthemen mit kühler, trokkener Haut etc. wird die Ipecacuanha immer mit Nutzen in Anwendung kommen. Schlesinger (Hufeland's Journal 1814) empfiehlt den Aufgufs der Ipecacuanha beim Scharlach als besonders hilfreich und glaubt diese günstige Wirkung durch die genaue Sympathie zwischen Haut, Magen und Darmkanal, auf welche die Ipecacuanha so entschieden wirkt, erklären zu können.

Dosis und Darreichungsform. Ueber die Darreichungsform der Ipecacuanha als Brechmittel siehe diesen Artikel. Zur Erzielung der oben näher angegebenen Heilzwekke giebt man die Ipecacuanha in kleinen Gaben je nach dem Alter zu $\frac{1}{8}$-$\frac{1}{6}$-$\frac{1}{4}$ Gr. 3 Mal täglich auch 2-3 stündlich in Pulver, (mit *Lapid. Cancror.*, *Magnesia carbonica*, auch wohl anderen *antispasmodicis*, *Extract. Hyoscyami*, *Flor. Zinci*, mit narkotischen Mitteln, Digitalis, Opium (als Pulvis Doveri) Belladonna, s. diese, bei Brustleiden mit *Sulphur aur. Antimonii* etc.) im Aufgufs etwa ℈β.-ʒβ. auf ℥vj., Kinder- und Efslöffelweise. Auch in sehr kleinen Gaben macht die Ipecacuanha oft Erbrechen, ist daher in Fällen, wo der Reiz dazu schon grofs ist und das Erbrechen unerwünscht wäre (was aber wohl in den oben angegebenen Krankheitsformen sehr selten sein möchte), zu vermeiden.

515.

℞ *Pulv. rad. Ipecacuanh.* gr. ij.-iij.
Lapid. Cancr. ppt. ℨß.
Sacchar. alb. ℨiß.
M. f. Pulv. divid. in xij. part. aequal.
S. 3stündlich 1 Pulver.
Wendt.

516.

℞ *Pulv. rad. Ipecacuanh.* gr. iij.
Pulv. Gumm. Mimos.
Magnes. carbonic. āā ℨß.
Sacchar. alb. ℨj.
M. f. Pulv. divid. in xij. part. aequal.
S. 2stündlich 1 Pulver. (Bei Keuchhusten.) Vogler.

517.

℞ *Rad. Ipecacuanh.* ℈ß.-ℨß.
Inf. in s. q. *Aq. fervid.* per ½ hor. Colatur. ℥vj. refriger., adde
Spirit. nitrico-aether. ℈j.-ℨj.
Succ. inspiss. Juniper. ℥j.
MDS. 2stündlich 1 Efslöffel. (Bei Wassersucht nach Scharlach.) Wendt.

Radix Iridis florentinae. Veilchenwurzel.

Die Veilchenwurzel, jetzt ziemlich obsolet, wirkt getrocknet als ein gelindes Reizmittel für die Unterleibsnerven, so wie namentlich für die Lungen. Man gab sie früher häufig bei Asthma, Husten, Verschleimungen der Brust, um den Auswurf zu befördern, mit Süfsholzwurzel, Anis, Fenchel, Myrrhen-Zukker; bei Verschleimungen des Darmkanals mit Aronswurzel, Salmiak, bitteren Mitteln. Sie macht einen Bestandtheil der meisten Kinderpulver aus, s. *Magnesia carbonica.*

Dosis und Darreichungsform. Innerlich: Man giebt die Veilchenwurzel Kindern zu 5-10 Gr. in Pulver, selten für sich allein, meist nur in den oben angedeuteten Verbindungen.

Aeufserlich: Man giebt den Kindern eine getrocknete Veilchenwurzel, um darauf zu beifsen, wenn sie zahnen. Da sich die Wurzel im Munde etwas erweicht und sie durch ihren sanften Reiz die Speichelabsonderung ein wenig vermehrt, so mag dies ganz zweckmäfsig sein. (Richter.)

Radix Levistici s. Ligustici. Liebstökkelwurzel. Die *Rad. Levistici* pafst als gewürzhaftes, ätherisches Mittel, das die Thätigkeit der uropöetischen Organe verstärkt, bei Wassersucht mit allgemeiner Schwäche. Hufeland namentlich empfiehlt sie gegen letztere in neuerer Zeit und läfst sie in den späteren Zeiträumen des *Hydrocephalus acutus* anwenden.

Dosis und Darreichungsform. Man giebt sie im Aufgufs zu ʒij.-℥β. auf ℥vj. Colatur, efslöffelweise.

518.

℞ *Rad. Levistici* ʒij.-℥β.
Inf. *Aq. fervid.* s. q. per ½ hor.
Colatur. ℥vj. refriger., adde
Spirit. nitr. aether. ℈j.-ʒj.
Syr. flor. aurant. ℥β.
MDS. 2stündlich 1 Efslöffel.
(Für ein Kind von 3-6 Jahren.)

Radix Paeoniae. Pfingstrosenwurzel. Hufeland empfiehlt die Päonia als ein Mittel, das ein flüchtiges, auf die Nerven wirkendes Prinzip mit einem beträchtlichen Schleimantheil verbunden enthält und rühmt ihre gute Wirkung in den Krampfformen des kindlichen Alters. Auch Jahn (medizinisches Conversationsblatt, 2. Jahrgang 1831.) ist ihr Lobredner und meint, man könne schon aus dem betäubenden, schweren Geruch der frischen Pflanze abnehmen, dafs die Päonienwurzel nicht unkräftig sei; das Trokkenen scheint ihm auch hier, wie bei vielen anderen Vegetabilien, die Wirkung auf den Organismus zu verhindern. Wendt räth, ihr nicht allein zu vertrauen, sie aber doch bei öfter wiederkehrenden Krämpfen nicht unversucht zu lassen, da es nicht zu läugnen sei, dafs die Vorliebe der älteren Aerzte in einer glücklichen Erfahrung mit diesem Mittel begründet war.

Dosis und Darreichungsform. Innerlich: Man giebt die Päonia zu 10-15 Gr., 3-4stündlich in Pulver, (gewöhnlich in Verbindung mit anderen *antispasmodicis*, *Flor. Zinc.* und dergl. in Aufgufs und leichter Abkochung (Jahn räth zu starken Aufgüssen) zu ʒij.-℥β. auf ℥iv.-vj. Colatur, 2stündlich einen Efslöffel.

Aeufserlich zu Klystiren (etwa ʒij.-℥β. mit hinreichendem Wasser gekocht zu einem Klystir: Jahn).

519.
℞ *Zinc. oxydat. alb.* gr. vj.
Lapid. Cancror. ppt.
Pulv. rad. Paeon.
Sacchar. alb. āā ℥j.
M. f. Pulv. divid. in xij. part. aequal.
S. 2stündlich 1 Pulver. (Bei Krämpfen eines Säuglings.)
Wendt.

Radix Rhei s. Rhabarbari. Rhabarberwurzel. Die Rhabarberwurzel wird dadurch besonders zu einem schätzbaren Heilmittel für die Krankheiten des kindlichen Alters, dafs sie zugleich mit ihrer Wirkung für Beschleunigung und Verbesserung der Secretion im Magen und Darmkanal, auch die Eigenschaft einer resolvirenden Bitterkeit, Magenstärkung, Hebung der Atonie des Magens und Steigerung der assimilativen Funktion desselben verbindet. Als blofses Laxirmittel angewendet, läfst sie keine weitere Verderbnifs der Verdauung, keine Neigung zur Laxität und Schwäche zurück und bekömmt daher am besten, wo Störungen der Sekretion im Unterleibe in Verbindung mit Schwäche und Atonie obwalten, Krankheitszustände, die sich so häufig in den Digestionsorganen der Kinder vorfinden. Wie aber jede anhaltende Anwendung von Laxirmitteln in chronischen Krankheiten nachtheilig wird, weil sie, anstatt die Ursache des Leidens zu heben, nur eine Erscheinung desselben bekämpft, so wird auch der fortdauernde Gebrauch der Rhabarber in ihrer vollen, laxirenden Gabe in den chronischen Krankheitsformen des kindlichen Alters, Atrophie, Anschwellung und Induration der meisten Gebilde des Unterleibes, Skropheln etc. trotz ihres Vorzuges vor anderen Abführmitteln, dennoch zu beschränken sein, da hingegen ein Zusatz von kleinen Gaben Rheum zu den übrigen angezeigten mischungsverändernden Mitteln, wodurch ihre schwächende Wirkung korrigirt und für die Digestionsorgane weniger nachtheilig gemacht, auch eine tägliche Leibesöffnung erzielt wird, gewifs den gröfsten Nutzen gewährt. Man hat die Rhabarber in den mannichfachsten Verbindungen gegeben und man darf wohl behaupten, dafs in chronischen Leiden der Kinder, bei denen immer die vegetative Seite des Lebens theils primair ergriffen ist, theils sekundair in den Kreis des Erkrankens gezogen wird, in den meisten Fällen ein Zusatz von Rheum gewifs passend und nützlich sein wird.

Dosis und Darreichungsform. Als volle laxirende Gabe der Rhabarber kann wohl die Dosis von 3-6 Gr. für Kinder von 2 Monaten bis 1 Jahr (wo man jedoch der *Tinct. Rhei aquosa* den Vorzug giebt) und von 6-15 Gr. für Kinder von 1-8 Jahren angesehen werden. Als auflösendes, roborirendes Mittel reicht man es kleinen Kindern von 1-2 Jahren zu 2-3 Gr. ein Paarmal täglich, gröfseren zu 4-5 Gr. eben so oft, in Pulver oder pulveraufnehmenden Formen, gerne mit Absorbentien, Alterantien etc. verbunden; (s. *Magnesia carbonica*, *Aethiops antimonialis*, *Resin. Guajaci*, *Sulphur aurat. antimonii*), *Elaeosacchar. Foenicul.*, *macidis* corrigiren den Geschmack am besten; in Aufgufs (den jedoch die Tincturen entbehrlich machen) etwa ʒj.-ij. auf ℥vj. Colatur.

520.

℞ *Calomelan.* gr. iij.
Pulv. rad. Rhei.
Elaeos. Foenicul. āā ℈j.
M. f. Pulv.

DS. Laxirpulver. (Säuglingen ⅓ Pulver mit Wasser angerührt, Morgens nüchtern; Kindern von 2-4 Jahren ⅔ und älteren anfangs die Hälfte und nach 2 Stunden die andere.)
Fischer.

521.

℞ *Pulv. rad. Rhei* gr. iij.
Cremor. tart. gr. vj.
Elaeos. Macid. ℈β.
M. f. Pulv. dent. tal. dos. No. VI.

S. 3 Mal täglich 1 Pulver.
Gölis.

522.

℞ *Rad. Rhei* gr. v.-xv.
Magnes. carbonic. gr. v.
Elaeos. Foenicul. ℈β.
M. f. Pulv.

S. Des Morgens auf einmal zu nehmen. (Zur Abführung für Kinder von 1-8 Jahren.) Berends.

523.

℞ *Magnes. carbonic.* ʒij.
Rad. Rhei ʒβ.
— *Valerian.* gr. viij.
Elaeos. Foenicul. ʒj.
M. f. Pulv.

S. Täglich 2-3 Mal eine Messerspitze voll. *Pulvis puerorum Hufelandi.* (Gegen Blähungen, Koliken, Durchfall, Verstopfung der Kinder im ersten Jahre. Bei Atrophia mesenterialis täglich 1 Gr. Aethiops mineral. hinzuzusetzen.)

524.

℞ *Magnes. carbonic.* ʒj.
Rad. Rhei ℈ß.
Sapon. Medic. ℈j.
M. f. Pulv.
DS. Wie das vorige. (Bei Säure, Verstopfung etc. kleiner Kinder.) Berends.

525.

℞ *Aq. Foenicul.* ℥ij.
Kali acetic. ℈j.-ʒj.
Pulv. rad. Rhei ℈ß.-j.
Syr. Althaeae ℥ß.
MDS. Stündlich umgeschüttelt 1 Kinder- bis Eſslöffel voll. Gölis.

526.

℞ *Rad. Rhei* ʒiß.
Lign. Quass. ras. ʒij.
Aq. commun. fervid. ℥v.
Diger. in vase clauso, loc. tep. saepe agitando per hor. Colatur, adde
Aether. sulphuric. ℈ß.
Tinct. aromatic. ʒj.
Syr. Cinnamom. ℥ß.
MDS. Täglich 3 Mal 1 Eſslöffel voll.

Radix Rubiae. Färberröthe. Die Färberröthe verdankt zunächst ihre Anwendung dem Umstande, daſs ihr Pigment bei längerem Gebrauche alle Theile des Körpers, vorzugsweise aber die Knochen roth färbt. Gestützt auf diese Erscheinung, glaubte man eine spezielle Beziehung des Mittels zu den Knochen annehmen zu dürfen und wandte es daher bei Leiden derselben, Osteomalacie, Rhachitis, Caries an. Eine direkte Einwirkung der Färberröthe aber auf die krankhaft ergriffenen Organe stellte sich bei ihrer Anwendung bis jetzt nirgends heraus und wo sie einigen Nutzen geleistet, da möchte wohl die geregelte Diät und die Verbindung, in denen man das an sich schon bitter-extraktivstoffige und in so fern roborirende Mittel, gegeben hat, das meiste beigetragen haben. Gölis, Henke und in neuerer Zeit Rau und Guersent haben von der Anwendung der Färberröthe nichts gesehen, was sich nicht weit besser durch andere kräftigere, bittere Mittel erreichen lieſse; Feiler, Plenck und Wendt hingegen erklären sich für sie und rathen zu ihrem Gebrauch.

Dosis und Darreichungsform. Innerlich: Man giebt die Färberröthe zu ℈ß.-ʒß. in Pulver, Abkochung (etwa ʒij.-℥ß. auf ℥iv.-vj. Colatur), in beiden Formen gern mit etwas Gewürzhaftem verbunden.

Aeufserlich: zu Bädern, ℥j. mit ℥iij.-iv. *Spec. aromaticae* zu einem Bade.

527.

℞ *Pulv. rad. rub. tinct.* ℥β.
— *aromatic.* ʒij.
Sacchar. alb. ʒvj.
MDS. 4 Mal täglich 1 Theelöffel mit etwas Fenchelthee. (Bei Rhachitis.)
Wendt.

528.

℞ *Cass. Cinnamom.* gr. iij.
Rad. rub. tinct.
Sacchar. alb. āā ℈j.
M. f. Pulv. dent. tal. dos. No. VI.
S. 3-4 Mal täglich ½ Pulver. (Für ein Kind von 2 Jahren.)

529.

℞ *Rad. rub. tinct.* ℥β.
Coq. in s. q. *Aq.* per ¼ hor. Colatur. ℥vj. refriger., adde
Tinct. aromat. ʒj.-ij.
Syr. cort. aurant. ℥β.
MDS. 2stündlich 1 Efslöffel.

530.

℞ *Rad. rub. tinct.* ʒβ.
Sal. tartar. ʒβ.
Coq. c. *Aq. font.* ℥x. Colatur., adde
Extr. mart. pomat. gr. xxi.
Syr. cort. aur. ℥j.
MDS. 2stündlich 1 Efslöffel.
Plenck.

531.

℞ *Rad. rub. tinct.* ʒij.
Coq. c. *Aq. commun.* ℥vj. sub finem coct. addendo
Flaved. cort. aurant.
Sem. Foenicul. āā ʒj.
ad reman. Colatur. ℥iij.
Syr. simpl. ℥j.
MDS. 2stündlich 1 Kinderlöffel. (Für ein 2jähriges Kind.)

532.

℞ *Rad. rub. tinct.* ʒij.
Coq. c. *Aq. font.* q. s. Colatur. ℥v. refriger., adde
Aq. Cinnamom. c. Vin. ℥j.
Syr. Absynthii ʒvj.
MDS. 2stündlich 1 Efslöffel.
Feiler.

Radix Salep. **Salepwurzel.** Die Salepwurzel ist vermöge ihrer schleimigen gelind nährenden Bestandtheile ein eben so brauchbares diätetisches als therapeutisches Mittel. Sie gehört zu den schleimigen, einwikkelnden Stoffen, die nicht allein die reizenden Ursachen mildern und involviren, sondern auch die Empfindlichkeit der gegenwirkenden Organe und Nerven mindern. Wird durch Krankheit, Mangel frischer Nahrung und anhaltenden Gebrauch ausleerender Mittel der natürliche Schleim konsumirt, so werden die ihrer schützenden Dekke beraubten Organe empfindlicher und die Reizung des ganzen Nervensystems gröfser. Es pafst die Salepwurzel daher bei Reizhusten und Katarrhen, bei langwierigen Durchfällen, Atrophien, besonders bei Kindern, die eine schlechte oder gar keine Mutterbrust bekommen. Indessen ist doch nicht zu übersehen, dafs der Salepschleim, als ein zu konzentrirtes Nahrungsmittel oft von Kindern, die ohne Mutterbrust auferzogen werden, nicht gut vertragen wird und es daher besser ist, ihn wenigstens in den ersten Lebensmonaten nicht zu reichen. Das Pulver mufs immer gut ausgequollen und der Schleim nicht zu dick sein.

Dosis und Darreichungsform. Innerlich: Unzweckmäfsig ist die Darreichungsform in Pulver; der Salep quillt zu stark auf und belästigt dadurch leicht den Magen. In Abkochung, als schleimiges Vehikel für andere Arzneien; s. *Manna*, *Extr. Hyoscyami*, *Tinct. Rhei aquosa.* Die Salepwurzel besitzt eine aufserordentlich starke Schleimbildende Kraft und es reicht ℈j. schon hin, um ℥vj. schleimig zu machen. (*Mucilago Salep* officinell ʒj. auf ℥xij.) Als diätetisches Mittel kann man ihn mit Milch, Fleischbrühe und dergleichen reichen; man rührt einen kleinen Theelöffel Saleppulver mit 1 Efslöffel kalten Wassers zu einem Breie an und vermischt diesen unter stetem Umrühren mit 1 Tasse kochender Milch oder Fleischbrühe, wozu man noch etwas Zimmt setzen kann.

Aeufserlich zu Klystiren, etwa 1 Theelöffel voll erst mit kaltem, dann mit kochendem Wasser angerührt; die Gesammtquantität wird des Heilzwekkes halber nur ℥iß.-iij. betragen dürfen. Auch kann noch ½ Eigelb hinzusetzen, mufs aber natürlich das Klystir im Hause bereiten lassen.

Radix Scillae s. Squillae. **Meerzwiebel.** Die Meerzwiebel erhöht die seröse Resorption, treibt den Urin stark und kann daher in allen Krankheiten der Vegetation mit Vortheil benutzt werden, wo es auf Verflüssigung, Auflösung eines zähen Schleimes, Vermehrung der Urinabsonderung ankömmt. Es werden jedoch die Digestions- und Assimilationsorgane leicht von ihr nachtheilig affizirt; auch bekömmt sie nicht bei empfindlichen Individuen, Neigung zur Entzündung, schwacher Verdauunng etc. Vorzugsweise ist sie in hydropischen Affektionen der Kinder, namentlich nach Scharlach, als Heilmittel empfohlen worden; es ist indessen doch dabei zu berücksichtigen, dafs, so kräftig sie auch bei Erwachsenen sich in Wassersuchten erweist, sie doch eigentlich der kindlichen Individualität nicht recht angemessen ist. Wenigstens achte man, wenn man sie in Gebrauch zieht, doch ja darauf, dafs dem Hydrops kein entzüudliches Leiden zum Grunde liege (was bei Ansammlung des Wassers in der Brusthöhle nach Scharlach meistentheils der Fall, weshalb sie auch hier nie gut bekömmt), so wie es auch räthlich erscheint, sie bei sehr empfindlichen Kindern, mit schwachen Digestionsorganen zu vermeiden und sich neben dem Gebrauch anderer passenden Mittel auf ihre äufsere Anwendung zu beschränken (Benedict: Geschichte des Scharlachfiebers) oder ihre für die Kinderpraxis mehr passenden Präparate *Acetum* und *Oxymel Squillae* im Gebrauch zu ziehen.

Dosis und Darreichunsform. Innerlich: Man giebt die Squilla zu $\frac{1}{4}$-$\frac{1}{2}$ Gr. alle 2-3 Stunden mit Zukker, Krebsaugen, *Tartarus depuratus*, *Digitalis* etc. in Pulver. Einige Aerzte geben sie nur des Abends einmal, aber dann in einer gröfseren Dosis, 2-4 Gr. Dies Verfahren pafst besonders für sehr hartnäkkige Fälle, da, wie man bemerkt haben will, die Squilla oft erst dann, wenn sie einige Ausleerungen nach oben und unten hervorgebracht, was nach jenen gröfseren Dosen meistens der Fall sein wird, als recht kräftiges Diureticum wirkt. Berndt (Bemerkungen über das Scharlachfieber, Greifswald 1827) rühmt besonders die Verbindung der Squilla mit dem *Tartarus boraxatus* und auch bei Meifsner bestätigte sich dieser Nutzen. Man giebt die Squilla ferner auch im Aufgufs, etwa ℈β. auf ℥vj. Wasser, Kinder- und Efslöffelweise.

Aeufserlich als Salbe von Hufeland als wirksames zertheilendes Mittel bei Drüsen, Wassergeschwülsten, Verhärtungen empfohlen; als Liniment z. B. ℈j.-ʒβ. mit Speichel früh und Abends in die Nierengegend eingerieben: bei Wassersucht als Diureticum.

533.

℞ *Rad. Squill.*
Fol. Digital. āā gr. iij.
Ol. Juniper. gutt. vj.
Tartar. boraxat.
Rad. Liquirit. āā ʒj.
Cort. Cinnamom. gr. vj.
M. divid. in xij. part. aequal.
S. 3-4 Mal täglich ein Pulver.
Pulv. diureticus Ph. Paup., wo man statt des zerfliefsenden *Tart. boraxatus* wohl den *Tart. depuratus* substituiren könnte.

534.

℞ *Rad. Squill.* gr. iij.-vj.
Cort. Cinnamom. ʒβ.
Sacchar. alb. ʒiβ.
M. f. Pulv. divid. in xij. part. aequal.
S. 3-4 Mal täglich ein Pulver. (Für ein 5-8 jähriges Kind.)

535.

℞ *Rad. Squill.* ℥iij.
Coq. c. lixiv. caust. q. s. ad mucilaginem, cola et adde
Adip. suillae q. s. ut f. Ungt.
S. *Unguentum Squillae. Ph. Paup.*

Radix Senegae. Senegawurzel. Die Senega wirkt kräftig auf das gesammte lymphatische Gefäfssystem, befördert dadurch die Resorption, die Absonderung der Haut und der Nieren. Vorzugsweise aber ist es die Schleimhaut der Respirationsorgane, in der sie ihre Wirkung ausspricht und sie vermag hier gröfsere Thätigkeit anzuregen, eine zu zähe Absonderung zu verflüssigen und überhaupt den Auswurf zu befördern. Dabei erregt sie das Gefäfssystem nur wenig und wird durch das Vorhandensein von Fieber, wenn dasselbe nur nicht ächt entzündlicher Art ist, keinesweges kontraindizirt. Die Krankheiten des kindlichen Alters, in denen die Senega als Heilmittel benutzt wird, sind folgende:

1) Croup. Die beiden Archer waren es zuerst, welche die Senega in der genannten Krankheit empfahlen. Sie gaben die Senega gleichzeitig mit Calomel und sahen darauf Husten, Brechreiz und nach 2 Stunden schon Auswurf von klebrigem Schleim und Pseudomembran erfolgen. Sie bedienten sich eines starken Decocts ℥β. mit ℥viij. auf ℥iv. eingekocht, ½ stündlich einen Thee- bis Efslöffel, nach dem Alter; wurde aber das Decoct nicht mit grofser Sorgfalt bereitet, so gaben sie dem Pulver den Vorzug, das sie zu 4-5 Gr.

pro dos. reichten. Auch anderen Aerzten bestätigte sich der Nutzen der Senega bei der in Rede stehenden Krankheit und es verdient daher das Mittel grofse Beachtung. Bezüglich der Zeit ihrer Anwendung möchte zu bemerken sein, dafs da, wo starkes Fieber ist und überhaupt aktive Entzündung obwaltet, sie allerdings nicht pafst und erst dem inflammatorischen Zustand begegnet werden mufs; wo man es aber mit skrophulösen, bleichen, welken Körpern zu thun hat, wo die Augen trübe und matt sind, die Haut kühl und trokken ist, der Puls keine Härte hat, sich oft verändert, der Urin nicht roth, sondern wässerig ist, da mufs sie als erstes und gröfstes Mittel angewendet werden (Sachse). Stieglitz (Hallesche allgemeine Literaturzeitung 1810) sagt: „Die Aerzte haben in dem späteren Zeitraume des Croups immer nur das Extravasat im Auge, beziehen alles nur auf das mechanische Hindernifs des Athems. Leider können wir, da wo es mit der Krankheit zu weit gediehen, wo eine zu grofse Ueberfüllung mit Pseudomembran vorhanden ist, nur wenig thun, dies Hindernifs wegzuräumen. Allein aus der Kenntnifs anderer Fieber mit leidenden Bronchien geht hervor, dafs der entzündliche Zustand jeder Art und jeden Grades hier sehr leicht und schnell sich in Schwäche, die an Lähmung gränzt, umsetzt. Der Croup hat dies mit der Bronchitis gemein, wozu er gehört. Hierauf hat die Unterbrechung der gegenseitigen Einwirkung der atmosphärischen Luft und der nach den Lungen gelangenden Blutmasse wohl vorzüglich Einflufs. — Es mufs daher ein Zeitraum in der Behandlung des Croup's sein, in dem es thörigt und höchst schädlich sein wird, noch an Herunterbringung der Entzündung zu denken, Ader zu lassen und Quecksilber zu geben; das entzündliche Stadium ist vorüber. Nicht nur die Natur ist in ihrer Thätigkeit zu unterstützen, sondern auch die eingetretene Schwäche, die drohende Lähmung zu berücksichtigen. Hier kann Moschus, Senega, Campher nützen.“

2) Die Senega pafst ferner in den späteren Stadien der Pneumonie, der *Febris meseraica*, wenn der Zustand des Fiebers gemindert, die entzündliche Diathesis gebrochen ist und die vermehrte Schleimsekretion als das Resultat der aus dem Entzündungszustande hervorgegangenen Metamorphose zum Heilobjekte wird. Auch im Keuchhusten wird sie zur

Beschränkung der übermäfsigen Sekretion und zur Verhütung, dafs die Absonderung nicht habituell werde, mit Nutzen in Anwendung kommen; Wendt lobt hier besonders die Verbindung mit *Vinum stibiatum.*

Dosis und Darreichungsform. Man giebt die Senega nicht leicht in Pulver, da sie in dieser Form sehr widerlich ist, leicht Erbrechen macht; (der Croup macht hier eine Ausnahme, da in dieser Krankheit jene Erscheinungen nicht zu fürchten, ja sogar wünschenswerth sind) zu 2-4 Gr. 1-2stündlich gewöhnlich in Verbindung mit Calomel, Moschus und Calomel. Gewöhnlicher ist die Form des Decocts, ʒß.-ij. auf ℥iv.-vj. (im Croup passen die stärkeren Gaben) mit *Ammonium muriaticum*, *Vinum stibiatum*, *Sulphur aurat. Antimonii* und dergl.

536.

℞ *Rad. Senegae.*
Calomelan. āā gr. ij.
Sacchar. alb. ℈ß.
M. f. Pulv. dent. tal. dos. No. VI.
S. Stündlich 1 Pulver mit *Syr. Senegae* zu nehmen.
(Bei Croup.) Sachse.

537.

℞ *Rad. Seneg.* ʒß.-j.
Coq. c. *Aq. fervid.* ℥vj. ad Colatur. ℥iv., adde
Vin. stibiat. ℈ij.-ʒj.
Syr. Althaeae ℥j.
MDS. 2stündlich 1 Efslöffel.
Wendt.

538.

℞ *Rad. Seneg.* ʒß.
Inf. in s. q. *Aq. fervid.* per ¼ hor. Colatur. ℥iv., adde
Sal. Ammoniac. dep. ʒß.
Syr. Althaeae ℥j.
MDS. 2stündlich 1 Efslöffel.
(Für ein kleines Kind.)
Wendt.

539.

℞ *Rad. Seneg.*
— *Liquirit.* āā ʒij.
Coq. c. *Aq. fervid.* ℥viij. ad remanent. ℥iv. Colatur., adde
Sal. Ammoniac. ʒj.
Syr. flor. Rhoead. ℥j.
MDS. Stündlich 1 Kinderlöffel.
(Bei Croup für ein 2½jähriges Kind.) Sachse.

Radix Serpentariae Virginianae. Virginische Schlangenwurzel. Die Serpentaria regt die Gefäfsthätigkeit auf, erhitzt, befördert die Hautthätigkeit, steht in dieser Beziehung dem Campher nahe und pafst in allen den Fällen, wo es um eine sichere und schnelle Steigerung der gesammten Lebensthätigkeit zu thun ist und wo eine sich kund gebende Neigung zur Zersetzung und Fäulnifs zu bekämpfen ist. Vorzugsweise wird sie daher bei Exanthemen gerühmt, wo brandige Entartung zu befürchten steht, wo die Kräfte sehr gesunken sind und es darauf ankömmt, durch flüchtige, ätherische Mittel die irritable Thätigkeit in dem Gesammtleben aller Systeme zu steigern, damit auf diese Weise die Natur mit Kraft sich erheben und der sie bedrohenden Zerstörungen entgegenstellen könne. In solchen Fällen giebt man die Serpentaria alternatim mit Campher, verbindet sie auch wohl im Decocto-Infusum mit China oder setzt ihr Extractum Chinae zu.

Dosis und Darreichungsform. Man giebt die Serpentaria im Aufgufs, ʒiβ.-iij. auf ℥iv.-vj Colatur 2-3 stündlich einen Efslöffel. Verbindungen s. oben.

540.

℞ *Rad. Serpentar.* ʒiβ.-iij.
Inf. in s. q. *Aq.* per ½ hor.
Colatur. ℥iv. refriger., adde
Spirit. sulphurico-aether. ℈ij.
Syr. flor. aurant. ℥j.
MDS. 2stündlich 1 Efslöffel.

541.

℞ *Cort. Chin. fusc.* ℥β.
Coq. c. *Aq. commun.* ℥xij.
sub finem coct. infunde
Rad. Serpentar. ʒij.
ad Colatur. ℥vj., cui adde
Syr. cort. aurant. ℥j.
MDS. Stündlich 1 Efslöffel.

542.

℞ *Rad. Serpentar.* ʒij.
Inf. *Aq. fervid.* q. s. per ½ hor.
in Colatur. ℥iv., solve
Extr. Chin. frigid. parat. ʒj.-iβ.
Syr. flor. aurant. ℥j.
MDS. 2stündlich 1 Efslöffel.

Radix Valerianae minoris. Baldrianwurzel.

Die Valeriana wird unter den flüchtigen Mitteln am häufigsten benutzt; sie ist ein sanftes aber wirksames Erregungsmittel für das Nervensystem, erhitzt nicht besonders, hält auch keine Ausleerungen zurück und scheint selbst manche Ab- und Aussonderungen, wie z. B. die der Haut, zu befördern. Sie wird selbst von den empfindlichsten Individuen ertragen, und bekömmt auch Kindern gut. Besonders zu berücksichtigen ist bei diesen noch die feindliche Wirkung, die der Baldrian auf die Würmer ausübt, und wodurch er bei durch dieselben erregten Störungen, Krämpfen etc. ein sehr brauchbares Anthelminthicum wird. Man hat den Baldrian benutzt: in Fiebern, wenn sie sich zum *Status nervosus* hinneigen, bei akuten Exanthemen, wenn sie sich mit gelinder Nervenschwäche verbinden oder ein krampfhafter Zustand des Hautorgans einen völligen Ausbruch des Exanthem's verzögert. Hier, wo nach höhere Grade des Nervenleidens nicht eingetreten, wo die Krankheit noch gleichsam in der Mitte zwischen Sthenie und Asthenie steht, ist der Baldrian ein treffliches Mittel und wird, besonders mit gelind diaphoretischen Mitteln verbunden *Liquor Ammonii acetici, succinici* etc., mit grofsem Nutzen gegeben. Richter hält ihn in solchen Fällen für unentbehrlich und will ihn selbst in der frühesten Periode, namentlich der Dentition, gereicht wissen.

Man hat den Baldrian ferner benutzt bei Krämpfen, in denen Richter gleichfalls sehr viel von ihm erwartet. Wendt ist der Ansicht, dafs die krampfwidrigen Wirkungen des Baldrian's bei spastischen Krankheiten der Erwachsenen entschiedener als in denen der Kinder hervorträten. Es liegt dies theils in dem Umstande, dafs im kindlichen Alter die Krämpfe aus den tiefen Störungen der Vegetation, worauf der Baldrian nicht einwirkt, ihren Ursprung nehmen, theils ist auch der höchst widrige Geschmack dieses Mittels von der Art, dafs kleine Kinder dasselbe, sobald sie sich nur der äufseren Eindrükke bewust werden, nur mit grofsem Widerwillen nehmen. Am meisten wird der Baldrian in den Krämpfen leisten, die durch Würmer erregt werden, so wie er überhaupt ein gutes Anthelminthicum ist, das nicht allein die Würmer abtreibt, sondern auch vermöge seiner gelind stärkenden, den Tonus hebenden Eigenschaft eine Wiedererzeugung derselben zu verhüten vermag, ein Vorzug, den nicht alle sogenannten Wurmmittel mit ihm theilen.

Dosis und Darreichungsform. Innerlich: Man giebt den Baldrian zu 5-10-15 Gr. und mehr, einigemal täglich in Pulver, Latwerge (in diesen beiden Formen jedoch nur zur Vertreibung von Würmern, in Verbindung mit anderen passenden Mitteln, s. *Semen Santonici*) am häufigsten im Aufguſs (paſst besonders für akute Krankheiten) ℥ij.-℥β.

auf ℥vj. Colatur mit diaphoretischen, flüchtigen, krampfstillenden, anthelminthischen Mitteln in Verbindung.

Aeufserlich zu Klystiren, besonders anthelminthischen etwa ʒij. mit der hinreichenden Menge Wassers infundirt, in Verbindung mit *Sem. Santonici*, s. dort, *Asa foetida*, s. dort und dergl.

543.

℞ *Pulv. rad. Valerian.* ℈j.
Calomelan. gr. iij.
Sacchar. alb. ʒj.
M. f. Pulv. divid. in iv.-vi. part. aequal.
S. 3 Mal täglich 1 Pulver. (Gegen Würmer.)
Gölis.

544.

℞ *Pulv. rad. Valerian.* ℥β.
— — *Jalapae* ʒij.
M. f. Pulv. divid. in viij. part. aequal.
S. Morgens nüchtern 1 Pulver.
Störck.

545.

℞ *Rad. Valerian.*
Magnes. carbonic. āā ʒj.
Rad. Irid. florent. ʒiβ.
— *Liquirit.* ʒij.
Sem. Anisi ʒβ.
Croci gr. viij.
M. f. Pulv.
DS. Täglich 2-3 Mal und öfter 1-2 Messerspitzen voll. (Bei Säure, Blähungen etc.)
Hufeland.

546.

℞ *Pulv. rad. Jalap.*
Limatur. mart. āā ʒj.
Pulv. rad. Valerian. ʒiij.
Rooh. Dauc. q. s. ut f. Electuar.
S. Theelöffelweise.

547.

℞ *Rad. Valerian.* ℥β.
Inf. s. q. *Aq. fervid.* per ½ hor.
Colatur. ℥vj. refrig., adde
Aether- sulphuric. ʒβ.
Liq. Ammon. acetic. ℥β.
Syr. Chamomill. ℥j.
MDS. 2stündlich 1 Efslöffel. (Bei leicht nervösen Exanthemen.)

548.

℞ *Rad. Valerian.* ʒij.
Inf. *Aq. fervid.* q. s. per ½ hor.
Colatur. ℥iv., adde
Liq. Ammon. succ. ʒj.
Syr. flor. aur. ℥β.
MDS. 2stündlich 1 Efslöffel. (Bei nervösen Pokken, alternatim mit Moschus.)

549.

℞ *Rad. Valerian.* ʒiij.
Inf. *Aq. fervid.* q. s. per ½ hor.
Colatur. ℥iv. refriger., adde
Liq. Ammon. pyro-oleos. ℈ij.
Moschi genuini gr. viij.
Tinct. Ambrae ʒij.
Syr. flor. aurant. ℥β.

MDS. ½ stündlich 2 volle Theelöffel (1 Kinderlöffel) umgeschüttelt. (Für Kinder von 2-4 Jahren. Bei Asthma Millari.) Wendt.

Resina Guajaci nativa. Guajakharz. Das Guajac affizirt in seinen Wirkungen vorzüglich die Vegetationsorgane, namentlich aber die äufsere Haut, das lymphatische und Drüsensystem. Es vermehrt die Ab- und Aussonderungen der Haut, der Nieren und des Darmkanals, bewirkt im Allgemeinen Verflüssigung und pafst daher besonders bei chronischen Krankheiten der vegetativen Gebilde von gehinderter Ab- und Aussonderung, welche schon die Stufe der Dyscrasie erreicht oder überhaupt schon abnorme Produkte gebildet haben (Vogt). Zugleich beschleunigt es die Circulation, erhitzt und wirkt auch bei anhaltendem Gebrauche leicht nachtheilig auf die Digestionsorgane. Reizlose, aufgedunsene, phlegmatische Individuen vertragen es am besten; durch Vollblütigkeit, Fieber, *Plethora abdominalis* wird es kontraindizirt. Unter den Krankheiten des kindlichen Alters sind es namentlich die Skropheln und die in ihrem Gefolge erscheinenden Hautausschläge, Augenentzündungen etc. gegen die man es in Gebrauch gezogen. Es pafst in der genannten Krankheit besonders, wenn die Reizlosigkeit und Atonie einen hohen Grad erreicht, die Sekretionen sehr träge erscheinen, lymphatische, schleimige Stokkungen, zäher Schleim aufzulösen sind etc.; man giebt es hier vorzugsweise gerne in Verbindung mit Schwefelantimon, *Aethiops antimonialis* und *mineralis*. Bei seinem Gebrauch achte man besonders auf die Stuhlausleerungen; wo es schon in kleinen Gaben Bauchgrimmen, sehr flüssige Stühle bewirkt, da erscheint es nicht gerathen, seinen Gebrauch fortzusetzen. Als günstiges Zeichen hingegen kann es betrachtet werden, wenn täglich einige breiige Stühle ohne weitere Unbequemlichkeit erfolgen.

Dosis und Darreichungsform. Man giebt die *Resina Guajaci* zu 5-10 Gr. 2-3 Mal täglich in Pulver, in Verbindung mit *Aethiops antimonialis* und *mineralis*, s. dort, *Pulvis Plummeri*, *Limatura martis*, *Rheum* etc.

550.

℞ *Resin. Guajac.* gr. v.
Aethiop. antimonial. gr. iij.
Pulv. herb. Digital. gr. ¼.
Sacchar. alb. ℈ß.
M. f. Pulv. dent. tal. dos.
No. xij.
S. Für ein Kind von 7 Jahren täglich 3 Mal, für ein Kind von 4 Jahren täglich 2 Mal 1 Pulver.
Hufeland.

551.

℞ *Pulv. ostracodermat.* (s. *Conch. ppt.*) ℥ß.
Pulv. resin. Guajac.
Limatur. mart. āā ʒß.
Sacchar. alb. ʒiij.
M. f. Pulv.
S. 2 Mal täglich eine Messerspitze (= 10 Gr.)
Gölis.

552.

℞ *Calomelan.*
Sulphur. aurat. antim. āā gr. j.
Resin. Guajac. nativ. gr. x.
Extr. Conii macul. gr. ij.
Rad. Liquirit. ℈ß.
M. f. Pulv. dent. tal. dos.
No. xij.
S. 2 Mal täglich 1 Pulver. (Für ein Kind von 8-10 Jahren.)
Vogt.

Sapo medicatus s. natronatus. **Medizinische Seife.** Die Wirkungen der Seifen sind im Allgemeinen die der Kalien, nur ist die Seife viel milder als jene und man hat daher von ihr kein chemisches Eingreifen auf die inneren Magenhäute zu fürchten. Dagegen aber ist sie viel unverdaulicher, verdirbt leicht die Digestion und wirkt überhaupt bei längerem Gebrauche feindlich auf das Ernährnngsgeschäft und das gesammte vegetative Leben ein. In der Kinderpraxis wird die Seife hauptsächlich als säurebrechendes Mittel benutzt, hat aber hier vor anderen Mitteln dieser Art nichts voraus. Nur da, wo die Säure von einer unvollkommenen, fehlerhaften Gallenabsonderung abhängt, wie dies häufig bei habituellen Koliken, Durchfällen und Magensäure der Kinder der Fall ist, kann sie wegen ihrer gleichzeitig auflösenden, die Gallenabsonderung verbessernden Eigenschaft zuweilen gute Dienste leisten. So empfiehlt Kamper bei Kindern, die ohne Mutterbrust auferzogen werden, beständig an Säure und den daraus resultirenden Krankheitserscheinungen leiden, etwas Seife mit dem Kinderbrei zu vermischen und auch Hufeland empfiehlt selbst bei gröfseren Kindern, früh und Abends 6-10 Gr. Sapo als säuretilgendes, eröffnendes, schleimauflösendes Mittel der Suppe beizumischen. Die Benutzung der Seifen bei Vergiftung durch scharfe Säuren ist hier blofs zu erwähnen.

Dosis und Darreichungsform. Man giebt die medizinische Seife zu 5-10 Gr., nicht gerne in Pulver, häufiger als Lecksaft, Latwerge, in Verbindung mit *Magnes. carbonica*, *Rheum*, s. dort, etc.

553.
℞ *Sapon. medic.* ℈β.
Magnes. carbonic.
Sem. Foenicul. āā ʒij.
M. f. Pulv.
S. 4-5 Mal täglich einer Bohne grofs zu nehmen. (Bei Säure.) Jahn.

554.
℞ *Sapon. med.* ℈j.
Lapid. Cancror. ʒβ.
Gumm. Mimos. ʒj.
Aq. Foenicul. ℥iij.
Sacchar. alb. ʒij.
MDS. Umgeschüttelt 2stündlich ½-1 Theelöffel.

555.
℞ *Sapon. medic.* ʒj.
Ol. amygdal. ℥j.
Syr. Althaeae ℥iβ.
MDS. 3 Mal täglich 1-2 Theelöffel. (Bei Säure und Krämpfen.) G. A. Richter.

556.
℞ *Syr. Rhei* ℥j.
Sapon. medic. ℈j.
MDS. Theelöffelweise.

Semen Anisi vulgaris. Anis. Ein sanft reizendes Mittel, das wohlthätig auf die Verdauung wirkt, Blähungen treibt, die Sekretion der Schleimhäute in den Respirationsorganen befördert und daher mit Nutzen bei Blähungsbeschwerden, Koliken, Magensäure, Husten, Brustverschleimung in Anwendung kömmt. Gerne setzt man zu abführenden Mitteln wie Senna, Rhabarber etc., um den Leibschmerzen vorzubeugen, etwas Anis hinzu; auch bildet er einen Bestandtheil der *Species pectorales*.

Dosis und Darreichungsform. Man giebt den Anis gewöhnlich im Aufgufs, etwa ʒβ.-j. auf ℥iv.-vj. Wasser, efslöffelweise.

Semen Cannabis. **Hanfsamen.** Ein schleimiges Mittel, das bei Heiserkeit, Katarrhen, Husten, Harnbeschwerden, Krämpfen und Entzündungen des Darmkanals, zum Einhüllen scharfer Mittel etc. mit Nutzen angewendet werden kann. Man giebt es besonders in Emulsion und diese verdient selbst vor einer Mandelemulsion den Vorzug, weil sie schleimiger ist und nicht so leicht Verstopfung macht. Jahn (medizinisches Konversationsblatt 1831.) will den Hanfsamen auch als narkotisches Mittel bei Kindern mit Vortheil benutzt haben. Er sagt: »Dafs der Hanfsamen narkotische Kräfte besitze, lehrt der Umstand, dafs die Orientalen die Hanfblätter und Molwitz das weinige Extract derselben als Surrogat des Mohnsaftes empfehlen, dafs meine Landsleute die sogenannten Schreikinder beruhigen, indem sie ihnen Hanf unter den Kopf legen, dann die Homöopathie. Aber seine narkotischen Kräfte sind ganz gelinde. Wie einerseits an das Bilsenkraut dadurch, dafs seine Kraft an Oel gebunden ist, so schliefst er sich andererseits an das Lycopodium an, dafs er unter die Albuminosa gehört und dafs seine Kraft vorzugsweise dem uropöetischen Systeme zugewandt ist. Ich habe ihn fast in allen Formen von Krämpfen zarter Kinder gegeben, besonders auch in Klystiren und selten hat mich meine Wahl gereut.«

Dosis und Darreichungsform. Man giebt den Hanfsamen in Emulsion, etwa ℥β. auf ℥vj., efslöffelweise, bei gröfseren Kindern auch wohl zu ½ Tassen.

557.

℞ *Sem. Cannab. sativ.* ℥β.
terend. sensim misc. c.
Aq. commun. ℥vj. ut f.
Emuls., in qua solve
Gumm. Mimos. ʒj.
Sacchar. alb. ℥β.
Colatur.
DS. Stündlich 1 Efslöffel.

558.

℞ *Sem. Cannab.*
Amygd. dulc. excort. āā ℥β.
terend. sensim misc. c.
Aq. commun. ℥vj. ut f.
Emuls., in Colatur., solve
Past. Althaeae ʒij.
MDS. Stündlich 1 Efslöffel.

Semen Cinae s. Santonici. Zittwersamen.

Der Zittwersamen wird ausschlieslich wegen seiner anthelminthischen Wirkungen benutzt; er ist unter allen Wurmmitteln das gebräuchlichste und auch sicherste Mittel, um bei Kindern Askariden abzutreiben und kann längere Zeit ohne Nachtheil gereicht werden. Zuweilen jedoch leistet er auch die gewünschte Wirkung nicht und man erreicht dann mit anderen, dem Anscheine nach weniger wirksamen Mitteln seinen Zweck. Richter (Arzneimittellehre) bemerkt mit Recht, dafs die Unbekanntschaft mit den Bedingungen, unter welchen überhaupt Würmer abgehen, eben es ist, welche die Aerzte veranlafst hat, so mannigfache Methoden zur Bekämpfung des Uebels aufzustellen und wir glauben dafs auch bezüglich der Wurmerzeugung im kindlichen Organismus, die zum Grunde liegenden Bedingungen, wenn auch gekannt, doch häufig nicht genug berücksichtigt werden. Nie ist bei dieser Krankheit zu übersehen, dafs die Erzeugung und das Vorhandensein einer grofsen Menge von Würmern stets eine schon gesunkene Thätigkeit des Darmkanals und geschwächte oder krankhaft umgeänderte Reproduktion voraussetze, dafs also da, wo diese Anhäufung von Würmern vorgeht, vorher allgemeiner Krankheitszustand vorhanden war, der die Entstehung von krankhaften Erscheinungen, vermöge der vorhandenen Schwäche und gröfseren Reizbarkeit begünstigt. Immer bleibt es daher Pflicht des Arztes, sich mit der blofsen Entfernung der Würmer nicht zu begnügen, sondern auch den ihnen zum Grunde liegenden Ursachen entgegen zu arbeiten und durch Belebung und Stärkung der Digestion und gesammten Reproduktion des Kindes einer Wiedererzeugung derselben vorzubeugen. Den Vorzug verdienen daher jene Wurmmittel, die gleichzeitig beiden Zwekken entsprechen und in sofern ist der Zittwersamen, der durchdringend reizend auf die Unterleibsnervengeflechte und zugleich nach Art der Bitterkeiten tonisch wirkt, ein schätzbares Anthelminthicum. Auch pafst er, besonders bei schwächlichen Kindern, im Wurmfieber und kann hier als ein für die alienirte Thätigkeit der Unterleibsnerven und ihrer Ganglien beruhigendes Mittel in Anwendung kommen. Noch stehe hier die für alle Wurmmittel geltende Bemerkung dafs man 1) die einzelnen Gaben reichlicher verordnen müsse, weil in der Regel vorausgesetzt werden kann, dafs durch den anhaltenden Wurmreiz und durch den Wurmschleim die Empfindlichkeit der inneren Fläche des Darmkanals etwas abgestumpft wird, und 2) dafs die besonders von Rosenstein geltend gemachte Regel, wurmtreibende Mittel nur bei abnehmendem Monde zu geben, nicht unberücksichtigt bleiben dürfe, da sie, wenn auch durch die Theorie nicht gehörig erklärt, doch durch die Erfahrung gerechtigt wird.

Dosis und Darreichungsform. Innerlich: Am wirksamsten ist der Zittwersamen in Substanz (z. B. früh Morgens nüchtern auf Butterbrod) zu ℈ß.-ʒß. und zwar gröblich zerstofsen, in welcher Form er nach Bremser auch vielleicht mechanisch wirkt. Eine gute Form ist auch, ihn mit Honig, Pflaumenmufs, Möhrensaft zur Latwerge zu machen und auf Butterbrod zu geben. Berühmt sind die Latwergen von Störk, Bremser, Rosenstein; s. die Formeln. Man giebt den Zittwersamen ferner in Aufgufs (und zwar eignet sich diese Form vorzugsweise für akute Zustände, Wurmfieber, Krämpfe etc.) etwa ℥ß.-j. auf ℥iv.-vj. für ein 4-8jähriges Kind, mit anderen flüchtigen Mitteln, Valeriana, Aether und dergl. in Verbindung. Für sehr eigensinnige, jede Arznei verweigernde Kinder pafst auch die von Fleisch vorgeschlagene Zukkerwerkform, s. unten.

Aeufserlich als Klystir, etwa ℥ß. mit der hinreichenden Menge Wassers infundirt, in Verbindung mit *Valeriana*, *Asa foetida* etc.

559.

℞ *Pulv. rad. Valerian.*
Sem. Cinae āā ℈j.
Calomelan. gr. ij.
Sacchar. alb. ℈ij.
M. f. Pulv. divid. in iv. part. aequal.
S. 2 Mal täglich 1 Pulver.
Gölis.

560.

℞ *Sem. Cinae* ʒij.
Rad. Jalapae.
Sacchar. alb. āā ʒj.
M. f. Pulv. divid. in vj. part. aequal.
S. 3stündlich 1 Pulver.
Schubarth.

561.

℞ *Pulv. Sem. Cinae* gr. xv.
— *rad. Rhei* gr. xij.
Aloes lucid. gr. vj.
Calomelan. gr. iij.
Rad. Ipecacuanh. gr. j.
M. f. Pulv. divid. in iij. part. aequal.
S. Früh 1 Pulver. Pafst nur

für gröfsere Kinder und findet auch da wegen des üblen Geschmakkes grofse Schwierigkeiten.

562.

℞ *Sem. Cinae* ʒij.
Pulv. rad. Jalapae ʒβ.
— — *Valerian.* ʒj.
Oxymell. Squill. q. s. ut f. Electuar.
S. Alle 2-3 Stunden 1 guten Theelöffel voll. Störk.

563.

℞ *Sem. Cinae* ℥β.
Pulv. rad. Valerian. ʒij.
— — *Jalap.* ʒβ.
Tart. vitriolat. ʒiβ.
Oxymell. Squill. q. s. ut f. Electuar.
S. 2-3 Mal täglich 1 Theelöffel. Bremser.

564.

℞ *Pulv. rad. Valerian.* ʒiβ.
— — *Jalap.* ʒj.
Sem. Cinae ℥β.
Tart. tartarisat. ʒij.
Oxymell. Squill. ʒvj.
Syr. commun. q. s. ut f. Electuar.
S. 4 Mal täglich 1 Theelöffel voll. *Electuarium anthelminthicum. Ph. Paup.* Hufeland.

565.

℞ *Pulv. Sem. Cinae* ʒv.
— *rad. Jalap.* ʒj.
Chocolat. pulv. ʒiij.
Mucil. Gumm. Mimos. q. s. ut f. Trochisci No. 30.
S. Täglich 4 Mal 2-3 Stück zu geben. (Für ein Kind von 10 Jahren.) Vogt.

566.

℞ *Sem. Cinae.*
Chocolat. pulv. āā ʒij.
Sacchar. alb. ℥β.
Mucil. Gumm. Tragac. q. s. ut f. Trochisci No. 30.
S. 3stündlich 4-6 Stück. (Für Kinder von 4-6 Jahren.) Fleisch.

567.

℞ *Sem. Cinae.*
Rad. Valerian. āā ʒij.
Inf. et diger. c. *Aq. fervid.* Colatur. ℥iv. refrig., adde
Extr. nuc. Jugland.
Liq. anodyn. Hoffmann.
Tinct. cort. aurant. āā ʒj.
Syr. cort. aurant. ℥β.
MDS. 2stündlich 1 Kinder- bis Efslöffel. Henke.

568.

℞ *Sem. Cinae.*
Rad. Valerian. āā ℥β.
Inf. et diger. c. *Aq. fervid.* Colatur. ℥viij., adde
Asae foetid. in Vitell. Ov. solut. ʒj.
MDS. Zu 2 Klystiren.

Semen Lycopodii. **Bärlappsamen.** Der Bärlappsamen wurde zuerst von Javandt und Hufeland gegen schweres, schmerzhaftes Harnen und Blasenkrämpfe zahnender Kinder empfohlen und ist von ihnen mit ausgezeichnetem Nutzen gebraucht worden. Auch anderen Aerzten bestätigte sich dieser Nutzen. So erhielt ein an einer heftigen Dysurie äusferst gefährlich krankes Kind fast augenblicklich durch die Anwendung des Lycopodium's Hilfe (Tode's Journ. Bd. 5.) und Busser (Hufeland's Journal Bd. 36.) heilte damit eine sich zum schweren Zahnen gesellende Strangurie. Nach Jahn (medizinisches Konversationsblatt 1831) wirkt der Bärlappsame auch noch als Nervinum und beruhigendes Mittel und soll bei Koliken, wo diese als Neurosen auftreten und bei spastischen Formen im anapnoischen Apparat sich sehr hilfreich erweisen. Jahn sagt darüber: „Das Lycopodium ist dafür bekannt, dafs es gegen krampfhafte Beschwerden, die im Harnsysteme haften, gute Dienste leistet. Der alte Wedel ist meines Wissens der Erste, der die genannte Eigenschaft wahrnahm, in neuerer Zeit kam sie durch Javandt, Hufeland und andere berühmte Männer wieder in Anregung. Ich selbst habe das Lycopodium nicht allein bei Kindern, sondern auch bei Erwachsenen in den angedeuteten Formen vielfältig mit Nutzen angewandt. Aber nicht allein auf die in den uropöetischen Apparat eingehenden Nerven, sondern auch auf andere Provinzen des sensitiven Systems wirkt der Bärlappsame herabstimmend, wenn gleich seine Kraft schwach und dann nur, wenn krankhafte Reizung vorliegt und auf seinen Gebrauch nachläfst, augenfällig ist. Mir ist dieses, seitdem ich das Mittel gegen hysterische Zufälle, gegen Asthma und Keuchhusten nicht ohne Nutzen gab, Thatsache. Besonders aber scheint mir der kindliche Organismus mit seinem zarten, so überaus beweglichem und empfindlichem Nervensystem für die Anwendung der Substanz geeignet. Ich habe sie sehr oft bei Kindern gegeben, am häufigsten bei Kolik der Kinder, einer Krankheitsform, die im Anfange ihres Bestehens leicht zu beseitigen ist, bei Vernachlässigung aber häufig zu den traurigsten Zufällen führt. Die Krankheit, kommt, wie jede Neurose, in Stöfsen nach freien Zeiten. Das Kind scheint gesund, plötzlich aber schreit es winselnd, verschmäht die Brust, zieht die Füfse an den

Bauch, wird blafs und kalt, leert grasgrünen, mit Schleim vermischten, oft den After wund machenden Koth aus, worauf dann wieder Ruhe kömmt. Wie oft habe ich diesen Zustand durch eine Auflösung von arabischem Gummi, der ich Bärlappsamen zusetzte, gehoben, nachdem schon Krebsaugen, Austerschalen, Kreide, Rhabarbersaft, Mannasyrup und wie das alberne Zeug mehr heifst, „um Säure zu tilgen, um Kindspech, Schleim, scharfe Galle auszuführen," fruchtlos gegeben waren, und nachdem Kamillenthee, durch Mund und After *lege artis* eingepumpt, die Krankheit verschlimmert und der Eklampsie nahe gebracht hatte. — Eben so häufig, als die erwähnte spastische Form, kommt in der Kinderwelt eine andere vor. Ihr Sitz ist der anapnoische Apparat. Die Kinder keichen, röcheln, husten in Paroxysmen, brechen auch wohl, alle Fiebererscheinungen fehlen, die kleinen Kranken sind blafs und kalt. Auch in dieser Form, die gewöhnlich mit Mitteln, die reizend auf die Brust und ihre Nerven wirken, somit Oel in's Feuer giefsen, mit Meerzwiebelhonig, Senegasyrup, Ammoniaksyrup, mit Goldschwefel, *Liquor Ammonii succinici*, *anisati* und dergleichen behandelt oder mifshandelt und, wenn geheilt, nur durch höchst mifsliche Ueberreizung geheilt wird, — auch in dieser Form, sage ich, habe ich Bärlapppulver mit vielem Erfolge gegeben, wenn es gleich in ernsteren Fällen zu schwach und durch kräftigere Mittel zu ersetzen sein dürfte."

Dosis und Darreichungsform. Innerlich: Man giebt das Lycopodium nach dem Alter zu ℈j.-ʒj. in 24 Stunden, in Latwerge, Schüttelmixturen und Linctus (mit Gummi Mimosae, Eidotter, Syrup Althaeae oder einer Emulsion).

Aeufserlich bedient man sich des Lycopodiums als Streupulver beim Wundwerden, dem Intertrigo junger Kinder, wo es eins der wirksamsten und unschuldigsten Mittel ist. Selbst wenn die Stellen schon geschwürig geworden, schafft es oft noch in Salbenform, zumal mit gleichen Theilen Zinkblumen (s. diesen Artikel) Hilfe.

569.

℞ *Sem. Lycopod.*
Gumm. Mimos. āā ℥j.
Syr. amygd. q. s. ut f. Electuar.
S. 2stündlich 1 Theelöffel.

Henschel.

570.

℞ *Sem. Lycopod.* ʒij.
Syr. Althaeae ℥iβ.
Aq. Foenicul. ℥ij.
MDS. Umgeschüttelt 2stündlich 2 Theelöffel.

Hufeland.

571.

℞ *Axung. porc. rec.* ℥β.
Flor. Zinc.
Sem. Lycopod. āā ʒj.
Misce exact.
S. Salbe.

Rosenstein.

Semen Phellandrii aquatici. **Wasserfenchelsamen.** Der Wasserfenchel gehört zu den balsamisch scharfen Mitteln, wird aber noch durch ein ihm inwohnendes fein anodynisches, selbst narkotischen Prinzip wirksam. Er wirkt erregend auf die ersten Wege, befördert die Verdauung, treibt Blähungen, scheint aber vorzugsweise in einer besonderen Beziehung zu den Respirationsorganen zu stehen. Man hat ihn als specifisch gegen die Lungensucht empfohlen und wenn er auch, dem Wesen der Krankheit nach, bei der schon weit vorgeschrittenen Phthisis keine Hilfe mehr bringen kann, so vermag er doch den Auswurf zu mindern und zu verbessern, das Fieber und die Engbrüstigkeit zu mäfsigen und so das Leben zu fristen. Jahn (*loc. citat.*) will ihn seiner sanften Wirkung wegen besonders in Kinderkrankheiten angewendet wissen; er sagt darüber: „Herz und Hufeland brachten auf einige Zeit den Samen des Wasserfenchels in Ansehn. Jetzt ist er schon wieder aus der Mode, aber mit Unrecht, wie ich glaube. Wohl ist es ein unsinniges Beginnen, wenn man Lungensucht mit ihm zu heilen sich anschickt. Er kann in dieser Krankheit nur als Nebenmittel, als unterstützendes Mittel dienen. Seine Kraft ist, wie auch Sauvages und die Tübinger Schule lehrt, offenbar gelind narkotisch und zwar besonders auf die Brustnerven ausgedehnt, und er kommt mit Digitalis (Pfaff) und Crocus, vielleicht auch mit Lactuca, nicht aber, wie Vogt will, mit Alant, Pimpinella, Pyrethrum etc. in eine Reihe zu stehen. In der Lungensucht wirkt er, wie die genannten Mittel und wie Blausäure und Dulcamara, dadurch wohlthätig, dafs er die Reizung in den unapnoischen Nerven abstumpft. Aber seine Kraft ist schwach und deshalb verdient er auch mit Recht ein Kindermittel zu heifsen und mehr, als geschieht, in der Kinderpraxis angewendet zu werden. Ich habe ihn oft mit Nutzen nicht allein in spastischen Brustbeschwerden, sondern auch bei anderen Nervenreizungen der Kinder gegeben und werde fortan noch öfter zu ihm greifen. Hat er mir doch selbst im Keuchhusten Erspriefsliches geleistet."

Dosis und Darreichungsform. Man giebt den Wasserfenchel zu 5 - 10 Gr. täglich 3 - 4 Mal in Pulver und wo diese Form nicht vertragen wird, im Aufgufs, etwa ʒij. auf ℥vj., 2 - 3 stündlich einen Efslöffel. Passende Verbindungen sind die mit *Lichen Islandicus*, *Herb. Digitalis* etc.

572.

℞ *Lichen Islandic.* ʒij.
Aq. commun. fervid. ℥vj.
Stent in digest. usq. ad refriger. tum aquam ut inutilem abjice et cum *Aq. comm.* ℥xij.
Coq. ad remanent. Colatur. ℥vj.
sub finem coct. addendo
Sem. Phellandrii ʒij.
in Colatur. solve
Succi Glycirrhiz. dep. ʒij.
MDS. Alle 2 Stunden 1 Efslöffel.

573.

℞ *Herb. Digital.* ℈β.
Sem. Phellandrii ʒij.
Inf. *Aq. commun. fervid.* q. s. Colatur. ℥iv., adde
Spirit. nitr. aether. ʒβ.
Syr. Althaeae ℥β.
MDS. 2 stündlich 1 Efslöffel voll.

Semen Sinapis. Schwarzer Senfsamen. Innerlich benutzt man therapeutisch den Senf nur selten bei Kindern. Thilow (allgemeine mediz. Annalen, 1817), der den Sitz des Keuchhustens in den linken Magenmund setzt, empfiehlt ʒj. Senfsamen mit ℥j. *Oxymel Squillae* gemischt, nach dem Alter alle Stunden zu 1 - 2 Theelöffel voll, als specifisch in der genannten Krankheit. Weit häufiger dient der Senf äufserlich als Hautreiz. Durch seine reizende, rothmachende Wirkung wird an der berührten Hautstelle die gesammte Vitalität bedeutend gesteigert und diese Reizung pflanzt sich bei der in der Kinderwelt namentlich so innigen antagonistischen und konsensuellen Verbindung, in der die Haut mit dem Totalorganismus und seinen verschiedenen einzelnen Theilen steht, sehr bald auf das Allgemeine fort. Es erregt diese Reizung der Haut durch Mitleidenschaft bald die ganze

Haut oder den gesammten Organismus, bald nahe gelegene Organe und steigert deren Vitalität, bald wirkt sie antagonistisch und leitet durch Gegenreiz von anderen Theilen des Körpers ab. Demnach bedient man sich der Senfteige

1) zur Hebung vitaler Schwäche, welche im Hautorgan ihren Sitz hat und wo wegen eben dieser Schwäche Exantheme, Blattern, Scharlach, Masern, Friesel sich nicht gehörig ausbilden können oder gar deshalb zurücktreten; bei zurückgetretenen Rheumatismen, Rosen, zurückgetretenen chronischen Hautausschlägen etc. Hier hat die Applikationsstelle nichts bestimmtes und man legt sie hintereinander auf verschiedene Stellen der Haut; war aber die zurückgetretene Affektion vorzugsweise eine örtliche, so applizirt man das Rubefaciens auf die vorher leidende Stelle.

2) Wo eine sympathische Reizung eines Theiles hervorgebracht werden soll, z. B. bei Lähmungen solcher Organe, zu denen man nicht unmittelbar gelangen kann. In allen diesen Fällen legt man die Rubefacientia unmittelbar auf die leidenden Theile.

3) Wo antagonistisch von anderen Theilen abgeleitet werden soll, z. B. bei Entzündungen, Congestionen, bei katarrhalischen, rheumatischen Affektionen, bei Diarrhoe, Schmerzen, Krämpfen, Gastrodynie, Brustkrämpfen, Koliken etc. Sie wirken in diesen Fällen durchgehends besäuftigend und gehören zu den schätzbarsten Palliativmitteln. Hufeland sagt von ihnen: „Ich habe sie schon oft bei den stärksten Zukkungen, Fieberhitze, engen Athem, bei völliger Betäubung und Phantasiren der Kinder, an die Waden gelegt, binnen einer halben Stunde die Dienste der besten kühlenden und krampfstillenden Mittel thun sehen, der Kopf ward freier, der Athem ruhiger, die Zukkungen ließen nach und die brennendste Hitze ging in eine sanfte allgemeine Ausdünstung über. — Sehr gerne lasse ich sie in solchen Fällen eine $\frac{1}{4}$ oder $\frac{1}{2}$ Stunde vor der Anwendung des Brechmittels auflegen, um dadurch schon vorher die Kongestionen nach den oberen Theilen abzuleiten und allen etwanigen Nachtheil, den das Erbrechen in einem solchen Zustand erregen könnte, zu verhüten — der nämliche Grund, warum man auch Klystire vorher zu geben pflegt; nur hat dieses oft die unangenehme Folge, dafs das Brechmittel, statt nach oben zu wirken, auch

unten durchschlägt." Die Zeit der Anwendung wird in diesen Fällen nach dem Stande der allgemeinen Empfänglichkeit bestimmt, indem man beachten mufs, dafs die Aufregung sich über den Ort der Anwendung hinaus erstrekken und das Uebel alsdann verschlimmern kann. Also nur wenn einzelne Theile sehr hervorstechend leiden, andere dagegen von der Aufregung unberührt geblieben sind, darf man den Sinapismus anwenden; Blutentziehung und krampfstillende Mittel müssen oft erst vorausgeschickt werden. Der Ort der Anwendung mufs wo möglich im Antagonismus mit dem leidenden Theile stehen; indessen gilt dies schon von der Haut im Allgemeinen. So legt man die Rubefacientia bei Delirien, heftigen Kopfschmerzen, überhaupt gereiztem Gehirnorgan, unter die Fufssohlen und sind diese zu empfindlich, an die Waden; bei inneren Entzündungen auf die den leidenden Theil zunächst umgebende äufsere Haut, bei anhaltendem Erbrechen auf die Magengegend, bei Krampfasthma auf die Brust etc. Was nun die Form der Anwendung betrifft, so bedient man sich des Senfes:

1) Als Sinapismus. (Offizinell: gepulverter Senf 1, Roggenmehl $\frac{1}{2}$ mit Essig zu einem Teige gemacht.) Man vermischt den Senf mit Sauerteig oder vermengt ihn mit Weizen- oder Leinsamenmehl; man kann durch den Zusatz von mehr oder weniger Senf den Reiz verstärken oder mindern, je nachdem eine rasche und kräftige, oder eine minder gewaltsame Wirkung beabsichtigt wird. Bei ganz kleinen Kindern von 1-2 Monaten ist schon Sauerteig mit etwas Essig hinreichend. Das Anfeuchten des Senfes geschieht meistens mit Essig, doch scheint der gemeine Essig die Schärfe des Mittels eher zu vermindern als zu erhöhen und die Bereitung mit lauwarmem Wasser vorzüglicher zu sein. Man trägt den Teig auf Leder, Papier oder Leinwand auf; die Gröfse richtet sich nach der beabsichtigten Wirkung, sie ist von der eines Thalers bis zu der einer Hand anwendbar. Die Zeit des Liegenbleibens richtet sich nach der individuellen Empfindlichkeit; in der Regel ist für Kinder $\frac{1}{4}$ Stunde bis 20 Minuten hinreichend. Man sehe fleifsig nach, um den Senfteig, so bald die Haut roth wird, abzunehmen und den Reiz nicht zu stark werden zu lassen; wo eine zu heftige Wirkung bei sehr sensiblen Kindern zu fürchten ist, kann man auch ein Stück Flor unterlegen. Nach

abgenommenem Kataplasma läfst man die Stelle entweder unbedeckt, oder legt, wenn der Schmerz sehr lebhaft ist, ein mit Milchrahm, ungesalzener Butter u. dergl. bestrichenes Leinwandläppchen darüber.

2) Zu Bähungen. Einwikkelungen von infundirtem Senf gehören zu den kräftigsten Mitteln, um bei Krankheitszuständen mit hohem Schwächegrade, bei Einsinken und Verschwinden von Exanthemen etc. durch das Hervorrufen einer erhöhten Hautthätigkeit, in dem schon fast erstorbenen Organismus noch eine neue, kräftige Reaktion zu erwekken. Man schüttet zu diesem Zwekke ℥iv.-vj. gestofsenen schwarzen Senf in einen grofsen Topf mit kochendem Wasser, läfst ihn ¼ Stunde lang digeriren, taucht dann wollene Dekken darin und hüllt die Kinder damit ein.

3) Als Zusatz zu Umschlägen, um dieselben reizender zu machen. So empfiehlt Rosenstein bei Croup ℥iij. *Flor. Malvae* zum Brei zu kochen und am Ende des Kochens ʒij. gestofsenen Senf hinzuzusetzen und dies als Umschlag um den Hals zu legen.

4) Zu Fufsbädern; man brüht 2 Loth gestofsenen Senf mit kochendem Wasser an, und schüttet das Ganze, nicht blofs die Colatur, in das Fufsbad. Wo die Fusfbäder Schwierigkeiten finden, da kann man die Füfse mit einem starken Senfaufgufs tüchtig reiben, oder wollene Dekken darin tauchen und diese um die Füfse schlagen lassen.

Serum Lactis dulce. **Süfse Molken.** Es ist dies die Flüssigkeit, die man nach Abscheiden des Käsestoffes und Fettes aus der Milch erhält und in der besonders der Zukkerstoff der Milch enthalten ist. Die Molken wirken weit schwächer nährend als die Milch selbst, aber nicht im mindesten reizend auf das Gefäfs- und Nervensystem. Therapeutisch benutzt man sie nur selten bei Kindern, wohl aber sind sie ein vorzügliches Mittel bei der künstlichen Ernährung der Kinder ohne Mutterbrust, zumal in den ersten Tagen nach der Geburt. Da sie gelinde auf den Stuhlgang wirken, so ersetzen sie hier bebonders die Wirkung des Colostrum's. Indessen darf man sie nicht zu lange fortsetzen, weil sie für ältere Kinder nicht hinreichend nährend sind. Ganz besondere Empfehlung verdient zu diesem Zwekke die von **Hufeland** empfohlene Bereitung der süfsen Molken. Man läfst Kalbsmagen ein Paar Stunden in Essig weichen, bläst ihn auf und trocknet ihn, auf welche Art man ihn lange konserviren kann. Davon ist etwa ein fingerslanger Streifen hinreichend, ein ganzes Maafs Milch zum Gerinnen zu bringen und zwar auf folgende Weise: Man weicht dasselbe ein Paar Stunden in einer Tasse Wasser ein, schüttet es sodann nebst dem Wasser in ein Maafs gut abgerahmter, ungekochter Milch und setzt dieselbe in warme Asche oder auf den Ofen, dafs sie nur langsam erwärmt, aber nicht kocht. Kaum hat sie so eine Viertel- oder halbe Stunde gestanden, so erzeugt sich oben eine käsige Haut, die man durchschneidet und so sondert sich nach und nach der hellste Molken ab, den man leicht nach und nach (denn je länger man sie in der Wärme stehen läfst, desto mehr erzeugt sich) von dem Käse abgiefsen kann. Diese Molken zeichnen sich dadurch aus, dafs sie 1) die reinsten und hellsten sind; 2) dafs sie ohne Kochung der Milch bereitet sind und also die flüchtigen und zur leichteren Verdauung derselben viel beitragenden Theile derselben enthalten; 3) dafs sie gar keine Spur von Säure haben und weit wirksamer sind, als jene blofs durch Einkochen bewirkte Zubereitung dieses Namens.

Will man die süfsen Molken in der Apotheke bereiten lassen, so gebe man die Quantität der anzuwendenden Milch und nicht die der zu gewinnenden Molken an; man rechnet dann auf den Verlust von ungefähr $\frac{1}{4}$ dieser Quantität. Man verordne also: *Serum lactis dulce e lactis Vaccini* ℔j.-ij. *paratum*, oder *Lactis Vaccini* ℔j.-ij. f. l. a. *Serum lactis dulce.* (**Phöbus**).

Spiritus aetherei. **Verdünnte Naphthen.** Was über den inneren Gebrauch der Aetherarten (s. *Aetheres*), gesagt worden, gilt auch von den *Spiritus aetherei.* Auch sie erfordern als erhitzende, die Gefäfsthätigkeit stark aufregende Mittel grofse Vorsicht, die um so gröfser sein mufs, je jünger und zarter das Kind ist. Leicht wird, wenn man die meist nur scheinbare Schwäche der Kinder durch dergleichen ätherische Mittel bekämpfen will, die bereits exaltirte

Thätigkeit des reproduktiven Systems zum höchsten Nachtheil des kranken Kindes vermehrt; der kindliche Organismus besitzt ein Uebermafs von reproduktiver und vegetativer Thätigkeit und erträgt deshalb nur höchst selten dergleichen Reize. Es ist ein wesentlicher und auffallender Unterschied zwischen der scheinbaren Schwäche der Kinder und der wirklichen Kraftlosigkeit im hohen Alter; in beiden Lebensperioden glaubt man Schwäche wahrzunehmen, aber nur das hohe Alter bedarf der Erregung und der excitirenden Mittel, weil das Reproduktionssystem abgenutzt ist und die Vegetation aufhört. Man gebe deshalb diese Mittel bei Kindern nur in Zuständen, denen wirkliches Gesunkensein der Kräfte zum Grunde liegt, betrachte sie aber auch hier nur als vorbereitende Mittel und gehe bald zu anderen über, die der Materie einen wirklichen Ersatz zu leisten vermögen, was von jenen flüchtigen, nur vorübergehend wirkenden Arzneien nicht zu erwarten steht. Wo man eines flüchtigen Zusatzes zu anderen Mitteln zu bedürfen glaubt, da greife man die Dosis nicht zu stark, weil, aufser den angegebenen Nachtheilen, der penetrante Geruch und Geschmack solcher Zusätze den Kindern sehr zuwider ist und ihnen leicht das Einnehmen der Arznei verleidet, eine Rücksicht, die in vielen empfohlnen Heilformeln sehr oft vernachlässigt ist.

Spiritus camphoratus. Kamphergeist. Man wendet den Kamphergeist äufserlich als Waschmittel und Foment bei Uebeln an, die mit vitaler Schwäche zusammenhängen; gegen chronischen Rheumatismus, Oedem, Lähmung, Ecchymosis etc. Bei Eryripelas neonatorum empfehlen englische Aerzte, Underwood, Gartshore und andere das Waschen der entzündeten Stellen mit Kamphergeist und den innerlichen Gebrauch der China in grofsen Dosen. Lodemann will durch dieses Verfahren 5 Kinder gerettet haben, Heim meint jedoch, dafs dasselbe mehr schaden als nützen würde und spricht sich gegen jede Einreibung aromatischer Linimente, ätherischer Mittel und dergl. in der genannten Krankheit aus. Gölis empfiehlt bei Brüchen kleiner Kinder das Auflegen von 4 fach zusammengelegten in Kampferspiritus getauchten Kompressen.

Spiritus Cochleariae. **Löffelkrautspiritus.** Man benutzt den Löffelkrautspiritus wegen seiner scharfen und gelind aromatischen Bestandtheile vorzugsweise zum Gurgeln, Ausspülen des Mundes, zu Pinselsäften bei Aphthen, Auflokkerung des Zahnfleisches etc.

574.
℞ *Spirit. Cochleariae* ℥iiβ.
Succ. Citri.
Mucil. Sem. Cydonior.
Syr. moror. āā ℥β.
MDS. Zum Pinseln. (Bei brandigen Aphthen.)
Starke.

Spiritus Mindereri; *s. Liquor Ammonii acetici.*

Spiritus muriatico-aethereus. Spiritus Salis dulcis. **Salzäthergeist.** Der Salzäther wird vorzugsweise gerne benutzt bei wassersüchtigen Beschwerden, krampfhaften Blutungen, Entzündungen mit Neigung zur Colliquation etc. Er macht einen Hauptbestandtheil des Werlhoff'schen Mittels gegen den Keuchhusten aus, das man mit Nutzen bei Neigung zur Entzündung, bei trokkenem, krampfigem Husten und überhaupt, wo die Krankheit die Mitte zwischen Sthenie und Asthenie hält, geben soll.

Dosis und Darreichungsform. Innerlich: Man giebt den Salzäthergeist zu 3-6 Tropfen, einigemal täglich, als Zusatz zu Mixturen, Aufgüssen, Abkochungen etc. ʒj. = 90 Tropfen.

Aeufserlich benutzt man ihn als Pinselsaft bei Bräune, Aphthen mit Neigung zur Gangränescenz.

575.
℞ *Spirit. muriatico-aether.* ʒj.
Syr. Corallor. ℥viij.
MDS. 2stündlich 1-2 Theelöffel. (Bei Keuchhusten.)
Werlhoff.

576.
℞ *Spirit. mur. aether.* ʒβ.
Aq. Petroselin.
Syr. Rhei āā ℥j.
MDS. Stündlich 1 Theelöffel. (Als harntreibendes Mittel bei kleinen Kindern.)
Wendt.

577.

℞ *Spirit. mur. aether.*
Extr. Chin. frigid. parat. āā ʒj.
Aq. Rutae ℥j.
Mell. rosat. ℥β.
MDS. Pinselsaft; umgeschüttelt. (Gegen brandige Bräune.) Wendt.

Spiritus sulphurico - aethereus. Schwefelāthergeist. Hoffmannstropfen. Der Schwefeläthergeist hat ganz die Wirkungen des Schwefeläthers und ist nur als das schwächere Mittel zu betrachten. Er wird auch in denselben Fällen und auf ganz ähnliche Weise benutzt, (s. *Aether sulphuricus*) und bildet nur das gewöhnlichere Mittel in allen den Fällen, wo nichts auf die stärkere Wirkung des reinen Aethers ankömmt.

Dosis und Darreichungsform. Man giebt ihn zu 3-6 Tropfen, pur auf Zukker oder mit Thee und dergl. verdünnt; auch als Zusatz zu anderen Arzneien. ʒj. = 120 Tropfen.

Spiritus Vini. Weingeist. Die Benutzung des Weingeistes ist bei Kindern ausschliefslich eine äufserliche. Zur Erhöhung der Sensibilität, zur Belebung der Hautthätigkeit und Vermehrung des Säfteumtriebes wird der Weingeist (gewöhnlich als *Spiritus Frumenti*, Kornbrantwein) häufig als Foment, Waschung oder Einreibung angewendet. Von grofser Wirkung sind bei Kindern, besonders wo Bäder Schwierigkeiten finden, die allgemeinen Blähungen, indem man den ganzen Körper in mit warmen Brantwein getränkte wollene Dekken einhüllt. Nicht blofs bei Krämpfen, sondern auch bei allen Krankheitszuständen mit hohem Schwächegrade, besonders aber, wo das Hervorrufen einer erhöhten Hautthätigkeit angezeigt ist, zeigt sich dieses Mittel sehr wirksam. So gelingt es oft bei typhösen Pokken, wo das Einsinken der Blattern durch Moschus und Opium nicht gehemmt werden kann und die Kinder ohne Bewustsein, mit kaum fühlbarem Pulse, röchelnd, in den letzten Zügen zu liegen scheinen, durch wiederholte Blähungen mit heifsem Brantwein die Pokken wieder hervorzurufen und die Kinder zu retten. — Erkältung mufs dabei auf alle Weise vermieden werden und die Dekken und Tücher sind zu wechseln, sobald sie nur kühl zu werden anfangen. Burns empfiehlt bei Kopfblutgeschwulst der Neugebornen das Auflegen von mit Weingeist befeuchteten Charpiebäuschchen, wodurch die Zertheilung bald zu Stande kommen soll und Weitsch (Hufeland's Journal) räth bei beginnenden Verkrümmungen des Rückgrathes, Morgens und Abends den ganzen Rükken mit starkem Weingeist zu waschen. Zu Bädern benutzt man meistens die Schlempe, d. h. den Rückstand in den Brantweinblasen; auch kann man Bäder mit Weingeist versetzen (z. B. bei *Asphyxia neonatorum*) mufs aber bei Kindern das Einathmen des verdampfenden Gases beachten. Grofse Aufmerksamkeit verdienen noch bei hydropischen Affektionen, atonischer Anasarka nach Scharlach etc. die weingeistigen Dampfbäder, wo der ganz entblöfste Kranke in einer trokkenen und gut bedeckten Wanne die Dämpfe, welche aus brennendem Weingeist aufsteigen, empfängt. Die Wirkung dieser Dämpfe ist sehr grofs. Die trokkene, pergamentartige Haut des Kranken wird oft nach dem ersten Bade schon weich und feucht und in wenigen Tagen ist die Genesung unverkennbar. Es mufs jedoch dabei die nöthige Vorsicht zur Verhütung eines jeden, durch den brennenden Weingeist möglichen Uebelstandes nicht aufser Acht gelassen werden, auch darf man die Dämpfe nicht zu lange fortsetzen, weil sie leicht einen zu grofsen Andrang nach dem Kopfe veranlassen und dadurch nachtheilig werden können.

Stibii s. Antimonii praeparata pharmaceutica. Spiefsglanzzubereitungen. Wie das Quecksilber, so gehört auch das Antimonium zu den wichtigsten Heilmitteln für die Krankheiten des kindlichen Alters. Beide sind metallische, auflösende, verflüssigende Mittel, beide sind der Vegetation entschieden zugewandt, und vermögen in ihr den Verflüssigungsprozefs zu bethätigen, den bildenden hingegen zurückzudrängen und zu beschränken, beide müssen daher in Kinderkrankheiten, wo grade die vegetative Sphäre des Organismus den gewöhnlichen Heerd des Leidens abgiebt, wo der plastische Prozefs so überwiegend ist und so leicht zu abnormen Produkten sich steigert, grofse Heilkräfte entwikkeln. Es ist aber der Unterschied, der zwischen diesen beiden Metallen sich kund giebt, wohl zu beachten. Das Spiefsglanz spricht seine verflüssigende Wirkung mehr in der Aufsenseite des Organismus, in der Oberfläche, in den niedrigsten Organisationsstufen, der äufseren Haut etc. aus, ergreift dagegen viel weniger die in der Organisationsstufe schon höher stehenden Lymphgefäfse, am wenigsten aber die fibrösen Häute und die diesen verwandten Bildungen. Die äufsere Haut und der innere Schleimüberzug werden also die eigentliche Sphäre für die Antimonialwirkung sein, und immer wird bei Abnormitäten der Schleimhäute und der äufseren Oberhaut dem Spiefsglanz der Vorrang vor dem Merkur gebühren. Es wird ferner das Antimonium, wegen der geringeren Intensität seiner Wirkung und weil es weniger mächtig die Bildung aus dem Flüssigen in das Feste in der inneren Metamorphose der Organe beschränkt, da besonders passen, wo eine langsamere Umwandlung, eine allmählige, schwache Umänderung in den Gebilden bewirkt werden soll, wo die chronischen Krankheiten der Vegetation noch nicht tief gewurzelt sind, oder die schon zu lokkere Cohäsion und der bereits zu sehr gesunkene plastische Prozefs gänzlich zu zerfallen drohen würde, wenn man eine hinlänglich kräftige, merkurielle Reaktion erzeugen wollte. Nur im Darmkanal wird der assimilative Prozefs viel eher und stärker vom Antimon angegriffen als vom Merkur; leicht stört es hier, bei etwas längerem Gebrauche, die Muskelthätigkeit, veranlafst starken Belag der Zunge, Mangel an Appetit und unangenehme Empfindungen in den Präkordien, stört hierdurch mittelbar die Nutrition und kann so Abmagerung, Kachexie etc. bewirken. Auf das Nervensystem des Unterleibes übt da Spiefsglanz einen beträchtlichen Einflufs aus; es ergreift vorzugsweise die oberen Ganglien und die Magennerven nebst dem Lungenschlundnerven, bringt daselbst unangenehme Gefühle, Ekel und endlich Erbrechen hervor.

Das Spiefsglanz findet schwer den Eingang in die Organisation; als Oxyd übt es seinen Einflufs am schwächsten, mehr in Schwefelverbindung, am kräftigsten und schnellsten mit vegetabilischen Säuren in Verbindung, wo es besonders stark die Organe der niedern Assimilation angreift, Ekel und Erbrechen macht; mit Chlor wirkt es ätzend.

Es wird am vortheilhaftesten sein, unter den vielen Spiefsglanzpräparaten diejenigen auszuwählen, welche die Kräfte der übrigen in sich vereinigen, dieselben an Wirksamkeit und Sicherheit übertreffen und die in den meisten Fällen ausreichen, wo der Arzt in Kinderkrankheiten das Antimon anwenden will. Es gehören dahin

1) das schwarze Spiefsglanz, *Stibium sulphuratum nigrum. Antimonium crudum;*

2) der Brechweinstein, *Tartarus stibiatus*, und seine Auflösung in spanischem Wein, der Brechwein, *Vinum stibiatum;*

3) der Goldschwefel, *Sulphur auratum Antimonii;*

4) der Mineralkermes, *Sulphur stibiatum rubeum.*

Die Verbindung mit Schwefel und Quecksilber, s. unter *Aethiops antimonialis.*

1) *Stibium sulphuratum nigrum laevigatum:* Schwarzes Schwefelspiefsglanz. Das Schwefelspiefsglanz hat vermöge seiner Verbindung mit Schwefel eine entschiedene Richtung zu den Membranen, namentlich zur äufseren Haut. Es ist unter den Antimonialpräparaten das passendste, wenn man langsam die Sekretionen, besonders der äufseren Haut, befördern und in die niedrigeren Gebilde der Vegetation verbessernd eingreifen will. Zugleich hat es den Vorzug, dafs es bei richtiger Gabe und Verbindung mit geeigneten Mitteln nicht leicht die Verdauung angreift und auch da gegeben werden kann, wo die Reizbarkeit des Magens so grofs ist, dafs die anderen Präparate gleich Ekel, Erbrechen oder Laxiren erregen. Man gebraucht es vorzugsweise:

a) Bei chronischen Hautausschlägen der Kinder, Flechten, Krätze, Kopfgrind, Milchschorf etc. Durch seine qualitative Beziehung zum Hautorgan wird das Schwefelspiefsglanz bei leichteren impetiginösen Formen aller Art zu einem schätzbaren Heilmittel, wird aber auch bei tiefer wurzelnden Uebeln mit Nutzen angewendet werden, wenn man weniger eine schnelle Kur, sondern mehr eine langsame Verbesserung der Hautmetamorphose beabsichtigt. Sind durch Unterdrükkung lang dauernder specifischer Hautaffektionen innere Gebilde erkrankt, so pafst das *Antimonium crudum* gleichfalls, um jenes frühere Leiden zurückzurufen und so die wichtigeren inneren Krankheitszustände zu beseitigen.

b) Bei Skropheln. Schon aus der oben angedeuteten Wirkungsweise des Antimon's geht hervor, dafs bei Skropheln das Spiefsglanz nie ein so kräftiges Heilmittel abgeben kann, als wir im Merkur besitzen. Das Spiefsglanz spricht seine Wirkungen mehr in den niedrigeren Organisationsstufen aus, ist mehr der äufseren Haut verwandt, vermag aber in den höher stehenden Lymphgefäfsen und Lymphdrüsen, dem eigentlichen Heerde der Skrophulosis, eine nur geringe Wirksamkeit zu entwikkeln. Es wird sich daher sein Gebrauch bei Skropheln auf die Fälle beschränken, wo dieselben sich mehr als Hautstörungen aussprechen und noch nicht tiefgehende, sondern nur oberflächliche abnorme Produktionen gebildet haben, oder wo es nicht gerathen erscheint, durch kräftiges merkurielles Eingreifen die schon gesunkene Vitalität noch mehr herabzusetzen, sondern wo eine mehr langsame Verbesserung der Mischung wünschenswerth wird.

Dosis und Darreichungsform. Man giebt das *Antimonium crudum*, Kindern von 3-5 Jahren zu 5 Gr., von 5-8 Jahren zu 10 Gr. und älteren zu 15 Gr. 2-3 Mal täglich in Pulver und Morsellen (offizinell *Morsuli antim. Kunkelii*, s. diese). Man thut gut, das Mittel immer mit etwas Aromatischem zu versetzen, weil es so leichter verdaulich wird; auch ist ein Zusatz von einem erdigen Mittel z. B. Magnesia zweckmäfsig, damit nicht die etwa im Magen befindliche oder durch Speisen erzeugte Säure es auflöse und dadurch ein Erbrechen erregendes Antimonialsatz bilde.

578.

℞ *Antimon. crud. subtiliss. pulv.* gr. v. x.-xv.
Magnes. alb. gr. v.
Sacchar. alb. ℈ß.
Cort. Cinnamom. gr. ij.
M. f. Pulv. dent. tal. dos. No. xij.
S. 3 Mal täglich 1 Pulver.

579.

℞ *Antimon. crud. subtiliss. pulv.*

Lapid. Cancror. ppt. ää ℈j.
Pulv. rad. Jalap. ʒβ.
Sacchar. alb. ʒiβ.
M. f. Pulv. divid. in xij. part. aequal.
S. 3 Mal täglich 1 Pulver. (Gegen Nachkrankheiten der Masern, langwierige Augenliderentzündung etc.)
Wendt.

580.

℞ *Antimon. crud. subtiliss. pulv.*
Natr. carbonic. ää ʒβ.
Pulv. herb. Violae tricol.
Sacchar. alb. ää ʒiij.
M. f. Pulv.
S. Täglich 3 Mal 1 Theelöffel. (Gegen Hautausschläge kleiner Kinder.)
v. Kranichfeld.

581.

℞ *Antim. crud.* ʒij.
Elaeos. flavedin. Citri ℥β.
Cort. Cinnamom. gr. xv.
f. c. *Mucil. Gumm. Tragacanth.* Trochisci No. 24.
S. 2-3 Mal täglich 1 Plätzchen.
Fleisch.

2) *Tartarus stibiatus.* Brechweinstein und seine Auflösung in Malagawein. (Gr. ij. auf ℥j.) *Vinum stibiatum.* Der Brechweinstein eignet sich wegen seiner grofsen Löslichkeit, seiner schnellen und kräftigen Wirkung unter den Antimonialmitteln am besten zum Gebrauch bei akuten Krankheiten. Seine Wirkung trifft zunächst den Darmkanal, besonders den obern Theil desselben, er vermehrt in kleinen Gaben gereicht, die Absonderungen in der Darmschleimhaut, in der Leber, dem Pancreas, den Nieren und der Haut, befördert die Resorption und erhöht die Thätigkeit des Lymph- und Drüsensystems. In gröfseren Gaben äufsert der Brechweinstein seine Wirkung kräftig und schleunig zunächst auf Magen und Gedärme, und zwar wird dabei ein lebhafter Eindruck auf das Nervensystem des Unterleibes sehr merklich. Gefühl von Schwäche, langsamer Puls, kühle Haut begleiten den Ekel, dann das Erbrechen und Laxiren, welches bald eintritt. Was nun zunächst seine Anwendung in Krankheiten des kindlich Alters betrifft, so wird es hier dadurch schon zu einem schätzbaren Heilmittel, dafs er 1) weder auf den Geruch noch Geschmack wirkt, 2) nicht erhitzt und keine Congestionen macht, und 3) schon in kleinen Gaben wirksam ist. Man benutzt ihn

1) zur Erregung des Erbrechens. Der Brechweinstein

zeichnet sich vor anderen Mitteln dieser Art durch grössere Sicherheit der Wirksamkeit aus und ist zugleich das kräftigste Mittel, in den zähen Schleim einzuschneiden und ihn loszuarbeiten. Man giebt ihm demnach den Vorzug vor anderen Brechmitteln, wo man eine Erhitzung zu meiden hat, wo ein stärkeres und schnelleres Erbrechen nothwendig ist, wo zähe, tief sitzende, hartnäckige Schleimanhäufungen zugegen sind, wo von einer vielleicht eintretenden Diarrhoe keine bedenklichen Folgen zu besorgen stehen, sondern man im Gegentheile auf Unterhaltung der Leibesöffnung bedacht zu sein Ursache hat und endlich wo man von der Verstärkung der Transpiration und Herausleerung sich gute Wirkung verspricht. Nur mufs man mit der gröfsten Sorgfalt darauf sehen, dafs der Brechweinstein vollkommen im Wasser aufgelöset wird, weil das geringste unaufgelösete Partikelchen sich in dem zarten Kindesmagen anlegen und als Gift wirken kann (**Hufeland**). Das Weitere s. in dem Artikel **Brechmittel**.

2) In refracta dosi bei akuten Exanthemen, einfachen rheumatischen, entzündlichen, gastrischen Fiebern, Entzündungen, mit Ausnahme derjenigen des Unterleibes, besonders aber bei Entzündungen der Respirationsorgane. Es versteht sich von selbst, dafs bei hoch gesteigerter entzündlicher Diathesis die angemessene örtliche oder allgemeine Blutentleerung vorausgehen mufs, weil diese immer das erste, entscheidende Mittel bleibt. Allein bei schwachen Kindern, wo bei einer Brustentzündung etc. oft die Indikation zum Blutlassen sehr zweifelhaft bleibt, oder wo eine biliöse und pituitöse Komplikation obwaltet, wird man gleich von vorn herein eine Solution des Brechweinsteins mit grofsen Nutzen anwenden können. In allen diesen Fällen vervollkommt und regulirt der *Tartarus stibiatus* in kleinen Dosen sanft die Krisen durch die Haut, Lungen, Nieren und Darmkanal, befördert alle Sekretionen, am meisten aber löfst er den peripherischen Hautkrampf und erhält die Haut weich und sanft transpirirend, weshalb er besonders bei akuten Exanthemen sich als sehr nützlich bewährt. Von seiner brechenerregenden Wirkung hat man in solchen Fällen nicht viel zu fürchten, da nur die ersten Gaben nach oben zu wirken pflegen (eine meistens wünschenswerthe Erscheinung), bei längerem Gebrauche sich

aber dann gewöhnlich die eben erwähnten Wirkungen manifestiren.

Der Spiefsglanzwein, *Vinum stibiatum*, wirkt milder und weniger eingreifend, als die wässrige Auflösung, er ist daher bei zarten, empfindlichen Kindern vorzugsweise zu empfehlen. Dazu kömmt, dafs er von Geschmack angenehm ist und daher den Kleinen leichter beigebracht werden kann. Am zweckmäfsigsten wird er daher gegen chronische Krankheiten der Gefäfsenden und Lymphgefäfse, Skropheln etc. angewendet, wo man keiner so raschen Wirkung bedarf, sondern mit einer kleinen Dosis anfangen kann, die man allmählig so lange verstärkt, bis ein gelinder Grad von Uebelkeit es anzeigt, dafs man nicht weiter gehen dürfe. In akuten Krankheiten oder in Fällen, wo man Erbrechen erregen will, wo also durch eine bestimmte Gabe ein schneller Erfolg hervorgebracht werden soll, ist der Brechwein bisweilen ein zu unbestimmtes Mittel und pafst nur bei kleineren Kindern. Gerne setzt man ihn in kleinen Dosen anderen wirksamen Mitteln zu, wenn ein Fieber anhaltend wird oder Ausschläge zurückgegangen sind, der Brustschleim sehr zähe ist und die Haut nicht feucht werden will, überhaupt, wo die Krankheit nicht blofs durch die ersten Wege entschieden werden kann, sondern Krisen durch die Haut und den Urin nöthig werden. Hufeland ist der Meinung, alle Fiebermixturen etwas zu antimonialisiren und hat noch einmal so viel Zutrauen zu einer solchen Mischung, die er dadurch gleichsam mehr animalisirt glaubt.

Dosis und Darreichungsform. Innerlich: Ueber Form und Gabe des *Tartarus stibiatus* als Emeticum, s. den Artikel Brechmittel. In refracta dos., zur Erzielung der oben angegebenen Wirkungen giebt man den Brechweinstein Säuglingen etwa zu gr. ½ auf ℥β. Wasser und ℥j. Syrup, 2stündlich 1 Theelöffel, Kindern von 1-4 Jahren ¾-1 Gr. auf dieselbe Quantität eben so oft, von 4-9 Jahren 1½ und älteren 2 Gr. in derselben Art (s. Dr. Ellisen, Hufeland's Journ. Bd. 56.), immer in wässriger Auflösung. Als Zusatz zu Mixturen gebraucht man bei Kindern gerne das *Vinum stibiatum*. Verbindung mit *Extr. Cicutae*, s. dort.

582.

℞ *Tart. stibiat.* gr. ½-ij.
Aq. destillat. ℥β.
Syr. Violar. ℥j.
MDS. 2stündlich 1 Theelöffel.

583.

℞ *Tart. stibiat.* gr. ½.
Aq. destillat. ℥j.
Extr. Hyoscyam. gr. ij.
Syr. Althaeae ℥β.
MDS. Stündlich 1 Theelöffel. (Für ein Kind von 1½ Jahren.)

Das *Vinum stibiatum* giebt man kleinen Kindern als Brechmittel pur oder mit *Oxymel Squillae* vermischt, s. Brechmittel. Als Reiz- und Auflösungsmittel giebt man es 2jährigen Kindern zu 4, 6jährigen zu 6 und 10jährigen zu 10 Tropfen, einigemal täglich. Als Zusatz zu anderen Mitteln dient es zu ʒβ.-ij. auf ℥iv.-vj. (s. *Ammonium mur.*, *Tart. tartarisatus*, *Oxymel Squillae*, *Rad. Senegae* etc.)

Die äufserliche Anwendung des Brechweinsteins ist in der Kinderpraxis von hoher Wichtigkeit. Wird der Brechweinstein in Salbenform angewendet, so dafs er länger auf der Haut haftet und seine Assimilation nur langsam geschieht, so erscheint jedesmal am 2ten oder 3ten Tage ein Ausschlag, unter der Form einzelner wenig entzündeter, den ausbrechenden Wasserpokken ähnlicher Bläschen an der Stelle, wo die Salbe eingerieben wurde. Das fortdauernde Einreiben vermehrt und vergröfsert sie, sie füllen sich mit Eiter und ihr Umfang wird mehr entzündet, so dafs sie den Kuhpokken einigermafsen ähnlich werden, die jedoch einen gröfseren entzündeten Hof haben. Fährt man auch nach der eingetretenen Eiterung der Pusteln noch fort, Brechweinsteinsalbe zu appliziren, so bilden sich kleine, sich ausbreitende, in der Mitte mit braunen Krusten belegte, mit etwas aufgeworfenen Rädern versehene flache Geschwürchen, die ziemlich heftige Schmerzen verursachen. Diese Geschwürchen hinterlassen Narben, welche völlig den Pokkennarben gleichen. Eine noch nicht ganz erklärte Eigenthümlichkeit dieser Salbe ist es, dafs sie auch an entfernten Stellen, meistens an den Geschlechtstheilen, einen ähnlichen pustulösen Ausschlag hervorruft. Henke glaubt den Grund dieser Erscheinung in einem gewissen Verhältnifs des Keuchhustens (wo die Salbe am häufigsten angewandt war) zu den Geschlechtstheilen zu finden und behauptet, was auch Wendt bestätigt, dafs auch die gröfste Vorsicht bei der Einreibung den Ausbruch dieser Blattern an den Geschlechtstheilen nicht zu verhüten vermag. Heim hingegen läugnet das Constante dieses Phänomens; er sah mehrere Kinder, die, ungeachtet der Anwendung dieser Salbe, keinen Ausschlag an den Genitalien bekamen. Seiner Ansicht nach entsteht dieser Ausschlag daher, dafs die Kinder die mit der Salbe beschmirten Finger an die Geschlechtstheile bringen und so auch hier jene Pustulation erzeugen.

Man hat sich des *Tartarus stibiatus* äufserlich bedient:

a) bei Keuchhusten in Form der Autenrieth'schen Salbe. Autenrieth ist der Meinung, dafs der Keuchhusten nur durch pathische Ausstofsung des ihm zum Grunde liegendes Stoffes geheilt werden könne und sucht dies durch Erregung einer künstlichen Metastase zu bewirken. Zu diesem Zwekke läfst er von einer Salbe, die aus zwei und einem halben Theilen Brechweinstein und 8 Theilen Fett besteht, in der Gröfse einer Haselnufs 3 Mal täglich in die Magengegend oder Herzgrube einreiben, begnügt sich aber nicht mit der blofsen Entstehung von Pusteln, sondern dringt darauf, die Salbe so lang fortzusetzen, bis jene oben näher beschriebenen Geschwürchen sich zeigen. Bei einer solchen Behandlung, von der er keine Abweichung gestattet, soll sich nun in 8-10-12 Tagen der Krampfhusten ohne alle weiteren, in die Sinne fallenden Erscheinungen und ohne dafs noch ein anderes Mittel erforderlich wäre, verlieren. Die Erfahrungen anderer Aerzte über den Nutzen dieser als unfehlbar gepriesenen Methode, haben keine übereinstimmenden Ergebnisse geliefert. Einige fanden sie sehr wirksam, anderen leistete sie dagegen nichts oder trug doch nur gering zur Milderung des Uebels bei. Die Anwendung der Salbe ist mit vielen Schmerzen verbunden, was besonders dann statt findet, wenn man, wie Autenrieth als unumgänglich nöthig verlangt, auch noch nach dem Erscheinen von Pusteln die Einreibung fortsetzt. Diese Fortsetzung des Mittels erfordert grofse Umsicht, weil viele Erfahrungen lehren, dafs durch die zu oft angewendete und zu lang fortgesetzte Brechweinsteinsalbe, an verschiedenen Körperstellen, besonders am Kopfe, tiefe, um sich fressende, das Cranium gefährdende Geschwüre entstanden. Heim (vermischte medizinische Schriften, herausgegeben von Paetsch, 1836) sagt, dafs das Lästige die ser Methode, der Schmerz, den sie den armen Kindern macht, in keinem Verhältnifs zu dem Erfolge steht und dafs er sich deshalb in späteren Zeiten ihrer gar nicht mehr bediente. Immer wird es daher gerathen sein, bei sehr sensiblen, zarten Kindern dies Mittel lieber nicht anzuwenden. Eben so sind die sehr entstellenden Narben zu berücksichtigen, wenn man an sichtbaren oder zarten Körpertheilen die Salbe anwendet. Das oben angegebene Verhältnifs des Brechweinsteins zum Fett hält Autenrieth für wesentlich, andere Aerzte haben jedoch gleichen Erfolg gesehen, wenn sie auch weniger *Tart. stibiatus* (ʒj.-ʒiß. auf ℥j. *Ungt. rosat*) nahmen; die preufsische Pharmakopoe nimmt im *Ungt. tartar. stibiati* 1 Theil Brechweinstein auf 4 Theile Fett. Ueber die Kopp'sche Salbe welche bei gleicher Wirkung viel weniger Unannehmlichkeit mit sich führt, s. *Hydrargyr. ammoniato-muriaticum.*

b) Man benutzt ferner die lebhafte, in die Vegetation tief eingreifende Erregung, welche Einreibungen des Brechweinsteins an der betreffenden Stelle hervorbringen, als ein treffliches Mittel, krankhafte Reproduktion an anderen Stellen zu beschränken, abzuändern oder aufzuheben. Es gehören dahin chronische innere Entzündungen vegetativer Organe, innere Wasseransammlungen, die Skropheln mit ihren Erscheinungen, *Tinea capitis*, skrophulöse Augenentzündung und dergl. Allgemein bekannt ist der grofse Nutzen, welchen bei skrophulösen Formen, Ausschlägen, Augenentzündungen etc. Ableitungen nach der Haut durch Gegenreize gewähren; allein es ist keinesweges gleichgültig, durch welche Mittel diese Ableitungen bewirkt werden. Für die genannten Formen pafst ganz besonders die äufserliche Anwendung des *Tartarus stibiatus*, weil bei seinem Gebrauch die Rückwirkung auf tiefere Gebilde, welche mit der Haut in näherer Verbindung stehen, ungleich beträchtlicher ist und durch Anregung des Verflüssigungsprozesses die äufsere Ablagerung dyskrasischer Krankheitsprodukte viel mehr begünstigt wird, als dies andere Hautreize z. B. Vesikatorien zu thun vermögen. Jüngken empfiehlt daher als das zweckmäfsigste Mittel zur Erregung des nöthigen Gegenreizes bei skrophulösen Augenentzündungen, die Anwendung des *Tartarus stibiatus.* Man wendet ihn gewöhnlich in Salbenform an, und läfst, damit die

Salbe schnell wirt, 2 Theile Fett mit einem Theile *Tartarus stibiatus* vermischen. Von dieser Salbe wird Morgens und Abends, so viel als eine Bohne beträgt, hinter den Ohren oder in den Nakken eingerieben, bis Schorfbildung erfolgt; soll die Wirkung, die sich bei Kinder schon nach 2 Tagen zu äufsern pflegt, nur oberflächlich sein, so hört man mit der Einreibung auf; will man aber einen kräftigeren Gegenreiz erregen, so setzt man die Einreibung fort, bis Brandschörfe, den Schörfen der Blattern ähnlich, gebildet sind.

Auch als **Pflaster** wendet man den *Tartarus stibiatus* an und es verdient diese Form in allen den Fällen den Vorzug, wo man die Wirkung des Mittels auf eine begränzte Stelle beschränken will; denn bei der Salbe kann man nie verhindern, dafs sie in die Umgebung fliefst und auf diese ebenfalls wirkt. Man mischt zu diesem Zwekke den *Tartarus stibiatus* zu gleichen Theilen mit *Emplastrum citrinum* und streicht dies einen Messerrükken dick auf Leder; den Rand läfst man, des besseren Anklebens wegen, mit *Emplastrum diachylon compositum* bestreichen. Die Wirkung pflegt sich bei Kindern an 5-6ten Tage einstellen; der Ort der Applikation ist je nach der leidenden Stelle verschieden.

3) *Sulphur stibiatum aurantiacum.* **Goldschwefel.** Der Goldschwefel ist ein kräftiges Antimonialpräparat, das schneller und tiefer in die Vegetation eingreift, als dies das Schwefelantimonium und der Brechweinstein zu thun vermögen. Dadurch und dafs er auch in Gebilden, die auf einer höheren Organisationsstufe stehen, seine Wirksamkeit ausspricht, kömmt er dem Merkur schon näher und wird deshalb auch gewöhnlich mit ihm verbunden. Ausgezeichnet ist seine Wirkung auf die Schleimhäute, namentlich der Lungen, wo er als kräftiges Expectorans wirkt; doch wählt man ihn auch sehr häufig, um auf die niedere Vegetation, auf die Thätigkeit der Haut hinzuwirken und um das Nerven- und Gefäfssystem in eine dem Heilplane entsprechende Reaktion zu versetzen. In grofsen Gaben erregt er Erbrechen, das jedoch durch allmähliges Steigen mit den einzelnen Gaben vermieden werden kann, oder sich wenigstens dann nicht wiederholt. Man gebraucht den Goldschwefel bei Kindern

a) gegen Entzündungen vorwiegend vegetativer Organe,

namentlich gegen Entzündung der Lungenschleimhaut und ihrer nächsten Umgebung, Laryngitis, Bronchitis, Tracheitis. Ist die erste Heftigkeit der Entzündung durch die geeigneten Mittel (Blutentziehung, Calomel etc.) gebrochen, wird die Reizung der Schleimhäute vornehmlich noch durch die krankhaft secernirten Stoffe unterhalten, ist viel Schleim in den Bronchien angehäuft, der Husten mehr rasselnd als rauh und trokken, und handelt es sich um eine Vervollständigung der kritischen Absonderung in den krankhaft ergriffenen Membranen, so tritt die Indikation für den Goldschwefel ein, den man hier zweckmäfsig noch mit kleinen Gaben Calomel verbindet. Beim Croup ist der Goldschwefel ein Hauptmittel, um das aufgelokkerte Concrement zu entfernen; kein anderes Mittel macht, nächst dem Kermes minerale so wohlthätiges Schleimwürgen und befreit die Kehle so schnell, als dieses. Man giebt ihn hier stündlich, ja ½ stündlich mit Senega- oder Liquiritiensaft, oder man interponirt, wenn der passende Zeitpunkt gekommen, dem Calomel 2-3 stündlich $\frac{1}{8}$-$\frac{1}{2}$ Gr. Goldschwefel.

b) Bei mannigfaltigen chronischen Krankheiten des Lymph- und Drüsensystems, so wie der niederen vegetativen Gebilde überhaupt, namentlich bei Hautskropheln und deren verschiedenen Formen, bei Atrophie und Drüsenanschwellungen, Verhärtungen etc. Gerne verbindet man ihn in diesen Fällen mit Calomel, eine Mischung, die sich unter dem Namen des Plummer'schen Pulvers in den verschiedenen Formen der Skrophulosis grofsen Ruf erworben und die deshalb schon schätzbar ist, weil in ihr, wie die Erfahrung gelehrt, das Quecksilber weit länger gebraucht werden kann, ohne die ihm eigenthümlichen nachtheiligen Folgen zu entwickeln. S. *Hydrargyrum muriaticum mite.*

Dosis und Darreichungsform. Man giebt den Goldschwefel in akuten Krankheiten kleineren Kindern zu $\frac{1}{4}$-$\frac{1}{3}$, gröfseren zu $\frac{1}{3}$-$\frac{1}{2}$ (im Croup zur Erregung des Erbrechens wohl noch mehr) alle ½-2 Stunden, in chronischen Krankheiten kleineren Kindern zu $\frac{1}{3}$ Gr., gröfseren ½-1 Gr. 2-3 Mal täglich, in Pulver, Schüttelmixturen, namentlich Lecksäften (umgeschüttelt). Gebräuchliche Verbindungen sind die mit *Calomel*, *Extractum Hyoscyami*, *Extr.*

Conii, Resin. Guajac., Rad. Senegae, Liq. Amm. anisat., s. diese.

584.

℞ *Sulphur. aurat. antim.* gr. ij.
Liq. Ammon. anisat. gutt. xxiv.
Extr. Hyoscyam. gr. iij.
Aq. Foenicul. ℥ß.
Syr. Liquirit. ℥iß.
MDS. Umgeschüttelt 2stündlich 1 Theelöffel. (Auf ungefähr 12 Gaben für ein Kind von 1 Jahr, bei asthenischem Brustfieber.)
Voigt.

585.

℞ *Syr. Seneg.*
Oxymell. Squill.
Aq. Anisi āā ℥j.
Sulphur. aurat. antim. gr. iv.
MDS. Umgeschüttelt stündlich 2 Theelöffel. (Für ein Kind von 3-4 Jahren. Bei Croup.)

586.

℞ *Calomelan.*
Sulphur. stibiat. aur. āā gr. iv.
Sacchar. alb. ʒij.
M. f. Pulv. divid. in xij. part. aequal.
S. 3 Mal täglich 1 Pulver. (Für Kinder von 1-2 Jahren. Bei Skropheln, Milchschorf etc.)
Wendt.

4) *Sulphur stibiatum rubrum. Kermes minerale.* Mineralkermes. Der Mineralkermes wirkt stärker auf den Darmkanal als der Goldschwefel, macht daher leichter Erbrechen und Durchfall und mufs folglich auch in kleineren Gaben gereicht werden, wo er dann dasselbe leistet als jener. Man giebt ihm den Vorzug bei reizlosen Individualitäten, bei Ansammlung von vielem zähen Schleim und wo überhaupt ein stärkerer Eingriff des Antimon's nöthig wird. Albers, Royer Collard und Hufeland geben im Croup den Kermes mit Campher gemischt. Nach Sachse ist die von Royer Collard angegebene Dosis von 2 Gr. in 15-20 Stunden aber zu klein, die Kranken ertragen hier ungemein viel, ehe es zum leichten Erbrechen kommt. Sachse fand die von Albers angegebene Mischung (s. unten), besonders wirksam.

Dosis und Darreichungsform. Man giebt den *Kermes minerale* 2-3jährigen Kindern zu $\frac{1}{8}$-$\frac{1}{4}$ Gr., älteren zu $\frac{1}{8}$-$\frac{1}{2}$, 1-2stündlich (die gröfseren Gaben und kürzeren Zwischenräume im Croup) in Pulver und Lecksäften.

587.

℞ *Sulphur. stibiat. rubr.* gr. iij.
Camphor. trit. gr. iv.
Mucil. Gumm. Mimos. ℥β.
Syr. Althaeae ℥j.

MDS. Umgeschüttelt alle 2 Stunden 2 Theelöffel. (Gegen Croup; bei stärkeren Graden des Uebels wird die Gabe des Kermes verdoppelt.) Albers. Sachse.

Stipites Dulcamarae. Bittersüfsstengel. Die Dulcamara ist ein scharf narkotisches Mittel, das in den gesammten Vegetationsprozefs kräftig eingreift, die Funktion der Lymphgefäfse, Drüsen, Membranen bethätigt, ohne dabei die Assimilation zu stören oder sonstige üble Nebenwirkungen mit sich zu führen. Sie ist ein sehr schätzbares Mittel bei langdauernden Husten, inveterirten Katarrhen etc. der Kinder, namentlich wenn etwanige skrophulöse Lungentuberkeln sich zu erweichen anfangen, der Auswurf kopiös und von übler Beschaffenheit wird und Alles den Anschein einer *Phthisis incipiens* annimmt. Hier nimmt sie den Reiz weg, erleichtert und verbessert die Lungenausdünstung und Sekretion und wirkt zugleich sanft stärkend. Hufeland hat oft den Anfang skrophulöser Lungensucht und auch der schleimigen dadurch gehoben und fand im letzteren Falle namentlich die Verbindung mit *Lichen Islandicus* sehr nützlich. Im Keuchhusten zeigt sie sich gleichfalls hilfreich, doch giebt man hier gewöhnlich dem Extract den Vorzug. S. dieses.

Dosis und Darreichungsform. Man giebt den Kindern gewöhnlich die *Stipites Dulcamarae* in Form eines Thees und läfst davon in 24 Stunden ʒj. mit *Spec. pectorales* vermischt verbrauchen.

588.

℞ *Spec. pectoral.* ℥β.
Stip. Dulcamar. ʒj.

c. m. f. sp.
DS. Zum Thee.

Sulphur depuratum. Flores Sulphuris. **Schwefelblumen.** Der reine Schwefel wirkt erregend auf das Gefäfssystem, beschleunigt den Blutumlauf, vermehrt die Hitze und befördert dadurch Blutungen, besonders die aus den Gefäfsen des Mastdarms. Er wirkt entschieden bethätigend auf die ab- und aussondernden Membranen, vermehrt gelinde, langsam und anhaltend die Absonderungen auf der inneren Auskleidung der Lungen und Bronchien und befördert durch Steigerung der Gefäfsthätigkeit in der äufsern Haut die Ausdünstung. In grofsen Gaben vermehrt er die Absonderung der Darmschleimhaut und macht Purgiren. Er pafst daher mehr bei trägem Gefäfssystem, Atonie der Faser, zähen Schleimabsonderungen, wie sie in vorgerückteren Alter vorkommen, weniger bei vorherrschender Arteriellität, grofser Empfindlichkeit des Gefäfssystems, am wenigsten aber bei aktiven Kongestionen. Es leuchtet aus dem Gesagten ein, dafs sich sein Gebrauch für das zartere kindliche Alter grade nicht besonders eignet. Dazu kommt noch, dafs er leicht die Verdauung angreift, einen widrigen Eindruck auf die Nerven macht und den Darmkanal durch Anfüllung mit hepatischem Gas oft auf eine lästige Weise ausdehnt. Man benutzt ihn:

1) Bei entzündlichen Krankheiten der Kinder. Kopp ist hier sein vorzüglicher Lobredner; er empfiehlt ihn bei Katarrhalfiebern, veraltetem Husten, Heiserkeit, verstopfter Nase, entzündlichen Brustzufällen, jedoch nur dann, wenn der erste Sturm durch Blutegel, Calomel, Salmiak gemäfsigt worden. Besonders hilfreich soll sich der Schwefel dann erweisen, wenn der Auswurf schwer sich löst, mehr schaumig und serös ist und wenn das entzündliche Brustleiden von irgend einer specifischen Metastase, z. B. von vorhergegangenen akuten Ausschlägen, unterdrückten chronischen Exanthemen etc. erzeugt wurde. Namentlich lobt man ihn gegen Nachkrankheiten der Masern, die so leicht Störungen in den Brustorganen zurücklassen. Bei entzündlichen Zuständen, die sich zur *Tabes meseraica* aus Skropheldyskrasie gesellen, soll sich der Schwefel mit Calomel sehr wirksam erweisen.

2) Bei Keuchhusten. Horst empfahl hierbei zuerst die Schwefelblumen als ein Specificum allein für sich gereicht. Schneider, Kopp, Raudhan, Rieken loben sie in der

spätern Periode des Uebels, wo keine Congestionen, keine bedeutende Fiebererscheinuug, keine Neigung zu phlegmonös entzündlichen Zufällen etc. mehr obwalten, besonders in Verbindung mit Belladonna, Ipecacuanha etc. Nach Muhrbeck nützt der Schwefel nur dann, wenn er vor Eintritt des konvulsivischen Stadiums gereicht wird; Heyfelder dagegen will nie eine günstige Wirkung von ihm gesehen haben.

3) Bei chronischen Exanthemen, Krätze, *Crusta lactea* und *serpiginosa*, oberflächlichen Flechten etc. In sehr veralteten und bis zur Cachexie gesteigerten Fällen reicht jedoch sein Gebrauch nicht mehr hin und es wird seine Heilkraft dann von anderen Mitteln, namentlich vom Merkur, übertroffen.

4) Endlich hat Tourtual noch den Schwefel als *Prophylacticum* gegen Masern empfohlen, er giebt ihn zu diesem Zwekke in der unten angegebenen Mischung. Heyfelder will weder von diesem, noch von dem von Wildberg empfohlenen Schutzmittel (s. *Oxymel Squillae*) jemals irgend einen Erfolg gesehen haben.

Dosis und Darreichungsform. Man giebt den Schwefel Säuglingen zu ½-1 Gr. mehrmals täglich (etwa zu 5 Gr. in 24 Stunden) 2-4 jährigen Kindern 5 Gr. 2 Mal täglich und älteren höchstens 15 Gr. in 24 Stunden, in Pulver (mit Milch oder einem Syrup) und Schüttelmixturen. Die gebräuchlichsten Verbindungen (besonders im Keuchhusten) sind die mit Belladonna (s. dort), *Rad. Ipecacuanhae*, Moschus und dergl. Von dem Schwefel und Senna enthaltenden *Pulvis liquiritiae compos.* (Curella'sches Brustpulver, ℥j. enthält 6⅔ Gr. Senna und 4⅘ Gr. Schwefel) kann man kleineren Kindern ein Paarmal täglich einen gestrichenen Theelöffel (ungefähr ½ Drachme) geben.

589.

℞ *Flor. Sulphur.* gr. viij.-xviij.
Sacchar. lact. ℈j.
Rad. Irid. florent. gr. iij.
M. f. Pulv. divid. in x. part. aequal.
S. 2stündlich ein Pulver mit Milch. (Bei Keuchhusten und sonstigem Brustleiden für ein Kind von 3 Wochen bis 1 Jahr. Man kann, wo die Auflösung des Brustschleimes sehr nöthig, zur Gesammtmenge ½-1½ Gr. Ipecacuanha od. bei krampf-

hafter Affektion 1-2 Gr. Moschus hinzusetzen.)

Kopp.

590.

℞ *Flor. Sulphur.* gr. x.-xx.
Mucil. Gumm. arabic. ʒvij.
Sacchar. alb. ℥ß.
Aq. rosar. ʒj.
MDS. Umgeschüttelt stündlich 1 Theelöffel. (Für Kinder im 1sten Jahre.)

Kopp.

591.

℞ *Flor. Sulphur.* ℥ß.
Sacchar. alb. ℥j.
M. f. Pulv.
S. 2-3 Mal täglich 2 Messerspitzen voll bis ½ Theelöffel nach dem Alter des Kindes. (Gegen Masern.)

Tourtual.

592.

℞ *Flor. Sulphur.* gr. iv.-x.
Sacchar. alb. ℈ß.
M. f. Pulv. dent. tal. dos. No. x.
S. 3 Mal täglich 1 Pulver. (Beim Keuchhusten.)

Horst.

593.

℞ *Flor. Sulphur.* ʒß.-j.
Calomelan. gr. viij.-xvj.
Sacchar. alb. ℈iv.
M. f. Pulv. divid. in viij. part. aequal.
S. 2 Mal täglich 1 Pulver. (Bei Tabes meseraica mit Entzündung.)

594.

℞ *Magnes. carbonic.*
Sacchar. alb. āā ʒij.
Flor. Sulphur. ʒj.
M. 3 Mal täglich ½-1 Theelöffel. (Gegen Krätze.)

Gölis.

Sulphur praecipitatum. Lac sulphuris.

Schwefelmilch. Dies Präparat, das sich übrigens ganz wie die Schwefelblumen verhält, wirkt viel stärker auf die Absonderungen der inneren Darmoberfläche und mufs deshalb in kleineren Gaben gereicht werden. Man benutzt es besonders gegen Exantheme, Crusta lactea etc. gerne in Verbindung mit der *Herb. Jaceae*, s. diese.

595.

℞ *Sulphur. praecipit.* ʒß.
Magnes. carbonic. ℈j.
Sem. Foenicul. ℈ß.
Sacchar. lact. ʒiß.
M. f. Pulv.
DS. 4 Mal täglich eine Messerspitze. (Bei Crusta lactea.)

Haase.

Syrupi. **Zukkersäfte.** Die Syrupe spielen bei der Darreichung der Arzneien in der Kinderpraxis eine wichtige Rolle. Das Kind, den Zweck und Nutzen des gereichten Medikaments nicht fassend, sieht darin nur etwas ihm gewaltsam aufgezwungenes und weist es um so entschiedener zurück, je mehr das Mittel dem Geruch- oder Geschmackssinne widersteht. Es ist daher von Wichtigkeit, daſs der Arzt vorzugsweise solche Arzneien wählt, die keinen hervorstechenden Geruch oder Geschmack haben, oder wo dies nicht möglich ist, sie so wohlschmekkend als möglich einrichtet. Hierzu eignen sich nun die Syrupe am meisten, da die Kinder in der Regel die feineren Nuançen des Geschmakkes nicht kennen und nur das für wohlschmekkend halten, was süſs ist; auf diese Weise lassen sich ihnen selbst dem Erwachsenen sehr widrige Arzneien, z. B. *Syrupus Rhei, Senegae* etc. leicht beibringen, weil sie sich durch den süſsen Vorgeschmack zum Einnehmen bewegen lassen. Man sei deshalb nicht zu sparsam mit dem Zusetzen des Syrupes, wo dies unbeschadet der in die Mischung eingehenden wirksamen Heilmittel geschehen kann, oder wähle, was bei kleineren Kindern schon wegen der geringeren Partialgabe räthlich ist, die Form des Lecksaftes. Die offizinellen Syrupe haben für sich die Konsistenz eines etwas dikken Lecksaftes, weshalb sie auch gewöhnlich als Constituentien desselben benutzt werden. Es können jedoch auch noch Flüssigkeiten ihnen hinzugesetzt werden und zwar den dünneren Syrupen etwa die Hälfte auf 1 Theil, den dikkeren bis zu gleichen Theilen. Da die Syrupe specifisch schwerer sind als Wasser und in einer Menge in den Lecksaft eingehen, welche die wässrigen Flüssigkeiten in ihrer specifischen Schwere bedeutender verändert, als dies bei den Mittelmixturen geschieht, so muſs man bei der Bestimmung der Partialdosen des Lecksaftes in Ansehung der Constituentien hierauf Rücksicht nehmen und im Durchschnitte den gewöhnlichen Theelöffel voll, wenn Syrup und Wasser die Constituentien bilden, zu 4 Skrupel rechnen. Es wird demnach ein Saft aus ʒiv. Wasser und ℥iβ. Syrup 12 Theelöffel ein Saft aus ℥iβ. Wasser und ʒvj. Syrup ungefähr 15 Theelöffel enthalten. Noch dienen die Syrupe als Vehikel solcher Pulver, die ihrer Unauflöslichkeit und Schwere wegen sich beim Anrühren mit Wasser leicht an den Boden des Gefäfses ansetzen, wie z. B. Calomel; man wählt hier des Heilzwekkes wegen oft mehr differente Syrupe, z. B. beim Croup den *Syrupus Senegae*, *Ammoniaci etc.*, s. *Hydrargyrum muriaticum mite.*

Syrupus Capitum Papaveris. Syrupus Diacodion. Mohnsyrup. Der jetzt ziemlich absolute Syrup wird als beruhigendes, krampfstillendes Mittel bei kleinen Kindern, denen man kein Opium zu geben wagt, gerühmt; man setzt ihn entweder Mixturen zu, oder giebt ihn auch pur. Tourtual empfiehlt ihn bei Neugebornen oder 1-2 Monat alten Kindern in allen den Fällen, in denen Opium indizirt ist und giebt ihn entweder unvermischt zu einem Theelöffel voll Abends, oder mit gleichen Theilen Fenchelwasser 3 Mal täglich in derselben Quantität. Richter warnt, ihn für ein unschuldiges, indifferentes Mittel zu halten; er wirke oft bedeutend betäubend.

Syrupus Croci. Safransyrup. Man giebt ihn Kindern als beruhigendes Mittel theelöffelweise. Auch als passender Zusatz zu anderen Mixturen dient er und giebt ihnen eine schöne Farbe.

Syrupus Mannae. Mannasyrup. Wird am häufigsten als Zusatz und Corrigens zu anderen abführenden Mixturen benutzt. Ihn Neugebornen und Säuglingen noch als Abführmittel theelöffelweise pur zu geben, ist nach der von der neuen Pharmacopoe angegebenen Bereitung, nicht mehr recht passend; er ist zu diesem Zwekke zu schwach, und müfste, zur Erzielung der gewünschten Wirkung, in weit gröfseren Dosen gereicht werden, wo er dann leicht durch Bildung von Säure die Digestionsorgane belästigen könnte. Man wählt jetzt lieber den *Syrupus Rhei* oder den *Syr. Sennae.*

596.

℞ *Syr. Mannat.* ℥j.
Tinct. Rhei aquos. ʒiij.

MDS. Theelöffelweise. (Abführsaft für Neugeborne.)

Syrupus Rhei. Rhabarbersyrup. Nur als Abführmittel für kleine Kinder, den jüngsten theelöffelweise, etwas älteren zu 2 Theelöffeln, nach Bedürfnifs wiederholt. Es sei hier erlaubt, etwas über die Anwendung des Rhabarbersyrups und anderer ähnlicher Säfte bei Neugebornen, die von manchen für unentbehrlich, von anderen wieder als höchst schädlich verschrieen wird, zu bemerken. Der Zweck dieser Säfte ist die Ausleerung des Kindspechs (Meconium's); geschieht diese nicht durch die Selbstthätigkeit der Natur, so ist es allerdings zweckmäfsig, sie durch geringe Nachhülfe der Kunst zu bewirken, namentlich wenn das Kind durch Geschrei und Zusammenkrümmen zu erkennen giebt, dafs es an Leibschmerzen leide. So wahr es auch ist, dafs Hebammen und Wärterinnen nicht selten Mifsbrauch mit diesen sogenannten Kindersäftchen getrieben und dadurch Schaden angerichtet, so ist es doch andererseits zu weit getriebene Aengstlichkeit, ihren Gebrauch ganz zu untersagen und ihre Anwendung für unbedingt nachtheilig zu erklären. Henke, Jahn, Schäffer und andere halten daher den Gebrauch eines gelind abführenden Saftes nicht nur für unschädlich, sondern in manchen Fällen für nützlich und nothwendig. Besonders angezeigt sind dergleichen Säfte bei den Kindern von Erstgebärenden, bei denen meistens der spätere Eintritt der Milch bei der Mutter einstweilen eine künstliche Nahrung nöthig macht und auch bei anderen, wenn die Selbstthätigkeit der Natur keine Ausleerung bewirkt und Blähungen, Verstopfung, Leibschmerzen, Erbrechen entstehen. Man verbindet hier zweckmäfsig den *Syr. Rhei* zur Hälfte oder zu gleichen Theilen mit Fenchelwasser und unterstützt seine Wirkung durch gleichzeitige Anwendung von Klystiren, die am einfachsten aus Zukkerwasser bereitet werden.

Syrupus Sennae. Sennasyrup. Neugebornen und Säuglingen Theelöffelweise als Abführmittel, statt des Syrupus Mannae der älteren Pharmacopoe, der doch noch etwas stärker war.

Syrupus Spinae cervinae. Syrupus domesticus. Haussyrup. Der *Syrupus Rhamni cathartici* war zur Zeit Sydenhams, der ihn zuerst hervorgezogen hat, ein Hausmittel, woher der alte Name *Syrupus domesticus.* In neuerer Zeit ist er besonders durch Casper der unverdienten Vergessenheit entrissen und dem Arzneischatz wieder einverleibt worden. Derselbe sagt von ihm: „Es giebt kein Mittel im ganzen Heilaparate, das so entschieden wässrige Stühle erregt, keins das so auffallend Blähungen treibt, wie der *Syrupus domesticus.* Dazu kommt, dafs er gar kein Bauchgrimmen macht und in dieser Beziehung der Senna vorzuziehen ist, dafs er nicht im geringsten erhitzt, wie Aloe Rheum und dergl., dafs er endlich nicht widerlich zu nehmen ist, wie Ricinusöl. Eins nur stellt sich beim häufigen Gebrauch dieses Syrups als ein Nachtheil heraus, den er freilich mit den meisten übrigen Purgirmitteln theilt, dafs nämlich die Dosen nicht scharf bestimmbar sind. Gewöhnlich reichen bei Kindern ʒij.-iij. auf ℥iij.-iv. Constituens vollkommen aus, um jene copiösen, wässrigen Stühle und reichlichsten Abgang von Flatus zu erzielen. Man fange jedoch bei der ersten Anwendung mit schwächeren Quantitäten an, weil eine zu grofse Dosis leicht 15-20 Stühle in 24 Stunden zu Wege bringt. Besonders empfehlenswerth ist dieser angenehm braunröthlich aussehende, bitterlich süfs gewürzhaft schmekkende Saft in der Kinderpraxis, da er sich für sich Thee- oder Desertlöffelweise sehr gut nehmen läfst. Ein Theelöffel voll bei Kindern von 1-2 Jahren bewirkt in wenigen Stunden eine oder mehrere wässrige Ausleerungen. (Casper Wochenschrift für die gesammte Heilkunde. Jahrgang 1833.)

Tartarus boraxatus. Boraxweinstein. Der *Tartarus boraxatus* wirkt vorzugsweise auf die Urinsekretion und wird daher in der Wassersucht als diuretisches Mittel benutzt. Namentlich wird er als kühlendes Salz in solchen Wassersuchten passen, die, wie dies so häufig nach akuten Exanthemen besonders Scharlach geschieht, unter einer entzündlichen Form auftreten und wo neben der Indikation, die Resorption und anderweitige Exkretion der ausgetretenen Flüssigkeit zu bewirken, noch die Heilanzeige vorhanden ist, die Intensität der krankhaften Thätigkeit im Gefäfssysteme herabzustimmen. Freilich wird er aber hier nur immer Nebenmittel sein und Blutentziehung wie Calomel werden stets den ersten Rang bei Bekämpfung dieses so gefährlichen Leidens einnehmen.

Dosis und Darreichungsform. Man giebt den Boraxweinstein in Auflösung, etwa ℥β. auf ℥iij. - iv. Wasser, Kindern von 2-5 Jahren einen Kinderlöffel, jüngeren einen Theelöffel voll, 1-2 stündlich. Um noch kräftiger auf die Resorption und Urinsekretion zu wirken, verbindet man ihn, je nach dem Zustande, mit einem *Infusum Herb. Digitalis*, mit *Oxymel Squillae*, *Spiritus nitrico-aethereus* etc. Bei hoch gesteigerter entzündlicher Diathesis setzt man auch wohl noch etwas Nitrum hinzu.

597.

℞ *Tart. boraxat.* ℥β.
Kal. nitric. depur. ʒβ.
Aq. flor. Sambuc. ℥iv.
Syr. Senegae ℥iβ.
MDS. Gröfseren Kindern 2stündlich 1 Kinderlöffel, kleineren 1 Kaffeelöffel voll.
Fischer.

598.

℞ *Tart. boraxat.* ℥β.
Extr. Cardui bened. ʒij.
Aq. Menth. crisp. ℥iv.
Oxymell. Squill. ʒvj.
Syr. Senegae ʒvj.
Spirit. nitr. aether. ʒj.
MDS. Wie das Vorige.
Fischer.

599.

℞ *Herb. Digital. purp.* ℈β.
Rad. Senegae ʒij.
Inf. *Aq. fervid.* q. s. diger. per ½ hor. Colatur. ℥iv., adde
Tart. boraxat. ʒiij.
Syr. Althaeae ℥ij.
MDS. 2stündlich ½ Efslöffel. (Für ein Kind von 8 Jahren.)

Tartarus depuratus. Cremor Tartari. **Gereinigter Weinstein.** Der Weinstein ist ein kühlendes Mittel, das bei Wallungen, Congestionen, sthenischen Blutflüssen und vielen anderen Formen mit einer überwiegenden Gefäfsthätigkeit ohne eigentliche Entzündung, so wie auch bei gelind sthenischen, rheumatischen, exanthemischen und anderen Fiebern benutzt wird. Für das kindliche Alter indessen pafst der Weinstein als ein krudes, die Verdauung leicht belästigendes Mittel eigentlich gar nicht und man wird wohl thun, da, wo die oben angedeuteten Formen kühlende Mittel nothwendig machen, statt seiner lieber die mit *Succus Citri* und *Acetum Vini* bereiteten Saturationen oder auch das *Kali aceticum* als ein dem kindlichen Organismus viel homogeneres Mittel anzuwenden.

Dosis und Darreichungsform. Man giebt den Weinstein zu 5-10 Gr. einigemal täglich in Pulver oder Schüttelmixturen. Verbindung mit Rheum, s. dort.

600.

℞ *Aq. Foenicul.* ℥ij
Cremor. tartar. ℈ß.
Oxymell. Squill. ʒij.
MDS. Kinderlöffelweise. (Bei Infarctus intestinorum.)
Gölis.

601.

℞ *Tart. depurat.* ℈ij.
Vin. stibiat.
Acet. Squill. āā ʒß.
Aq. Petroselin. ℥iß.
Syr. Senegae ʒvj.
MDS. 2stündlich 1 Theelöffel. (Bei Wassersucht nach Scharlach für ein Kind von 1 Jahre.) Vogt.

Tincturae. **Tinkturen.** Die Tinkturen eignen sich eigentlich mehr für Erwachsene als für Kinder; ihre Extrahentien, Weingeist, starke Weine, Aether und dergl. verleihen ihnen eine erhitzende aufregende Wirkung, die bei dem so sehr beweglichen Gefäfssystem der Kinder leicht Störungen herbeiführen kann. Sie haben indessen den Vorzug vor anderen Darreichungsformen, dafs sie meistens wohlschmekkend sind, schon in kleiner Gabe ihre, wenn auch nur flüchtige Wirkung äufsern und dafs sie sogar oft mit gröfserem Vortheil bei Kindern als bei Erwachsenen gegeben werden können, da man bei diesen letzteren selten ein Mittel in voller Gabe in der Tinkturform reichen kann, weil sonst der Weingeist in der Wirkung zu sehr prädominiren würde, bei Kindern aber der eigentlich wirksame Bestandtheil, das Extrahendum, oft schon in der kleineren Dosis eine Wirkung zu äufsern vermag. Dafs die Tinkturen nur in Krankheitsformen passen, die den Karakter der Schwäche an sich tragen, daſs sie als krampfstillende Mittel nur dann gebraucht werden können, wenn den spastischen Erscheinungen keine entzündliche Diathesis zum Grunde liegt, leuchtet von selbst ein. Die Gabe der Tinkturen muſs nicht zu stark gegriffen werden; von den meisten (versteht sich mit Ausnahme der stark wirkenden, *Tinct. Cantharidum*, *Opii* etc.) giebt man kleineren Kindern in den ersten Lebensjahren 5-10 Tropfen 2-3 Mal, älteren 10-15-20, 3-4 Mal täglich, gerne, um den oft penetranten Geschmack zu mildern, in etwas Wasser. Will man sie anderen Mixturen zusetzen (d. h. in Fällen, wo man keine sehr rasche Wirkung beabsichtigt, weil sonst natürlich das Verhältniſs nichts bestimmtes hat) so kann man im Allgemeinen auf ℥ij.-iij. Flüssigkeit ℈j.-ʒβ. hinzufügen und davon kleinen Kindern 1 Theelöffel, gröſseren einen Kinderlöffel 2-3 stündlich geben. Zu Pulvern kann man die Tinkturen nur in der kleinsten Gabe setzen, s. Opium. Die meisten Tinkturen haben 80-90 Tropfen.

Tinctura Asa foetidae. Asandtinktur. Als krampfstillendes Mittel bei atonischen Krämpfen, Brustkrämpfen etc. der Neugebornen zu 5-10 Tropfen 2 stündlich in Form eines Säftchens.

602.
℞ *Tinct. Asae foetid.* ℈ij.
Syr. flor. Rhoead. ℥j.
MDS. 1-2 stündlich 1 Theelöffel.

Tinctura Cantharidum; s. *Cantharides.*

Tinctura Castorei. Bibergeiltinktur. In Verbindung mit *Liquor Ammon. anisat.* als krampfstillendes, karminatives Mittel bei Blähungsbeschwerden kleiner Kinder zu 6 Tropfen etwa 2-3 stündlich.

603.
℞ *Tinct. Castorei* gutt. LX.
Liq. Ammon. anisat. gutt. XX.-XXX.
Syr. cort. aurant. ʒij.
Aq. Foenicul. ʒvj.
MDS. 2-3 stündlich 1 Theelöffel.

Tinctura Chinae composita. Eine Composition von stärkenden und excitirenden Mitteln, in denen die tonisch-stärkende Eigenschaft vorwaltet, zu 10-20 Tropfen mehremals täglich in Wein oder Wasser. Eben so die *Tinct. Chinae simplex.*

Tinctura corticum aurantiorum. Pomeranzenschalentinktur. Diese Tinktur ersetzt bei Kindern, wenn man eines belebenden, erwärmenden, die Digestion stärkenden Zusatzes zu anderen Mitteln bedarf, zweckmäfsig die anderen, in der Wirkung zwar gleichen, meistens aber zu erhitzenden und zu intensiv bitter schmeckkenden Tinkturen, als: *Tinct. amara aromatica, carminativa* etc. Man giebt sie zu 10-20 Tropfen einigemal täglich.

Tinctura Croci. Safrantinktur. Wird von Fischer und Himly (Hufeland's Journal) als flüchtig durchdringendes Reizmittel bei Pneumonie ganz kleiner Kinder, die immer adynamisch und krampfhaft sein soll (?) in Verbindung mit starken Zugmitteln, gerühmt. Man mischt ʒß-j. mit ℥j. Saft und giebt davon 1-2stündlich 1 Theelöffel.

Tinctura Ferri pomati. Aepfelsaure Eisentinktur. Pafst bei Schwäche, Verschleimung des Darmkanals mit Magensäure, Blähungen, Durchfall, Schleimflüssen aus den Geschlechtstheilen, Würmern etc. zu 5-10-15 Tropfen 3 Mal täglich.

604.
℞ *Tinct. ferri pomat.*
— *aromatic.* āā ℥iß.
MDS. Zu 10-15-30 Tropfen 3 Mal täglich.
Tourtual.

Tinctura Jodi; s. *Jod.*

Tinctura Opii crocata et simplex; s. *Opium.*

Tinctura Pimpinellae. Gerne als Zusatz zu Mund und Gurgelwassern, bei nicht heftiger Entzündung.

605.

℞ *Herb. Salviae.*
Flor. Sambuc. āā ℥β.
Inf. *Aq. fervid.* q. s. Colatur. ℥vj., adde
Tinct. Pimpinell. ʒij.
Acet. Vin. ℥iβ.
Mell ros. ℥j.
MDS. Zum Ausgurgeln bei Bräune.

Tinctura Rhei aquosa. Wässrige Rhabarbertinktur. Die wässrige Rhabarbertinktur ist das bei Kindern am häufigsten benutzte Rhabarberpräparat. Wie Rheum selbst, gebraucht man sie theils in Fällen, wo die Darmausleerungen zu befördern sind, theils in solchen Krankheitsformen, wo man es mit gestörter Vegetation, Atonie, dadurch unterdrückten, alinirten Sekretionen, schwachen Assimilationsvermögen, vorzugsweise im oberen Theile des Darmkanals zu thun hat. Man benutzt sie demnach:

1) Als Abführmittel. Die Rhabarbertinktur führt ab, ohne den Darmkanal zu schwächen, wie die Mittelsalze und ohne so stark zu erhitzen, wie die harzigen Abführmittel. Sind mit der Obstruktion noch Säure im Magen und Darmkanal, Verschleimung, Blähungsbeschwerden, Zustände, aus denen sich bei Kindern oft schmerzhafte und krampfhafte Erscheinungen entwikkeln, verbunden, so ist die *Tinctura Rhei* vorzugsweise indizirt und zeigt sich besonders in Verbindung mit absorbirenden und leicht aromatischen Mitteln wirksam. Es ist jedoch zu bemerken, dafs sich die Darreichung der Rhabarbertinktur als Abführmittel nur auf Neugeborne und jüngere Kinder beschränkt; gröfseren müfsten schon zu starke Gaben davon gereicht werden und bei diesen bedient man sich der Tinktur mehr als eines Mittels, das in Verbindung mit anderen passenden Substanzen, durch Stärkung der Digestionsorgane auch den Stuhlgang mehr regelt und mäfsig unterhält.

2) Bei Durchfällen. Unmittelbar stopfende Eigenschaften besitzt die Rhabarber und auch dies Präparat nicht. Wenn aber vermehrte Absonderungen und namentlich reichliche

Stuhlausleerungen durch gesunkene Vegetation der ab- und aussondernden Organe bedingt werden, dann kann sie wohl durch eine Erhebung derselben kräftig anhaltend wirken. Auch wird sie besonders da passen, wo schadhafte Stoffe vorhanden sind und die Diarrhoe unterhalten; sie macht diese Stoffe zum Ausführen geschickt und wird so eigentlich durch ihre ausleerende Kraft zu einem stopfenden, die Diarrhoe beseitigenden Mittel. Allein so häufig auch bei Durchfällen der Kinder zur *Tinctura Rhei* gegriffen wird, so ist doch nicht zu übersehen, dafs es Durchfälle giebt, die ihrer eigentlichen Natur nach sich gar nicht für dieses Mittel eignen. Nicht selten nämlich liegt dem Durchfall ein entzündlicher Zustand im Darmkanale zum Grunde; das Kind fiebert, der Unterleib ist heifs, das Gesicht eingefallen, die Extremitäten kühl, die Ausleerungen sind kopiös etc. Hier ist die Rhabarbertinktur ein problematisches Mittel, dem man nicht mehr trauen darf; Cataplasmen auf den Leib, im Nothfalle selbst Blutegel, eine einhüllende Emulsion und kleine Gaben Calomel werden hier allen Indikationen entsprechen und zeitig angewendet sich gewifs als hilfreich erweisen.

Dosis und Darreichungsform. Man giebt die *Tinct. Rhei aquosa* zu ℈j.-ʒβ. 2-3stündlich, selten pur, meistens in Mixturen mit absorbirenden, abführenden, gelind aromatichen Mitteln in Verbindung; s. *Kali carbonicum* (Saturation), Manna etc.

606.

℞ *Tinct. Rhei aquos.* ʒvj.
Magnes. carbonic. ʒβ.
Syr. cort. aurant. ʒij.
MDS. 2-3stündlich 1 Theelöffel. (Gegen Erbrechen aus Säure.)

Buchholz.

607.

℞ *Aq. Foenicul.* ℥ij.
Magnes. carbonic. ℈β.
Tinct. Rhei aquos. ʒj.
Syr. Diacod. ℥β.
MDS. Stündlich 1 Theelöffel. (Gegen Icterus neonatorum.)

Gölis.

608.

℞ *Tinct. Rhei aquos.*
Syr. Mannat. āā ʒβ.
Lapid. Cancr. ℈j.
Aq. Foenicul. ℥j.
MDS. 2stündlich 1 Theelöffel. (Gegen Icterus neonatorum.)

Wendt.

609.

℞ *Decoct. Salep tenuior.* ℥iij.
Tinct. Rhei aquos. ʒij.

Aq. Cinnamom. simpl. ℥ß.
Sacchar. alb. ʒij.
MDS. 2stündlich 2Theelöffel. (Gegen Diarrhoe der Säuglinge.) Wendt.

610.

℞ *Tinct. Rhei aquos.* ʒiß.
Liq. Ammon. pyr. oleos. ℈ij.
Aq. Cinnamom. ℥iß.
Syr. Althaeae ʒvj.
MDS. Alle $1\frac{1}{2}$ Stunden 1 Theelöffel. (Gegen chronischen Durchfall für ein Kind von 1 Jahre.) Vogt.

611.

℞ *Aq. Menth. crisp.* ℥iij.
Tinct. Rhei aquos.
Liq. Kali acetic. āā ℥j.
Sacchar. alb. ℥ß.
MDS. 2 Mal täglich 1 Efslöffel. (In der Rekonvalescenz bei Trägheit des des Stuhlganges etc.) Wendt.

612.

℞ *Tinct. Rhei aquos.* ℥iß.
Liq. Kali acetic. ℥ß.
MS. Früh und Abends 80 Tropfen. (Bei Verstopfung der Unterleibseingeweide.) Tode.

613.

℞ *Extr. cort. peruvian.*
Aq. Cinnamom. vinos. āā ʒj.
Tinct. Rhei aquos. ʒvj.
DS. Früh und Abends 70 Tropfen in Thee. Tode.

614.

℞ *Mann. elect.* ℥ß.
solve in
Aq. Foenicul. ℥iß.
cola et adde
Tinct. Rhei aquos. ℥ß.
MDS. Stündlich 1 Efslöffel. (Abführmittel für ein Kind von 2 Jahren.)

Tinctura Rhei vinosa. Weinige Rhabarbertinktur. Ein vortreffliches magenstärkendes Mittel, das bei Mangel an Efslust, Blähungsbeschwerden, Verschleimungen der ersten Wege, in der Rekonvalescenz nach Fiebern etc. mit Nutzen gegeben wird. Hufeland fand sie bei skrophulösen Kindern sehr hilfreich, namentlich wenn sich die Atonie und Erschlaffung vorzugsweise im Darmkanale ausspricht.

Dosis und Darreichungsform. Man giebt sie kleineren Kindern zu 1 Theelöffel voll einigemal täglich, pur oder in Mixturen.

615.

℞ *Tinct. Rhei vinos.* ℥j.
Elixir aur. compos. ℥ß.
Aq. Menth. Piper. ℥iß.
Aq. destillat. ℥j.
MDS. 3 Mal täglich 1 Kinderlöffel.

Unguenta. Salben. Die Anwendung der Salben geschieht bei Kindern auf dieselbe Art und zu denselben Heilzwecken, wie bei Erwachsenen. Es ist daher nur zu bemerken, dafs, in Rücksicht auf die grofse Zartheit und Vulnerabilität der kindlichen Haut, es oft zweckmäfsig ist, sich nicht der offizinellen Salben zu bedienen, weil das darin enthaltene Fett oft alt und zu reizend für das Hautorgan ist, sondern sie lieber frisch bereiten zu lassen oder als Excipiens weniger reizende Dinge, z. B. *Ol. Cacao* etc. zu wählen. Auch beachte man, dafs bei Kindern nicht zu grofse Flächen auf einmal der Einreibung unterworfen werden dürfen, weil dadurch leicht Geschwulst, um sich greifendes Erythem und andere üble Zufälle entstehen könnten. In therapeutischer Beziehung vergesse man nicht, dafs sich bei der feinen, empfindlichen und stark absorbirenden Haut der Kinder, eine sehr kräftige Wirkung von der äufserlichen Anwendung der Arzneisubstanzen erwarten läfst; man versuche daher, wo es immer nur angeht, durch den Weg des Hautgefühls und der Hauteinsaugung auf den kindlichen Organismus zu wirken und gebe besonders dieser Anwendungsform bei den Mitteln den Vorzug, deren innerer Gebrauch nicht ohne Gefahr erscheint, wie z. B. Opium.

Unguentum Hydrargyri album. Unguentum mercuriale album Werlhoffi; s. *Hydrargyr. ammoniato-muriaticum.*

Unguentum Hydrargyri cinereum. Unguentum neapolitanum. Graue Quecksilbersalbe. Die äufsere Anwendung des Quecksilbers, als graue Quecksilbersalbe, hat bei Kindern nie, wie dies bei Erwachsenen oft der

Fall ist, den Zweck, eine allgemeine Wirkung zu erzeugen, oder dadurch die Merkurialwirkung in ihrer gröfsten Intensität im Organismus hervorzurufen. Hat diese Methode schon bei Erwachsenen der Nachtheil, dafs man bei ihrer Anwendung die Menge des von der Haut wirklich aufgenommenen Merkurs nie genau wissen, noch weniger aber den Grad der Wirkung, welchen die einverleibte Menge des Merkurs erzeugen wird, im Voraus bestimmen kann, so würde sich bei Kindern, wo man die Gaben eines so differenten Mittels genau der Individualität und der Intensität der Krankheit anpassen mufs, diese Inkonvenienz noch weit mehr fühlbar machen, ganz abgesehen davon, dafs die Haut des Kindes solche über weite Körperflächen sich verbreitende Einreibungen gar nicht vertragen würde. Es dient daher dies Merkurialpräparat bei Kindern lediglich nur zur Vollbringung einer örtlichen Wirkung auf die beschränkte Hautstelle und auf diejenige Theile, welche ihr zunächst liegen. Dahin nun gehört seine Anwendung als kräftiges Antiphlogisticum bei örtlicher Entzündung äufserlich erreichbarer Gebilde und zur Unterstützung der Kur tiefer gelegener Entzündungen; dahin gehört ferner seine Benutzung zur Zertheilung der Verstopfungen in Lymphgefäfsen und Drüsen, der Verhärtungen, Ablagerungen und Ergiefsungen. Man bedient sich demnach der Salbe:

1) Bei inneren Entzündungen, namentlich solchen, in denen der plastische Prozefs vorwiegt oder bei denen wässrige Exsudation in inneren Hölen oder in dem Parenchyma von Organen, oder auch eine andere Ablagerung sich zu bilden strebt. Es gehören dahin die Entzündung des Gehirnhäute und des Gehirns, die dem Wasserkopfe vorangehen, die Luftröhrenentzündung und der Croup, die Entzündung des Bauchfelles, der Leber etc. Es leuchtet ein, dafs in den genannten Formen diese äufsere Anwendung des Merkurs immer nur Neben- und Unterstützungsmittel sein kann, da sich durch sie (in dieser beschränkten Anwendung) nie eine Merkurialwirkung, wie sie hier nothwendig wird, erzielen läfst, auch die Wirkung viel zu langsam erfolgt, um ihr vertrauen zu können. Man reibt in diesen Fällen die Salbe dem leidenden Theile so nahe als möglich ein; bei Encephalitis und Croup in den Hals und Nakken, bei Peritonitis und Leberentzündung auf den Bauch etc. Die Dosis der jedesmaligen Einreibung

läfst sich nicht genau bestimmen; im Allgemeinen kann man annehmen, dafs zur Erzielung einer heilkräftigen Wirkung in 24 Stunden 1 Quentchen verbraucht werden mufs, weshalb man gut thut, die Salbe in dieser Portion dispensiren und sie nun in dem gegebenen Zeitraume in beliebigen Intervallen und Quantitäten einreiben zu lassen. Fürchtet man eine zu starke Wirkung, so kann man sie mit gleichen Theilen Altheesalbe, will man einen flüchtigen Zusatz, mit *Linimentum volatile* āā verbinden. Zu bemerken ist noch, dafs man die Einreibung der Quecksilbersalbe nicht da mache, wo Blutegel gesessen; leicht bildet sich darnach weit um sich greifende Entzündung der Haut.

2) Bei *Syphilis neonatorum* kann man zur Unterstüzzung der innerlich gereichten Merkurialpräparate Einreibung der Quecksilbersalbe in die innere Flächen der Gliedmafsen längs dem Laufe der lymphatischen Gefäfse anstellen; doch hüte man sich die gewöhnliche, mit Schweinefett bereitete Salbe anzuwenden, da die Haut der Neugebornen ähnliche Einreibungen nicht verträgt. Eine passende Bereitung zu diesem Zwekke, s. unter *Hydrargyrum purum*.

3) Als zertheilendes, auflösendes Mittel bei krankhaften Ergüssen, z. B. bei Gliedwassersucht, Kopfblutgeschwulst (Suttinger: ℥vj. reichten zur Heilung hin) chronischem Wasserkopf (Gölis: auf den Kopf mit *Ungt. Juniperi* āā) bei Indurationen (Wendt: bei *Induratio Mammae* der Neugebornen, in die Umgebung eingerieben) zumal der Drüsen, bei Skropheln am Halse, Parotitis, Mesenterialanschwellungen die noch zertheilt werden können und deren Aufsaugung befördert werden soll, bei Entzündungen im Zellgewebe, den Bändern, Knochen und sehnigen Gebilden etc. etc. Man reibt in diesen Fällen die Salbe in den genannten Verbindungen einer Erbse oder Bohne grofs täglich 2-3 Mal in den leidenden Theil ein.

616.

℞ *Ungt. mercuriale.*
— *Juniper.* āā ℥ij.

MDS. In den Unterleib bei Infarctus intestinorum, auch auf den Kopf bei Hydrocephalus chronicus. Gölis.

617.

℞ *Ungt. Althaeae* ℥β.
— *mercurial.* ℥ij.-℥β.

MDS. Einer Erbse grofs täglich 2 Mal in den Unterleib einzureiben.
Wendt.

618.
℞ *Ungt. Althaeae* ℥iij.
— *mercuriale* ℥j.
MDS. Täglich 2 Mal die Umgebung der Geschwulst sanft zu bestreichen. (Bei Induratio Mammae neonatorum.) Wendt.

619.
℞ *Ungt. mercur.*
Liniment. vol. Camphor.
āā ℥iv.
MDS. 2stündlich 2 Theelöffel voll einzureiben. (Bei Croup.) Hecker.

Unguentum Hydrargyri rubrum; s. *Hydrargyrum praecipitatum rubrum.*

Unguentum Kali Hydrojodici; s. *Jod.*

Unguentum Rorismarini compositum. Unguentum nervinum. Eine kräftig stärkende Salbe, die man in allen Fällen, wo dergleichen Einreibungen angezeigt sind, statt anderer Kompositionen mit Nutzen anwenden wird. Um sie noch flüchtiger, durchdringender zu machen, setzt man ihr wohl noch den 4ten Theil *Mixtura oleoso-balsamica* zu. Die Verbindung mit *Balsamum Copaivae* bei Hydrops, s. dort.

620.
℞ *Unguent. nervin.* ℥j.
Mixtur. oleoso-bals. ℥ij.
MD. in vasc. Zum Einreiben.
Wendt.

Unguentum sulphuratum compositum und *Unguentum sulphuratum simplex.* Schwefelsalbe. Die Schwefelsalben werden bei Kindern, wie bei Erwachsenen, gegen Krätze benutzt und es gelten auch hier dieselben Kautelen über die blofs äufserliche Behandlung der Krätze,

Zu bemerken ist hier nur noch, dafs man bei Kindern nicht etwa wie bei Erwachsenen, alle mit Krätze behafteten Stellen, oft den ganzen Körper, auf einmal mit der Salbe einreibe, sondern dafs dies bei ihnen nur auf einen Theil nach dem anderen geschehen dürfe. Es würde, liefse man dies aufser Acht, leicht starke Geschwulst und Entzündung der Hautoberfläche darnach erfolgen. Plenk und Mursinna empfehlen das *Unguentum sulphuratum compositum* noch als Einreibung auf den Kopf bei Tinea.

Vinum. Wein. Dafs der Wein im kindlichen Alter nur eine beschränkte Anwendung findet, ist bekannt. Kinder tragen ein reges Leben in sich und bedürfen deshalb solcher künstlichen Anregungsmittel nicht; es ist daher gerathen, sich desselben bei übrigens gesunden Kindern ganz und gar zu enthalten. In Krankheiten mit hohen Schwächegraden kann man sich zwar des Weines zweckmäfsig bedienen, immer aber erfordert seine Anwendung Vorsicht, damit nicht das Maafs der Erregung überschritten und das Sensorium dadurch krankhaft affizirt werde. Bei der Asphyxia neonatorum flöfst man, ist die Schwäche des Kindes sehr grofs, demselben 10-15 Tropfen Weines ein; in der Rekonvalescenz nach schweren Krankheiten kann man, wenn keine Aufregung zu fürchten und bei etwas älteren Kindern, denselben Mittags ein kleines Schnapsgläschen voll guten Weines reichen. Bei nervösen, bösartigen Fiebern und Exanthemen pafst ein Getränk aus 9 Theilen Gersten-, Reis- oder Haferabsud mit einem Theile eines erquikkenden, guten, säuerlichen Weines, wozu Johannisberger oder Hochheimer empfohlen werden kann. (Wendt.)

Aeufserlich bedient man sich des Weines als eines reizenden Zusatzes zu Einreibungen, Umschlägen, Bädern. In der Asphyxia neonatorum mischt man dem Bade etwa den 8ten Theil Wein (oder Brantwein) hinzu und taucht das Kind 5-6 Mal in diese Mischung (s. Bäder). Bei Kopfgeschwulst der Neugebornen macht man Umschläge von warmem Wein; doch tadelt Meifsner diese Anwendung, weil das Kind leicht dadurch betäubt wird.

Vinum ferruginosum s. martiatum. Eisenwein, Stahlwein. Der Eisenwein wird durch mehrtägige Digestion einer Unze *Tinctura martis* und einer Unze *Cassia Cinnamomea* in einem Pfunde Rheinwein bereitet. Er ist ein Mittel von ausgezeichneter Wirksamkeit in allen Krankheiten mit Schwäche, welche den Gebrauch des Eisens fordern; als Antiscrophulosum paſst er seiner Milde wegen vorzugsweise für den Anfang der Stahlkur und bildet hier einen sehr angemessenen Uebergang von den Antimonialmitteln zur Anwendung des Eisens in Substanz. Man giebt ihn zu 15-20 Tropfen einigemal täglich und verbindet ihn bei Skropheln gerne noch mit *Vinum stibiatum.*

621.

℞ *Vin. martis.* ℥β.
— *Antimon.* ʒj.
MDS. 4 Mal täglich 20-25 Tropfen in spanischem Weine zu geben.

Tourtual.

Vinum stibiatum; s. *Stibium.*

Viscum album s. quernum. Mistel. Eichenmistel. Die Eichenmistel hat sich in früheren Zeiten einen groſsen Ruf gegen Krämpfe und namentlich gegen die Epilepsie erworben. In neuerer Zeit hat man nur selten von ihr Gebrauch gemacht. Jahn (medizinisches Konversationsblatt. Jahrgang II. 1831) zählt auch sie zu den von ihm sogenannten Kinder-Narcoticis und sucht sie der Vergessenheit zu entreiſsen. Er sagt: „Ich glaube, daſs die Eichenmistel gegen Krämpfe der Erwachsenen zu schwach, dagegen bei Kinderkrämpfen ein schätzbares Mittel sei, wie denn auch Voigtel den Ausspruch Gren's tadelt, der die Pflanze nutzlos nennt. Ich habe sie oft gegeben, auch in der Form des Absudes, und gute Wirkungen gesehen. Sie scheint mir den Platz zwischen dem schwächeren Hanfsamen und der stärkeren Päonie einzunehmen und besonders dann zu passen, wenn es nicht auf augenblickliche Beschwichtigung spastischer Zufälle ankommt. Daſs bei der Würdigung ihrer Heilkräfte auch ihr reicher Gehalt an Schleim und Gallert in Anschlag zu nehmen ist, ist an sich klar."

Dosis und Darreichungsform. Man giebt die Eichenmistel zu 10-15 Gr. alle 2-3 Stunden in Pulver, Abkochung (etwa ℥ij. mit ℥vj. auf ℥iv.), Latwerge (mit Valeriana verbunden; doch pafst weder die Rezeptform, noch die Verbindung bei ganz kleinen Kindern). Sie findet sich in dem offizinellen *Pulvis antispasmodicus infantum Ph. P.* (*C. C. ras. Rad. Valerian., Visc. alb.* āā), das bei Säure, Durchfällen, Erbrechen, Nervenreizungen, Zahnkrämpfen, etwa zu ℈β. pro dos. für ein 1jähriges Kind, gegeben wird.

Zincum oxydatum. Flores Zinci. Zinkblumen. Die Zinkblumen nehmen unter den krampfstillenden den Mitteln für das kindliche Alter einen ehrenvollen Platz ein. Sie gehören zu den *Nervinis frigidis*, wirken äufserst sanft und milde und verbinden mit ihrer krampfstillenden, das Nervensystem beruhigenden Eigenschaft zugleich Herabstimmung der Gefäfsthätigkeit und Beschränkung der üppig hervortretenden Ernährung. Sie passen daher besonders bei denjenigen Krampfformen (und diese sind im kindlichen Alter die häufigsten), welche mit alienirten Sekretionen, z. B. mit Magensäure, oder mit der Entwikkelung der Zähne, der Pubertät, überhaupt mit einem vegetativen Leiden in Causalzusammenhang stehen und nicht auf eigentlicher Schwäche des Nervensystems, sondern mehr auf Verstimmung und Reizung desselben beruhen. Dazu kömmt, dafs die Zinkblumen weder Geruch noch Geschmack haben und daher den Kindern sehr leicht beizubringen sind. Man bedient sich ihrer:

1) Gegen allgemeine Zukkungen, besonders wenn sie von Säure im Magen, vom Zahndurchbruch, von der Entwikkelung der Pubertät, von unterdrückten in ihrer Bildung gestörten akuten und chronischen Hautausschlägen, von Würmern herrühren. Insbesondere verdient in allen diesen Fällen, namentlich aber bei Wurmkrankheiten, die Verbindung der Zinkblumen mit dem Calomel hervorgehoben zu werden. Manchem Kinde ist durchaus kein anderes Anthelminthicum beizubringen, jene hat weder Geruch noch Geschmack, kann

daher füglich unter die gewöhnlichen Getränke, Haferschleim, Chocolade etc. gemischt werden, ohne dafs die kleinen Kranken es gewahr werden.

2) Gegen Epilepsie und Veitstanz, durch Wurmreiz veranlafst. Tourtual rühmt in den genannten Fällen besonders die Verbindung mit der *Radix Artemisiae vulgaris*, die er sowohl bei Säuglingen, als älteren Kindern ausnehmend wirksam gefunden. Ueberhaupt schien es ihm, als wenn die Wirkung wurmtreibender Mittel durch Zusatz der Beifufswurzel sehr erhöht würde.

3) Bei Keuchhusten mit Zukkungen und konsensuellem Leiden des Magens.

4) Bei symptomatischen Krämpfen hat man sie als Linderungsmittel angewendet, z. B. Odier bei Krämpfen von Gehirnwassersucht herrührend, Hufeland bei Konvulsionen von zögerndem und unterdrücktem Blatternausbruch, mit Opium in Verbindung etc.

Dosis und Darreichungsform. Innerlich: Man giebt die *Flores Zinci* ganz kleinen Kindern zu $\frac{1}{4}$ Gr. (in gröfseren Gaben machen sie leicht Erbrechen) Kindern von 1-3 Jahren zu $\frac{1}{2}$-1 Gr. und älteren wohl auch zu 2-3 Gr. alle 2-3 Stunden in Pulver mit Zukker, auch wohl in Trochisken. Passende Verbindungen sind die mit Calomel, *Extractum Hyoscyami*, *Moschus*, *Rad. Artemisiae*, *Paeoniae* etc.

Aeufserlich bedient man sich des Zinkoxyds zu Streupulvern und Salben als eines austrocknenden, gelind zusammenziehenden Mittels bei anomalen Sekretionen, bei wunden geschwürigen Stellen, wenn sie sehr nässen, oder auch entzündet und schmerzhaft sind z. B. bei Milchschorf, Intertrigo etc. Wenn auch das Zinkoxyd nicht in der Art austrockent und zusammenzieht, wie Bleipräparate, so ist doch eine gewisse Vorsicht bei seiner äufserlichen Anwendung auf wunde, secernirende Stellen gerechtfertigt, weil es diese Sekretionen leicht unterdrükken und gefährliche Metastasen herbeiführen kann.

622.

℞ *Flor. Zinc.* gr. vj.
Lapid. Cancr. ppt. ʒß.
Sacchar. alb. ʒiß.

M. f. Pulv. divid. in xij. part. aequal.
S. Alle 2 Stunden 1 Pulver.

623.

℞ *Flor. Zinc.* gr. xij.
Pulv. rad. Paeoniae.
Lapid. Cancr. ppt.
Sacchar. alb. āā ʒj.
M. f. Pulv. divid. in xij. part. aequal.
S. 3stündlich 1 Pulver.
Wendt.

624.

℞ *Flor. Zinc.* gr. ½.
Calomelan. gr. j.
Sacchar. alb. ℈β.
M. f. Pulv. dent. tal. dos. No. vj.
S. 2stündlich 1 Pulver.

625.

℞ *Moschi.*
Flor. Zinc. āā gr. ij.
Sacchar. alb. ℈β.
M. f. Pulv. dent. tal. dos. No. vj. in chart. cerata.
S. 2stündlich 1 Pulver. (Bei Asthma Millari. Für ein Kind von 2 Jahren.)

626.

℞ *Flor. Zinc.* gr. j.
Laud. liquid. Sydenh. gr. j.
Sacchar. alb. ℈j.
M. f. Pulv. dent. tal. dos. No. vj
S. 3stündl. ½-1 Pulver. (Für 2-6jährige Kinder bei nervösen Blattern mit Krämpfen.) Hufeland.

627.

℞ *Flor. Zinc.* ℈j.
Pulv. rad. Valerian. ℈viij.
Sacchar. alb. ℥j.
Mucil. Gumm. Tragacanth. q. s. ut f. Trochisci No. 40.
S. 3 Mal täglich 2. (Für ein Kind von 4 Jahren.)
Aus Phöbus Receptirkunst.

628.

℞ *Flor. Zinc.* ℈β.
Sem. Lycopodii ℥β.
M. f. Pulv.
S. Streupulver. (Die Menge des Zinkkalkes hat hier nichts bestimmtes; je mehr man zusetzt, um so schneller trocknen die wunden Stellen, aber um so leichter auch Suppression.)
Vogt.

629.

℞ *Butyr. rec. non salit.* ℥j.
Flor. Zinc. ʒβ.
Opii subtiliss. pulv. gr. vj.
M. f. Ungt.
S. Bei dem Milchgrind auf die leidenden Stellen zu streichen. Henke.

630.

℞ *Flor. Zinc.*
Sem. Lycopod. āā gr. xv.
Ungt. rosat. ʒβ.
M. f. Ungt.
(Bei Schwärungen, Wundsein etc.) Hufeland.

Zincum sulphuricum. Vitriolum Zinci. **Zinkvitriol.** Der Zinkvitriol wirkt viel kräftiger als das Oxyd, ist mehr adstringirend und erregt ungleich leichter Erbrechen. Nur in veralteten, hartnäkkigen und tief eingewurzelten Krampfformen, wo das Zinkoxyd nicht mehr ausreicht, geht man bei mehr erwachsenen Kindern gerne zum Zinkvitriol über, da er energischer, tiefer eingreifend und zugleich roborirend auf das Nervensystem wirkt. Als Brechmittel benutzt man ihn nur in Fällen, wo bei grofsem Torpor die gewöhnlichen Emetica nicht mehr hinreichen, namentlich bei Vergiftungen mit narkotischen Stoffen.

Dosis und Darreichungsform. Innerlich: Man giebt den Zinkvitriol älteren Kindern zu $\frac{1}{8}$-$\frac{1}{2}$ Gr. 2-4 Mal täglich in Pulver und Auflösung. Als Brechmittel löfst man 2 Gr. in ℥j. Wasser auf, und giebt davon alle 10 Minuten einen Thee- bis Kinderlöffel.

Aeufserlich wendet man den Zinkvitriol als Mund- und Gurgelwasser und als Pinselsaft an bei Angina, Aphthen, Stomacace, Wasserkrebs mit Schleimen, Rosen- oder Salbeiwasser, Honig, Myrrhentinktur; als Augenfoment und Eintröpflung in den späteren Stadien der *Ophthalmia neonatorum*, bei Auflokkerung der Bindehaut, Trübung der Cornea etc.

631.

℞ *Zinc. sulphur.* ʒj.
Aq. Salviae ℥ij.
Mell. rosat. ℥j.
MDS. Pinselsaft. (Bei Geschwüren durch brandige Bräune im Scharlach.)
Wendt.

632.

℞ *Zinc. sulphur.* ℈j.
Mucil. Gumm. Mimos.
Syr. Moror. āā ℥j.
MDS. Pinselsaft. (Bei Stomacace.)

633.

℞ *Zinc. sulphur.* gr. v.
solve in
Decoct. Salviae ℥iv.
DS. Zum Auswachsen des Mundes bei Aphthen.
Henke.

634.

℞ *Zinc. sulphur.* ℈j.
Extr. Saturn. ʒß.
Spirit. Camphor. ʒij.
Aq. destillat. ℥x.
MDS. Des Tages 3-6 Mal die Augen zu waschen. (Bei

Ophthalmia neonatorum.)
J. A. Schmidt.

635.

℞ *Zinc. sulphur.* gr. j.
solve in
Aq. destillat. ℥j.
DS. Zum Waschen der Augen. (Ebendaselbst.)
Saunders.

636.

℞ *Zinc. sulphur.* gr. j.-iv.
solve in
Aq. Opii ʒiß.-iij.
DS. Des Tages 1-3 Mal 1 Tropfen auf den Augapfel zu bringen. (Bei Trübungen der Cornea in Folge der Taraxis neonatorum.)
v. Ammon.

Register.

Da die Mittel in diesem Buche alphabetisch geordnet sind, so habe ich es vorgezogen, das Register nach den wichtigsten Krankheitsformen, welche im kindlichen Alter vorkommen, anzufertigen, und bei jeder derselben auf die dahin gehörigen Mittel hinzuweisen.

Berlin, gedruckt bei A. W. Hayn.

FSC
www.fsc.org
MIX
Papier | Fördert
gute Waldnutzung
FSC® C083411

Kolibri 360 GmbH
Ferdinand-Jühlke-Straße 7
99095 Erfurt, Deutschland
produktsicherheit@kolibri360.de